Srikumar G. P. V.
Smriti Verma

Acidentes endodônticos

Srikumar G. P. V.
Smriti Verma

Acidentes endodônticos

ScienciaScripts

Imprint
Any brand names and product names mentioned in this book are subject to trademark, brand or patent protection and are trademarks or registered trademarks of their respective holders. The use of brand names, product names, common names, trade names, product descriptions etc. even without a particular marking in this work is in no way to be construed to mean that such names may be regarded as unrestricted in respect of trademark and brand protection legislation and could thus be used by anyone.

Cover image: www.ingimage.com

This book is a translation from the original published under ISBN 978-620-2-06866-6.

Publisher:
Sciencia Scripts
is a trademark of
Dodo Books Indian Ocean Ltd. and OmniScriptum S.R.L publishing group

120 High Road, East Finchley, London, N2 9ED, United Kingdom
Str. Armeneasca 28/1, office 1, Chisinau MD-2012, Republic of Moldova, Europe
Printed at: see last page
ISBN: 978-620-8-21858-4

ÍNDICE

CAPÍTULO 1

INTRODUÇÃO

À medida que o tempo de vida do ser humano aumenta, a necessidade de manter a dentição de um paciente durante um período de tempo mais longo levou a uma avalanche de modalidades de tratamento avançadas que eram inexistentes há alguns anos. Consequentemente, a necessidade de efetuar uma terapia convencional de canais radiculares também aumentou drasticamente. Um inquérito[1] realizado pela Associação Dentária Americana indicou que, em 1960, foram tratados cerca de 2,5 milhões de casos de endodontia. Estudos actuais[1] estimam que o número de casos endodônticos tratados anualmente varia entre 24 e 50 milhões. Ruddle descreveu este vasto aumento no tratamento endodôntico como o dilema *"Boas notícias - Más notícias*". A *"boa notícia"* é que centenas a milhões de dentes são salvos através da combinação de endodontia e dentisteria de restauração. *A "má notícia"* é que dezenas de milhões de dentes tratados endodonticamente estão a falhar todos os anos por uma variedade de razões.[1]

O tratamento do canal radicular tem normalmente como objetivo manter ou restaurar a saúde do dente e dos tecidos perirradiculares. O resultado do tratamento depende da capacidade do médico para efetuar todo o procedimento sem cometer qualquer erro.[2]

Os contratempos endodônticos são acidentes processuais que infelizmente acontecem durante o tratamento endodôntico, alguns devido à falta de atenção aos pormenores e outros por serem totalmente imprevisíveis.[3]

Factores como o estado pré-operatório pulpar e perirradicular, a subobturação, a sobreobturação, as perfurações radiculares, a separação de instrumentos e a formação de rebordos afectam o prognóstico da terapia endodôntica. No entanto, apenas dois factores: Infeção persistente do canal radicular antes da obturação do dente e uma lesão perirradicular pré-operatória, demonstraram ter um impacto direto no resultado da terapia endodôntica.[4]

Os clínicos geralmente acreditam que os contratempos endodônticos, como a subobturação, a sobreobturação, a separação de instrumentos, as perfurações radiculares e a formação de rebordos, são a causa direta dos insucessos do tratamento endodôntico. No entanto, os contratempos processuais, por si só, não comprometem o resultado do tratamento, a menos que exista uma infeção concomitante. Um erro de procedimento muitas vezes impede o tratamento ou torna impossível a sua conclusão. Existe um risco acrescido de insucesso quando ocorre um erro endodôntico durante o tratamento de um dente infetado.[4]

Os clínicos devem saber que a ausência de dor não é o único critério para o sucesso do tratamento endodôntico, mas seria difícil apresentar critérios universalmente aceitáveis para o sucesso ou fracasso. De acordo com Seltzer Sarnual (1988), o uso do termo função clínica adequada é mais realista, pois a retenção do dente em função é o objetivo final da terapia endodôntica.[5]

O tratamento do canal radicular só é considerado bem sucedido se o dente tratado for assintomático, funcional, o exame radiográfico não revelar qualquer patologia periapical, a lâmina dura normal e os tecidos moles parecerem normais ao exame. O tratamento do canal radicular é considerado um fracasso se o dente tratado for sintomático, não funcional, a radiografia mostrar patologia periapical com perda da lâmina dura, presença de tecidos moles anormais ao exame em relação ao dente afetado.[5]

Os factores habituais que podem ser atribuídos aos contratempos endodônticos são: obturação inadequada do espaço do canal radicular que está mal limpo e obturado, extensões excessivas dos materiais de obturação do canal radicular, selagem coronal inadequada, canais não tratados, tanto principais como acessórios, erros de procedimento iatrogénicos, tais como a conceção deficiente da cavidade de acesso, complicações da instrumentação, tais como saliências, perfurações, instrumentos separados.[6]

A causa primária da patose perirradicular é a infeção bacteriana persistente no sistema de canais radiculares. Sem a presença de bactérias, a inflamação perirradicular não se desenvolverá ou persistirá. Os contratempos endodônticos não são a causa direta do insucesso do tratamento, mas aumentam o risco de insucesso devido à incapacidade do médico para eliminar os microrganismos intra-radiculares dos canais radiculares infectados.[4]

Como é que se podem evitar os acidentes? Aprender com a experiência! Infelizmente, tanto o médico como o doente têm de pagar esta curva de aprendizagem, mas aprendemos de facto com os nossos erros. No entanto, há uma regra fundamental: se um erro afetar o resultado do caso, o doente deve ser informado do mesmo e o erro deve ser anotado no registo, juntamente com uma declaração de que o doente foi informado do erro. Perdem-se demasiados casos em tribunal devido a esta negligência.[3] Além disso, os doentes devem ser informados antes do tratamento (consentimento informado) de quaisquer possíveis consequências do tratamento, no entanto, se a correção do erro endodôntico estiver para além das competências ou conhecimentos do médico, o caso deve ser encaminhado para alguém mais bem equipado para tratar da sua correção. *Não discuta, não seja teimoso e não tente encobrir o facto. Lembre-se do* ***Watergate!*** *Admita o seu erro e faça todos os esforços para o corrigir.*[3]

Os clínicos devem ter sempre uma fundamentação cientificamente sólida baseada em provas para cada decisão de tratamento endodôntico que é tomada, para que possam servir melhor os pacientes com cuidados adequados que lhes são confiados.

O objetivo desta dissertação de biblioteca é tentar, sinceramente, descrever os vários contratempos endodônticos que podem ocorrer durante o tratamento endodôntico. Prestar atenção aos mínimos detalhes durante o procedimento de tratamento não só melhora a qualidade do tratamento endodôntico, mas também aumenta o seu sucesso.

CAPÍTULO 2

Classificação dos acidentes endodônticos

1) De acordo com Ingle e Bakland [7]:

A) Acesso relacionado:
- Tratar o dente errado
- Canais perdidos
- Danos ao restauro existente
- Perfurações da cavidade de acesso
- Fracturas da coroa

B) Instrumentação relacionada:
- Aspiração e ingestão de instrumentos
- Formação de bordos
- Perfurações do canal cervical
- Perfurações no meio da raiz
- Perfurações apicais
- Instrumentos separados e objectos estranhos
- Bloqueio do canal

C) Relacionado com a obturação
- obturações de canais radiculares demasiado ou pouco alargadas
- Parestesia nervosa
- Fracturas radiculares verticais

D) Diversos
- Perfuração pós-espacial
- Irrigantes relacionados
- Enfisema dos tecidos

2) De acordo com Walton & Torabinajad :[7]

A) Perfurações durante a preparação do acesso

B) Acidentes durante a limpeza e a moldagem

- Formação de bordos
- Criação de um canal artificial
- Perfurações radiculares
- Instrumentos separados
- Outros acidentes

C) Acidentes durante a obturação

- Sob enchimento
- Enchimento excessivo
- Fratura vertical da raiz

D) Acidentes durante a preparação do espaço

3) De acordo com Leif Tronstad :[8]

A) Analgesia incompleta

B) Cavidade de acesso

C) Perfurações da câmara pulpar

D) Perfurações radiculares

- Perfurações apicais
- Perfuração lateral
- Pós-perfurações

E) Canal radicular obliterado

F) Fratura de um instrumento

G) Reacções adversas a medicamentos

- Irritação local dos tecidos
- Reacções neurotóxicas
- Reacções alérgicas

H) Preenchimento excessivo do canal radicular

I) Fratura vertical da raiz

A) Acidentes relacionados com o diagnóstico:

Os médicos dentistas vêem pessoas com dor todos os dias. Felizmente, na maioria dos casos, a causa da dor é relativamente fácil de diagnosticar, sendo a doença periodontal, a pulpite (reversível ou irreversível), a infeção e a mialgia as causas mais comuns. A síndrome do dente estalado, as fracturas radiculares verticais, a dor miofascial e as perturbações da articulação temporomandibular podem apresentar-se com maior complexidade, mas podem, com paciência, ser diagnosticadas com precisão. No entanto, a odontalgia atípica, a nevralgia do trigémeo e a dor neuropática apresentam frequentemente desafios de diagnóstico difíceis. Determinar com precisão a origem da dor dentária e selecionar a técnica de tratamento mais adequada deve ser sempre o objetivo para evitar contratempos endodônticos.[9]

A maioria das lesões periapicais é de origem endodôntica, em consequência da infeção e necrose do canal radicular. No entanto, algumas patologias não endodônticas, como o fibroma ossificante[10] , o carcinoma adenoide cístico central[11] , o granuloma periapical central de células gigantes[12] podem apresentar-se como radiolucência periapical e, eventualmente, levar a um diagnóstico incorreto, particularmente se a lesão envolver um dente tratado endodonticamente ou com necrose pulpar.[10]

As fracturas longitudinais dos dentes são também achados que contribuem para um diagnóstico endodôntico complexo.[13]

O termo fratura longitudinal do dente implica fracturas lineares que tendem a crescer e a mudar ao longo do tempo.[14] Estas fracturas longitudinais são comuns e desafiantes.[15] Algumas não são difíceis de tratar, enquanto outras são tão devastadoras que o dente tem de ser extraído.

Entre eles estão:-

Fissura vs. fratura:

O termo *"fissura"* implica uma rutura incompleta de uma substância (como uma chávena de chá, um dente, etc.). O termo' *fratura"*> implica uma rutura completa ou incompleta de uma substância (como uma chávena de chá, um dente, um osso, etc.). Os termos "fratura da cúspide" e "fratura vertical da raiz" implicam uma rutura completa ou incompleta do dente; "craze lines" e "cracked teeth" são apenas rupturas incompletas nos dentes (sem segmentos separáveis); "split teeth" são apenas rupturas completas nos dentes (segmentos separáveis).[13] **Craze lines:**

A primeira fratura longitudinal, não grave, são as linhas de craze. Estas são comuns em adultos. Estendem-se sobre as cristas marginais, superfícies vestibulares e linguais nos dentes posteriores, e como defeitos verticais longos nos anteriores. A fissura está confinada ao esmalte e é uma ocorrência natural.[16] As linhas de fissura não têm importância, a não ser como uma fonte frequente de identificação incorrecta e confusão com dentes fissurados, quando ocorrem nas cristas marginais dos dentes posteriores.[17]

Cúspide fracturada:

O termo "cúspide fracturada" é definido como uma fratura completa ou incompleta iniciada a partir da coroa do dente e que se estende subgengivalmente, normalmente dirigida tanto mesio-distalmente como facio-lingualmente; a fratura envolve normalmente pelo menos dois aspectos da cúspide, atravessando a crista marginal e estendendo-se também para um sulco facial ou lingual. A fratura estender-se-á até ao terço cervical da coroa ou da raiz. As cúspides fracturadas são relativamente fáceis de diagnosticar e tratar e têm geralmente um bom prognóstico.

Caraterísticas clínicas:

As fracturas de cúspide estão normalmente associadas a restaurações de Classe II largas e/ou profundas, ou a cáries que enfraqueceram uma crista marginal. Isto comprometeu o suporte de dentina para a cúspide, que é principalmente da crista marginal.[18] Muitas vezes, uma única cúspide está envolvida e incluirá um componente mesial-distal e um componente facial-lingual. Se estiverem envolvidas duas cúspides, as linhas de fratura serão mesial e distal, sem um componente facial ou lingual. Normalmente não há exposição pulpar, particularmente em dentes mais velhos com câmaras pulpares mais pequenas.

Diagnóstico:

As fissuras presentes nos dentes são achados; não devem ser consideradas como um diagnóstico pulpar ou periapical. A relação entre as fissuras nos dentes e o diagnóstico endodôntico depende da extensão da fratura. Normalmente, a fratura não está muito próxima da polpa e os subprodutos bacterianos são neutralizados nos túbulos dentinários. Portanto, não se deve esperar nenhuma inflamação ou degeneração pulpar significativa.[13]

É frequente a ocorrência de uma dor breve e aguda durante a mastigação ou com a temperatura, especialmente o frio. Muitas vezes, a dor é mais nítida aquando da libertação da mastigação (não no fecho, mas na separação dos dentes após a mordedura). A dor não é grave nem espontânea, ocorrendo apenas após estímulo.

O teste mais indicativo é o teste de mordedura, tal como o fecho sobre um aplicador de algodão, uma roda de polimento de borracha (burlew) ou um instrumento de teste de mordedura especialmente concebido ("Fracfinder" ou "Tooth Slooth"); uma força oclusal, de ranger a cúspide envolvida, provocará uma dor aguda. Normalmente, os testes à polpa indicam vitalidade.[13]

As fracturas da cúspide não são normalmente visíveis radiograficamente. Se faltar toda a cúspide, pode haver uma aparência de "fantasma" na radiografia. A fratura pode então ser visível ou revelada por coloração e/ou transiluminação. As fracturas mais antigas podem já ter adquirido coloração.[13]

Tratamento:

A cúspide é removida e o dente é restaurado de forma adequada. Normalmente, trata-se de uma coroa (ou onlay) de 3/4 ou total que se estende abaixo ou até à margem da fratura. O tratamento do canal radicular não é normalmente necessário. A remoção do segmento usando forças de cunha e de extração geralmente permite que o segmento continue a sua trajetória vertical desfavorável. Portanto, ao remover a cúspide, é útil usar uma broca para ressecar a cúspide na extensão apical da fratura ou perto dela, horizontalmente, para conservar a estrutura do dente.

Se a cúspide fracturada não for móvel ou separável, a linha de fratura provavelmente não se estende a uma superfície radicular subgengivalmente. Neste cenário, a cúspide não precisa de ser removida, mas é colocada uma restauração reforçada com cúspide (coroa ou onlay) para segurar os segmentos e evitar a contaminação bacteriana.

Dente rachado:

A Síndrome do Dente Fissurado (STC) é o maior desafio de diagnóstico na prática clínica. A falta de conhecimento sobre esta condição e as suas caraterísticas clínicas variadas tornam o diagnóstico exato e o tratamento adequado uma tarefa difícil.[19]

Terminologia e definição:

O termo "dente fissurado" é definido como uma fratura incompleta iniciada a partir da coroa e que se estende subgengivalmente, geralmente dirigida mesio-distalmente.[13]

Gibbs[20] descreveu pela primeira vez os sintomas clínicos associados à fratura incompleta de dentes posteriores envolvendo a cúspide como "odontalgia da fratura da cúspide".

Cameron[21] cunhou o termo "síndrome do dente fissurado" e definiu-o como "uma fratura incompleta de um dente posterior vital envolvendo a dentina e possivelmente a polpa dentária".

Ellis[19] definiu a fratura dentária incompleta como um "plano de fratura de profundidade e direção desconhecidas que atravessa a estrutura dentária e que, se ainda não estiver envolvido, pode progredir para comunicar com a polpa e/ou o ligamento periodontal"

Classificação dos factores etiológicos da STC:[13]

Classification	Factors	Examples
Restorative procedures	Inadequate design features	Over-preparation of cavities. Insufficient cuspal protection in inlay/onlay design.
	Stress concentration	Pin placement. Hydraulic pressure during seating of tightly fitting cast restorations. Physical forces during placement of restoration, e.g., amalgam or soft gold inlays (historical). Non-incremental placement of composite restorations (tensile stress on cavity walls).
Occlusal	Masticatory accident	Sudden and excessive biting force on a piece of bone
	Damaging horizontal forces	Eccentric contacts and interferences (especially mandibular second molars)
	Functional forces	Large untreated carious lesions Cyclic forces
	Para function	Bruxism
Developmental	Incomplete fusion of areas of calcification	Occurrence of cracked tooth syndrome in un-restored teeth
Miscellaneous	Thermal cycling	Enamel cracks
	Foreign body	Lingual barbell
	Dental instruments	Cracking and crazing associated with high-speed hand pieces

Diagnóstico[22]

As etapas básicas da deteção de fissuras incluem

História dentária:

A história do paciente deve ser avaliada com muito cuidado. A história de quaisquer acidentes mastigatórios, hábitos parafuncionais como o bruxismo, tratamentos dentários anteriores (factores iatrogénicos), hábitos alimentares, mastigação de nozes de escaravelho, traumatismos ou acidentes podem dar uma pista para o nosso diagnóstico. A história de dentes com fissuras anteriores devido a muitos factores anatómicos e de desenvolvimento pode predispor os dentes a fissurar. As fissuras em dentes tratados com canais radiculares devem-se frequentemente ao tamanho, desenho e colocação dos pilares.[22]

Testes de mordedura:

Pode colocar-se uma roda de borracha, um pau de madeira ou um detetor de fracturas de preguiça dentária na cúspide do dente suspeito e pedir ao doente para morder com uma pressão moderada e depois soltar. A dor durante a mordedura ou a mastigação é um sintoma clássico.[21]

Coloração:

O azul de metileno a 2%, a solução oftálmica de fluoresceína de sódio a 0,25%, o corante de deteção de cáries snoop podem ser utilizados para revelar uma fissura em raízes expostas cirurgicamente ou uma fissura na cavidade após a remoção da restauração. Wright, no seu estudo, provou que o azul de metileno combinado com a transiluminação era o melhor na deteção de fissuras.[23]

Transiluminação:

Uma fonte de luz de fibra ótica combinada com ampliação ajuda na visualização de fissuras na superfície do dente.[23] O feixe de luz é dirigido numa direção horizontal perpendicular ao plano da fissura suspeita. As fissuras impedem que o feixe de luz atinja a parte do dente para além da fratura, enquanto os dentes sãos transmitem a luz através da coroa.[24]

Caraterísticas clínicas:

Os dentes normalmente envolvidos são os segundos molares inferiores (tanto restaurados como não restaurados), seguidos de perto pelos primeiros molares inferiores e depois pelos segundos molares superiores ou pré-molares superiores.[25]

As fissuras nos dentes são quase invariavelmente fracturas mesio-distais,[25] embora os molares mandibulares ocasionalmente fracturem em direção à superfície facial-lingual. O diagnóstico de um molar fissurado facial-lingual é um erro de interpretação comum devido à visualização de fracturas faciais e linguais. Estas são, na verdade, linhas de fissura que seguem os sulcos vestibulares e linguais. As fissuras atravessam uma ou ambas as cristas marginais.

A fratura pode ou não incluir a polpa. Quanto mais centralizada for a fratura, maior é a possibilidade de exposição atual ou futura da polpa.[13]

Tratamento:

Lembre-se que o diagnóstico determina o tratamento. A extração é uma solução razoável em muitas situações. Muito depende da natureza (profundidade e localização) da fratura.

Se não existirem sintomas de pulpite irreversível, pode ser colocada uma coroa, embora alguns destes dentes acabem por manifestar pulpite irreversível ou necrose pulpar.[26] Necessitarão então de tratamento do canal radicular através da coroa.

Após o acesso endodôntico, o assoalho da câmara pulpar é examinado; a transiluminação é novamente útil. Se a fratura se estender através do fundo da câmara, o tratamento posterior é geralmente inútil e a extração é preferível.[13]

8) Acidentes relacionados com o acesso:

Classificação:

De acordo com Robert J. Frank[27] , os acidentes relacionados com o acesso são classificados como

1. Tratar o dente errado
2. Canais perdidos
3. Danos ao restauro existente
4. Perfurações da cavidade de acesso
5. Fracturas da coroa

Além disso, Ingle[28] descreveu os percalços relacionados com a preparação da cavidade de acesso como 1. Sub-extensão
2. Sobre-extensão

Por último, Gutmann[29] declarou que os principais problemas ou erros nas aberturas de acesso endodôntico são
1. Não identificação e escavação de todas as cáries e remoção de estruturas dentárias fracas e sem suporte ou restaurações defeituosas.
2. Não estabelecer um acesso adequado ao espaço da câmara pulpar e ao sistema de canais radiculares.
3. Não identificação do ângulo da coroa em relação à raiz e do ângulo do dente na arcada dentária.
4. Não reconhecimento de potenciais problemas nas aberturas de acesso através de dentes coroados ou dentes com restaurações excessivamente grandes.

1) Tratamento do dente errado:

O insucesso total do tratamento endodôntico seria o resultado de um diagnóstico incorreto, o que implica a incapacidade de diagnosticar a queixa ou doença presente e a etiologia da doença.[30] No caso de dor pulpar, é muitas vezes difícil para o paciente identificar o dente que está a causar o desconforto.[31] Um diagnóstico pulpar correto deve basear-se nos sintomas apresentados, nos testes de diagnóstico e nos achados clínicos. Se não for possível estabelecer um diagnóstico, a terapia não deve ser iniciada.[31]

- Podem ser seguidas algumas orientações para evitar um diagnóstico incorreto e, subsequentemente, tratamentos incorrectos:
- A descrição do doente sobre a localização da dor deve ser tratada com precaução.
- A história dos sintomas fornece ajuda diagnóstica para determinar o dente que está a causar a dor.[31]

Se não houver dúvidas quanto ao diagnóstico, o tratamento do dente errado enquadra-se na categoria de atenção inadequada por parte do dentista.[27]
Os endodontistas praticantes podem cometer um erro irrazoável ao efetuar a abertura de acesso no dente errado, frequentemente o dente adjacente ao dente envolvido, o que pode ocorrer devido a

- Colocação incorrecta do dique de borracha.
- Dente registado incorretamente na guia de encaminhamento (erro de comunicação do encaminhamento)
- Revisão incorrecta ou incompleta dos registos, especialmente das radiografias
- Radiografia montada incorretamente
- Falta de concentração

Para evitar este erro, o médico deve fazer uma revisão completa dos registos e correlacionar clinicamente e ter a certeza do dente envolvido que requer tratamento.[32]

Reconhecimento:-
Diagnóstico incorreto

Um dente só pode ser a fonte de dor se existirem sinais objectivos associados a esse dente. A possibilidade de Síndrome do Dente Fantasma deve ser considerada como uma possível causa da dor na presença de uma situação confusa.[31]

Num caso relatado por Matwychuk[33] em 2004, verificou-se que o diagnóstico inicial podia ser comprometido por relatos contraditórios sobre a natureza e a origem da dor do doente, o que é considerado uma ocorrência comum nas doenças neuropáticas.

A dor neuropática na região da cabeça e do pescoço é comum e pode resultar em múltiplos tratamentos dentários desnecessários. A nevralgia do trigémeo e a odontalgia atípica são duas condições neuropáticas que podem comprometer o diagnóstico exato da dor oro-facial.

Correção:

Tratamento adequado de ambos os dentes: o que foi aberto incorretamente e o que tem o problema pulpar original. Não esconda os erros do paciente. A abordagem mais segura é explicar ao paciente o que aconteceu e como o problema pode ser corrigido.[27]

Prevenção:

Antes de fazer um diagnóstico definitivo, obter pelo menos três boas provas que sustentem o diagnóstico. O doente pode pedir que se faça alguma coisa se não for feito um diagnóstico, porque os sintomas são demasiado desagradáveis para serem suportados. Nesse caso, pode ser necessário extirpar a polpa como procedimento de diagnóstico para obter mais informações para um diagnóstico definitivo.

Se o paciente concordar e compreender que esse procedimento de diagnóstico também exige a conclusão da terapia de canal, mesmo que se verifique que o problema é noutro dente, então não é irrazoável prosseguir.

Uma vez feito um diagnóstico correto, este acidente pode ser facilmente evitado marcando o dente a ser tratado com uma caneta de feltro antes de o isolar com um dique de borracha.[27] A preparação de uma cavidade de acesso inicial no esmalte ou na junção dentino-esmalte pode ser concluída antes da aplicação do dique de borracha.[34]

2) Canais perdidos:

Alguns canais radiculares não são facilmente acessíveis ou facilmente visíveis a partir da câmara; os canais adicionais nas raízes mesiais dos molares superiores e nas raízes distais dos molares inferiores são bons exemplos de canais frequentemente não tratados. Outros canais também não são detectados devido à falta de conhecimentos sobre a anatomia dos canais radiculares ou à incapacidade de procurar adequadamente esses canais adicionais. O advento da ampliação de alta resolução também aumentou a capacidade de localizar os canais.[35]

Correção:

Recomenda-se um novo tratamento, que deve ser efectuado antes de se optar por uma correção cirúrgica.[27]

Prognóstico:

Um canal perdido diminui o prognóstico e, muito provavelmente, resultará no fracasso do tratamento. Desde que o selamento apical vede adequadamente ambos os canais, é possível que o conteúdo bacteriano num canal perdido não afecte o resultado durante algum tempo.[27]

Prevenção:

A localização de todos os canais num dente multicanal é a melhor prevenção do insucesso do tratamento. Um acesso coronal adequado permite a oportunidade de encontrar todos os orifícios do canal.

Conhecer a morfologia dos canais radiculares e saber quais os dentes com canais múltiplos é uma boa base.[27]

Armamentaria e técnicas utilizadas para a localização de canais perdidos:-

Existem múltiplos conceitos, armamentaria e instrumentos que são úteis para encontrar canais perdidos e os seguintes representam os mais importantes.

Ultra-sons piezoeléctricos: Em sinergia, os geradores piezoeléctricos em conjunto com os instrumentos ultra-sónicos são utilizados para transferir energia e realizar uma variedade de procedimentos clínicos. As extremidades de trabalho de instrumentos ultra-sónicos específicos são 10 vezes mais pequenas do que as brocas redondas mais pequenas fabricadas e os seus revestimentos abrasivos permitem-lhes preparar com precisão a dentina quando se exploram canais perdidos.[36]

Micro-abertores: Os micro-abridores têm lâminas de corte de comprimento limitado que, em conjunto com os seus cones de 0,04 e 0,06, aumentam a resistência à tração, facilitando a localização, a penetração e a realização de procedimentos iniciais de alargamento do canal. Estes instrumentos proporcionam uma visão desobstruída quando se opera em dentes difíceis com acesso limitado.[36]

Corantes: Vários corantes, como o azul de metileno, podem ser irrigados nas câmaras pulpares dos dentes para ajudar no diagnóstico. A câmara é posteriormente lavada com água, seca e visualizada. Frequentemente, o corante é absorvido em orifícios, barbatanas e áreas de istmo e serve para "mapear" a anatomia.[36]

Teste de bolhas de champanhe/ Hipoclorito de sódio: Uma reação de "bolha" positiva significa que o NaOCl está a reagir com tecido residual dentro de um canal perdido ou com quelante residual ainda presente dentro de um canal a ser preparado.[36]

Transiluminação: Uma varinha de fibra ótica por cima ou por baixo do dique de borracha e que direciona a luz para vestibular e lingual. Os diagnósticos são, por vezes, melhorados desligando a fonte de luz do microscópio para obter um efeito ótico diferente.[36]

Pressão do explorador: Pode ajudar a identificar um canal falhado. É utilizada uma pressão firme do explorador para perfurar uma camada fina de dentina secundária.[36]

Teste da linha branca: Durante os procedimentos de ultra-sons, os canais necróticos e o pó dentinário deslocam-se para o espaço anatómico disponível, como o istmo, e formam uma linha branca visível. O teste da linha branca é um mapa visível que pode ser seguido e que ajuda no diagnóstico para identificar, por exemplo, um orifício ou canal MB2.[36]

Teste da linha vermelha: Em casos vitais, o sangue desloca-se frequentemente para uma zona de istmo. Tal como um corante, o sangue é absorvido pelos orifícios, barbatanas e istmos, o que serve para mapear e ajudar na identificação da anatomia subjacente.[36]

Sondagem periapical: A sondagem do sulco pode fornecer informações importantes sobre a relação entre o eixo longo da coroa clínica e a raiz subjacente, bem como indicar uma possível fratura da raiz.[36]

Simetria: As regras de simetria sugerem que se uma determinada raiz contém apenas um canal, então, independentemente da sua configuração anatómica, o orifício deve ser posicionado a uma distância igual da cavosuperfície externa da raiz.[36]

Cor: As alterações de cor indicam a existência de sulcos de desenvolvimento no pavimento da câmara pulpar. Muitas vezes, um sulco escuro no assoalho pulpar de um dente com vários canais pode ser seguido e levará a outro orifício do canal. Para além disso, os orifícios aparecem frequentemente com uma cor mais escura do que a dentina circundante em dentes que exibem mineralização.[36]

Se forem descobertos, os canais perdidos podem normalmente ser cuidadosamente limpos, modelados e selados. No entanto, se houver suspeita de um canal perdido, mas não puder ser prontamente identificado, pode ser prudente efetuar um encaminhamento endodôntico para evitar mais complicações. Deve-se ter cuidado ao considerar a cirurgia devido às preocupações acima mencionadas, mas, por vezes, a cirurgia pode ser necessária na esperança de salvar o dente.[36]

3) Danos no restauro existente:

A decisão de remover as restaurações existentes tem de ser tomada com base no número de formas em que o dente foi violado. Se o dente tiver sido violado de duas ou mais formas, é excecionalmente improvável que seja possível obter um resultado a longo prazo para o paciente, mesmo com os cuidados endodônticos mais excepcionais.[35]

Uma coroa de porcelana existente apresenta ao dentista os seus próprios desafios únicos. Ao preparar uma cavidade de acesso através de uma coroa de porcelana ou de uma coroa ligada à porcelana, a porcelana lasca por vezes, mesmo quando se utiliza a abordagem mais cuidadosa com pedras de diamante arrefecidas a água. No entanto, saber quando se deve ter cuidado pode reduzir os resultados indesejados. Uma parte significativa de todos os procedimentos de canal radicular é efectuada através de coroas existentes (restaurações de cobertura total).

Correção:

As pequenas lascas de porcelana podem, por vezes, ser reparadas através da colagem de resina composta (inserções de cerâmica) à coroa. No entanto, a longevidade destas reparações é imprevisível.

Prevenção:

A colocação de um grampo de dique de borracha diretamente na margem da coroa de porcelana pode resultar em danos na margem da coroa e/ou na fratura da porcelana. Mesmo a remoção de uma nova coroa cimentada provisoriamente antes da terapia endodôntica também pode constituir um problema. Estas coroas podem ser difíceis de remover e muitas vezes as margens ficam danificadas ou a porcelana pode lascar.

Desmontagem coronal

Se o material de restauração for considerado inadequado ou se for necessário um acesso adicional, a restauração deve ser sacrificada. No entanto, em ocasiões específicas, é desejável preservar e remover as restaurações existentes.[36] Um clínico deve obter uma história dentária detalhada, consultar o dentista anterior (se apropriado), consultar o paciente e definir claramente o risco versus o benefício ao considerar a remoção intacta de uma coroa existente. Podem ser utilizados instrumentos de preensão, de percussão e activos. De acordo com **Clark** e **Khademi,**[37] o ângulo da cavidade superficial das cavidades de acesso difere de acordo com a condição do dente, seja ele não mutilado, mutilado ou restaurado. Os 6 tipos de cavo-superfície molar e acesso à câmara:

Restorative Case Type	Cavosurface Angle (To Occlusal Table)
Non mutilated molar to receive bonded indirect onlay or composite onlay	1 mm of anatomic flattening (2 mm cusp tip flattening); then 45° angle of penetration until reaching the dentinal map
Non-mutilated molar to receive full crown	1.5 mm of anatomic flattening (2.5 mm cusp tip flattening); then 45° angle of penetration until reaching the dentin map
Mutilated molar to receive full crown	2–3 mm of flattening
Gold crown to be retained	80° angle of penetration until reaching the dentin map
PFM crown to be retained	45° angle of penetration through the crown until reaching the dentin map
Zirconia based porcelain crown to be maintained	70–90° angle of penetration until reaching the dentin map

4) Má conceção da cavidade de acesso:

Podem ocorrer erros na preparação da cavidade de acesso se os clínicos não compreenderem a morfologia externa ou interna do dente ou se não seguirem as diretrizes de preparação da cavidade de acesso. O acesso ao sistema complexo de canais radiculares é a 1st e, sem dúvida, a fase mais importante de qualquer procedimento não cirúrgico de canal radicular.[29]

Os objectivos da preparação da cavidade de acesso são[29]

i. Remoção de todas as cáries quando presentes.
ii. Conservar a estrutura dentária sólida.
iii. Desobstruir completamente a câmara de polpa.
iv. Remover todo o tecido pulpar coronal (vital ou necrótico).
v. Localizar todos os orifícios do canal.
vi. Obter acesso direto ou em linha reta ao forame apical ou à curvatura inicial do canal.

A má conceção das cavidades de acesso inclui:

a) Extensão inadequada:

Extensões mesial e distal inadequadas podem deixar o orifício descoberto. A não remoção completa do teto pulpar é designada por subextensão vertical.[32]

Internamente, a cavidade de acesso deve ter todos os orifícios posicionados inteiramente no fundo da polpa e não deve estender-se para uma parede axial. A extensão de um orifício para a parede axial cria um efeito **de "buraco de rato"**, que indica uma sub-extensão interna e impede o acesso em linha reta. Nestes casos, o orifício deve ser reposicionado no fundo da polpa sem interferência da parede axial.[38]

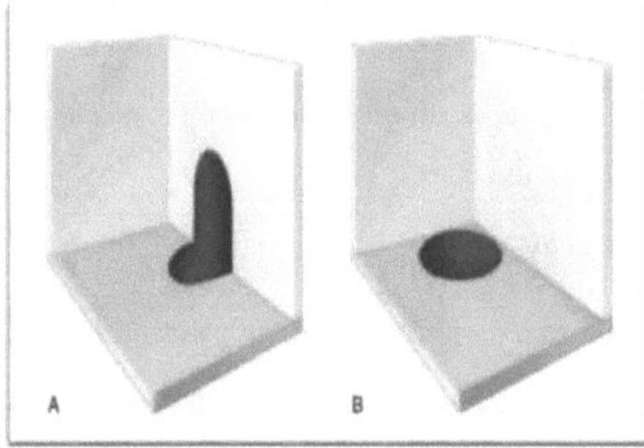

Figura 1: A) Efeito "buraco de rato" causado pela extensão do orifício para a parede axial. B) Orifício que se encontra completamente no assoalho pulpar.

Em muitos casos, a forma do contorno tem de ser modificada para facilitar esta procura e a limpeza, modelação e obturação finais dos canais extra. *"Luebke"* chamou a atenção para o facto de não ser necessário alargar uma parede inteira no caso de ocorrer uma colisão de instrumentos devido a uma raiz muito curva ou a um canal extra.

Ao estender apenas a porção da parede necessária para libertar o instrumento, pode desenvolver-se um aspeto de folha de trevo como forma de contorno. Por isso, *Luebke* chamou-lhe **"preparação em trevo".**[7]

É muito importante que se mantenha o máximo de estrutura coronária possível. As preparações de cavidades MOD reduzem a "rigidez" do dente em mais de 60%, e a "perda da integridade da crista marginal foi a maior contribuição para a perda de resistência do dente".[7]

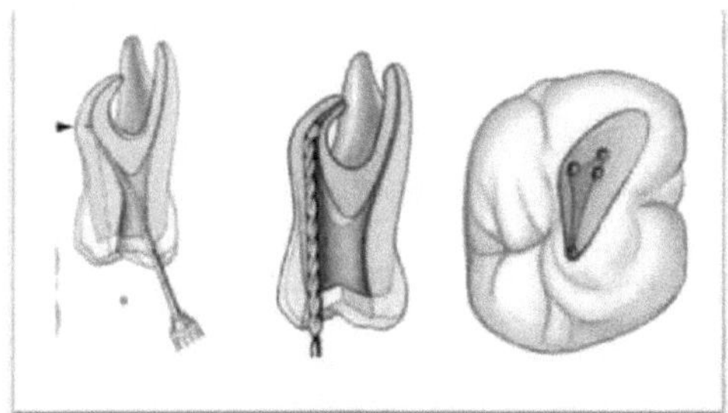

Figura 2: Preparação Shamrock - forma de contorno modificada para acomodar o instrumento sem restrições num canal mesial severamente curvo. Estendendo apenas a porção da parede necessária para libertar o instrumento. Um aspeto de folha de trevo pode evoluir como forma de contorno.

b) Abertura inadequada:

Uma abertura de acesso inadequada resulta numa instrumentação e obturação inadequadas, o que pode causar vários erros de procedimento, como

Descoloração coronal quando os cornos pulpares não são completamente desbridados. Este tipo de descoloração coronal ocorre devido à remoção inadequada do tecido pulpar coronal. Os eritrócitos, quer no tecido pulpar remanescente quer nos túbulos dentinários, independentemente da presença de smear layer (Davis et al. 2002), degradar-se-ão em hemossiderina, hemina, hematina e hematoidina, que libertam ferro durante a hemólise. O ferro pode ser convertido em sulfureto férrico preto com sulfureto de hidrogénio produzido por bactérias, o que pode causar uma descoloração cinzenta da coroa do dente. Para além da degradação do sangue, outras proteínas de degradação do tecido pulpar necrótico também podem causar coloração.[39]

> Quebra (separação) de instrumentos, uma vez que não há acesso em linha reta.

> Laterais do canal.

➢ O transporte apical também pode ocorrer.

c) Sobreextensão:

A extensão excessiva da preparação da cavidade de acesso enfraquecerá a estrutura coronária do dente e, consequentemente, comprometerá a restauração final e a longevidade do dente tratado.

d) Remoção de dentes com excesso de zelo: Goivagem

A angulação incorrecta da broca e a incapacidade de reconhecer a inclinação do dente podem resultar numa remoção excessivamente zelosa do dente, designada por goivagem. Isto resulta no enfraquecimento e mutilação da estrutura do dente, predispondo-o à fratura.[32]

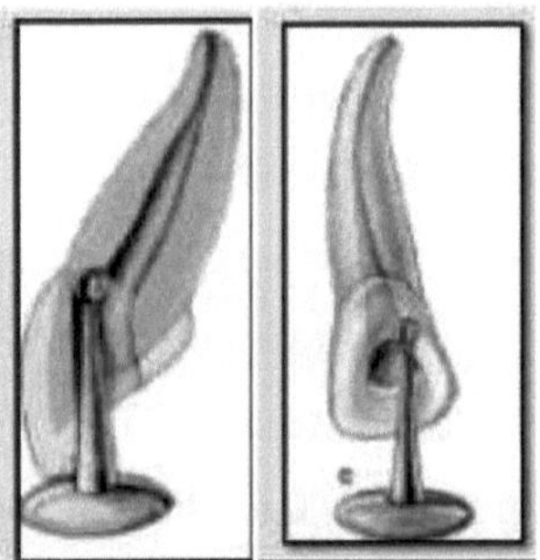

Figura 3: Goivagem da parede labial e goivagem da parede distal

5) Perfuração da cavidade de acesso:

O Glossário de termos endodônticos da Associação Americana de Endodontistas define perfuração como a comunicação mecânica ou patológica entre o sistema de canais radiculares e a superfície externa do dente.[40]

A perfuração resulta numa comunicação entre o sistema de canais radiculares e o tecido periodontal, o que pode afetar significativamente o prognóstico a longo prazo de um dente.

Etiologia :[32]

> Iatrogénica, ou seja, angulações incorrectas da broca.

> Não reconhecer a inclinação do dente.

> Dificuldade de acesso ao dente devido à sua localização.

> Durante a procura do orifício do canal.

> Devido a cáries extensas.

> Reabsorção dentária.

A perfuração durante a preparação da cavidade de acesso pode envolver[32]

- Superfície labial ou palatina.
- Superfície mesial ou distal.
- Furca do dente.

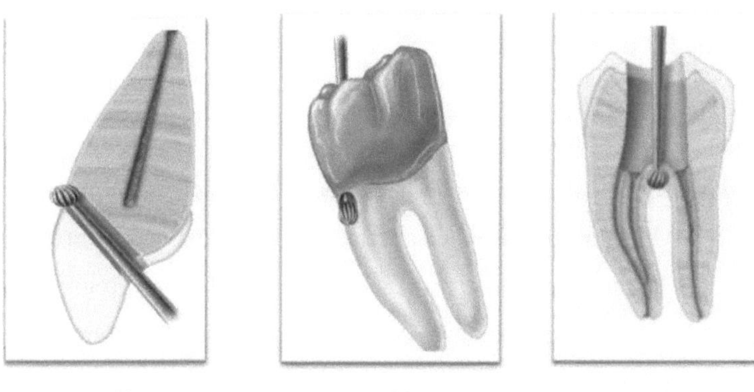

(a) (b) (c)

Figura 4: a) perfuração labial. b) perfuração causada pela má orientação da broca durante a preparação da cavidade de acesso de um molar com coroa previamente colocada, c) perfuração furcal.

Consequências:

A perfuração não tratada tem potencial para uma infeção periodontal secundária. A perfuração enfraquece a estrutura dentária. A perfuração de um terço coronal ameaça a ligação sulcular, pelo que existe uma comunicação direta com a flora oral, podendo constituir um desafio ao tratamento.

Diagnóstico:

Quando a perfuração se situa acima da inserção periodontal, é criada uma abertura artificial ou um orifício visível no dente.

Quando ocorre uma perfuração abaixo da inserção periodontal, o aparecimento súbito de hemorragia é um sinal caraterístico. Os doentes sentem dor quando o instrumento toca no tecido periodontal.

A exposição de uma radiografia de vários ângulos após a colocação de um instrumento endodôntico na abertura ajudará a identificar a perfuração.

O microscópio, os pontos de papel e o localizador apical podem ser úteis para reconhecer o nível, a localização e a extensão da perfuração.[32]

Tratamento das perfurações:

O tamanho da perfuração, o intervalo de tempo em que o defeito foi criado e o estado periodontal são factores que têm grande influência no prognóstico de sucesso.[41] A reparação imediata da perfuração assim que esta ocorre e é reconhecida é muito importante para que o dente tenha um prognóstico favorável.[32] Os factores críticos para o sucesso da gestão não cirúrgica de qualquer tipo de perfuração são os seguintes:[35]

1. Localização, com qualquer perfuração na proximidade do sulco gengival a apresentar um prognóstico muito reservado e com as perfurações de furca a apresentarem o pior prognóstico.
2. Prevenção da contaminação bacteriana.
3. Prevenção do contacto com medicamentos intracanais como o formocresol, o para-monoclorofenol canforado ou a cresatina.
4. Utilização de um material de obturação com um mínimo de

citotoxicidade ou potencial inflamatório.

5. Prevenção do excesso de material de obturação para além dos limites da perfuração, nos tecidos perirradiculares.
6. O tempo decorrido entre a perfuração e a selagem.
7. A utilização de selantes de endurecimento duro versus selantes reabsorvíveis.

O prognóstico do tratamento não cirúrgico das perfurações dentárias é sempre reservado, sendo necessária uma avaliação clínica e radiográfica periódica.[35]

Um material de reparação de perfurações ideal deve ser:[32]

- Não tóxico.
- Antimicrobiano.
- Capaz de produzir uma vedação adequada.
- Não absorvível.
- Fácil de manusear.
- Radiopaco.
- Capaz de promover a osteogénese e a cementogénese.
- Deve ser estável e atuar como uma matriz contra a qual a obturação e a restauração podem ser condensadas.

Materiais de reparação de perfurações:

- Biodentina
- Agregado de trióxido mineral.
- Super EBA.
- Cimento de ionómero de vidro.

Procedimento:

Etapa 1: Conseguir a hemostase e isolar o local da perfuração:

- Aplicação de pressão com uma bola de algodão em caso de perfuração visível.

> Colocação de hidróxido de cálcio no canal radicular durante 4-5 minutos e, em seguida, o hidróxido de cálcio é lavado do campo com NaOCl.

> Utilização de hemostáticos como o colagénio, o sulfato de cálcio, etc.

> Utilização de material de barreira para produzir um campo seco e atuar como matriz que pode ser:

Absorbable	Non- absorbable
• Collagen material for e.g. Collacote. • Calcium sulphate (if composite are to be used as restorative material, calcium sulphate may be used but collacote is contraindicated.	• MTA will act as a non-absorbable barrier& also as restorative material.

Etapa 2: Desinfeção do local da perfuração.

> Se a perfuração tiver acabado de ocorrer, estiver limpa e tiver sido obtida hemostase, procede-se imediatamente à reparação com material adequado.

> Se a perfuração for de longa duração, o local é 1st desinfectado e pode ser preparado com um instrumento ultrassónico antes de receber o material de restauração adequado.

Etapa 3: Manter a permeabilidade do canal.

> As barreiras e o material de restauração utilizado podem inadvertidamente causar o bloqueio do canal durante o procedimento de reparação da perfuração, pelo que pode ser colocada uma ponta de papel ou de guta percha ou um tampão de colagénio no canal apical

ao defeito para manter a patência do canal.

Reparação de perfurações: quando a estética é uma preocupação, pode ser utilizada uma barreira de sulfato de cálcio, em conjunto com compósito, cimento de ionómero de vidro ou MTA branco.

Quando a estética não é um problema, podem ser utilizados Super-EBA, Amálgama ou MTA.

Deve ser entendido que o MTA é o material de eleição para a reparação de perfurações apenas quando não existe comunicação sulcular.

Etapa 4: Conclusão do tratamento.

- Aguardar que o material de reparação de perfurações endureça.
- O dente pode então ser limpo, moldado e obturado.

Factores que afectam o prognóstico da cicatrização de perfurações:

i. Localização da perfuração em relação ao sulco gengival: Se o local da perfuração estiver localizado perto do sulco gengival, existe a possibilidade de inflamação periodontal e perda de ligação epitelial, causando a formação de bolsas, afectando assim o prognóstico.
   A perfuração localizada longe do sulco gengival e do periodonto saudável tem um bom prognóstico de cicatrização.
ii. Tamanho da perfuração: Um defeito mais pequeno tem um melhor prognóstico devido à facilidade de obter uma adaptação marginal adequada e um selamento não contaminado bem condensado e uma menor área de superfície de contacto do material de restauração com o periodonto.
iii. Tempo decorrido entre o início da perfuração e o selamento: A

reparação imediata proporciona um prognóstico mais favorável do que a reparação tardia, uma vez que se evita a perda de ligação e a formação de bolsas.

iv. Material de reparação de perfurações utilizado.
v. Competências do médico.

Prevenção da perfuração:

- Exame exaustivo da radiografia pré-operatória de diagnóstico, ou seja, três radiografias claras: duas IOPA, uma bite-wing.
- Palpação e sondagem periodontal das superfícies radiculares para aceder ao longo eixo da raiz do dente, especialmente durante a preparação do acesso através de coroas protéticas.
- Verificar o eixo longo do dente e alinhar o eixo longo da broca de acesso com o eixo longo do dente.
- Presença, localização e grau de calcificação da câmara pulpar.[35]
- A broca de preparação da cavidade de acesso pode ser colocada na radiografia pré-operatória para estimar a distância entre a superfície oclusal e a profundidade aproximada da câmara pulpar e da furca do dente.
- Utilizar brocas de topo seguras quando a remoção da câmara pulpar estiver concluída.[32]

6) Fratura da coroa:

O dente pode ter uma infração pré-existente que se torna uma verdadeira fratura quando o paciente mastiga o dente enfraquecido adicionalmente por uma preparação de acesso.

O reconhecimento de tais fracturas é geralmente feito por observação direta. Quando as infracções se tornam verdadeiras fracturas, partes da coroa podem ser móveis.

Tratamento: As fracturas da coroa têm normalmente de ser tratadas por extração, exceto se a fratura for do tipo "cinzel", em que apenas a cúspide ou parte da coroa está envolvida; nestes casos, o segmento solto pode ser removido e o tratamento concluído.

O prognóstico para um dente com uma fratura da coroa, se é que pode ser tratado, é provavelmente menos favorável do que para um dente intacto, e o resultado é imprevisível. As fracturas da coroa podem propagar-se às raízes, levando a fracturas radiculares verticais.

A prevenção é simples: reduzir a oclusão antes de se estabelecer o comprimento de trabalho. Para além de evitar este contratempo, também ajudará a reduzir o desconforto após a terapia endodôntica. Bandas e coroas provisórias também são úteis.[27]

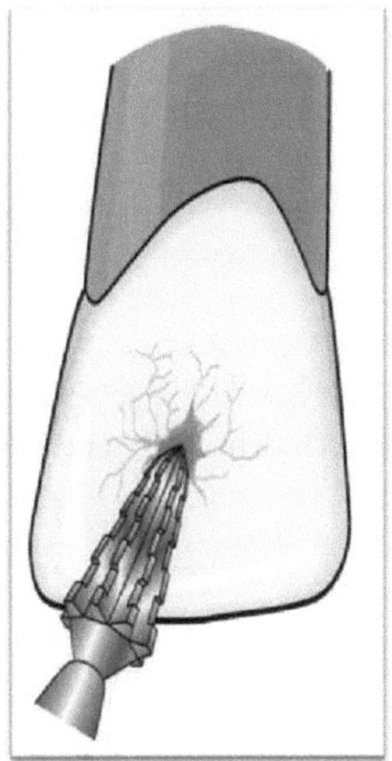

Figura 5: Forçar uma broca cónica acelerada ou uma ponta de diamante, provoca uma cárie severa no esmalte lingual. Se a coroa fosse uma jaqueta de porcelana, teria fracturado. O instrumento deve ser deixado a cortar à sua maneira.

C) Acidentes relacionados com o instrumento:

1) Aspiração e ingestão de instrumentos:

Ingestão de instrumentos:-

A ingestão acidental de instrumentos dentários como limas, alargadores ou materiais dentários durante o tratamento é frequentemente observada na prática endodôntica. No entanto, a ingestão inesperada de um instrumento endodôntico durante um tratamento endodôntico é o acontecimento mais indesejável. Embora esses percalços não sejam observados com regularidade, eles apresentam vários problemas clínicos, conseqüências indesejáveis e considerável angústia por parte dos clínicos e dos pacientes.[42]

De facto, na maioria das vezes, a ingestão ou aspiração de um instrumento endodôntico acontece acidentalmente devido a factores como

- Não aplicação do dique de borracha.
- Paciente que não coopera.
- Carácter apreensivo do doente.
- Reflexo de engasgamento, saliva viscosa ou restrição da abertura da boca.

A literatura dentária está repleta de casos de ingestão acidental de corpos estranhos pelos doentes durante vários procedimentos dentários.[43] O corpo estranho ingerido ou aspirado pode incluir:

- Limas, escareadores, broches, postes.
- Brocas dentárias.
- Materiais de restauração.
- Restaurações em gesso: - Post-core, Inlay, Onlays.
- Braçadeiras de borracha para diques.
- Compressas de gaze.[44]

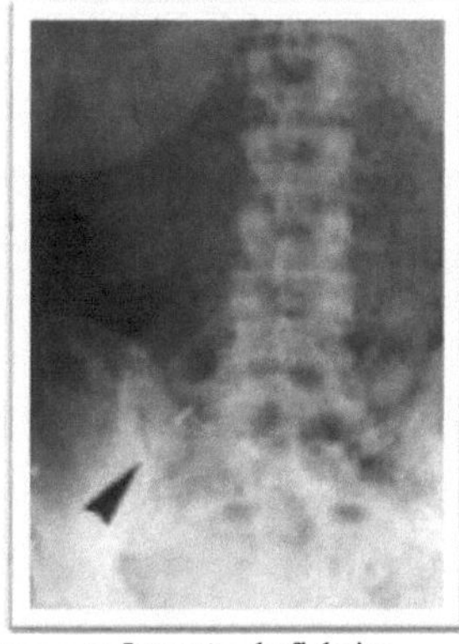

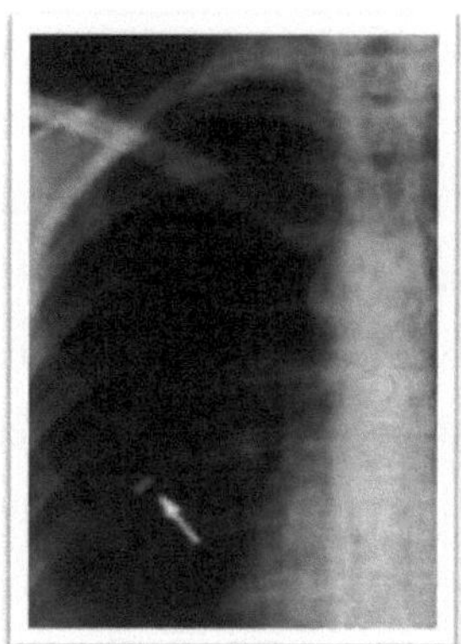

Figura 6: Ingestão de ficheiro.
Figura 7: Aspiração do ficheiro.

Oitenta e sete por cento dos corpos estranhos ingeridos entraram no trato gastrointestinal, enquanto 13% entraram no trato respiratório, tal como referido por Grossman em 1971.[45] Aproximadamente 90% dos corpos estranhos que entram no trato gastrointestinal passam espontaneamente sem serem obstruídos, cerca de 10-20% dos casos requerem uma intervenção não cirúrgica e 1% ou menos requerem remoção cirúrgica.[46] Os objectos afiados são potencialmente perigosos e têm uma maior tendência para causar complicações potencialmente fatais, como asfixia, perfuração do tecido esofágico, punção intestinal ou hemorragia.[47]

Relato de caso 1: Ingestão acidental e recuperação bem-sucedida de uma lima endodôntica da região hipocondríaca esquerda por meio de endoscopia.[42]

Um paciente do sexo masculino, de 53 anos de idade, apresentou-se com a queixa principal de dor e inchaço associados ao segundo molar inferior esquerdo durante 2 semanas. Ao exame clínico, o segundo molar inferior esquerdo apresentava uma lesão cariosa profunda e era sensível à percussão vertical. O exame radiográfico revelou envolvimento pulpar com a presença de radiolucência periapical. O dente não respondeu aos testes de polpa eléctrica ou fria. Foi diagnosticado um abcesso periapical crónico no dente e foi planeado um tratamento convencional do canal radicular. Foi explicado ao doente o procedimento de tratamento em pormenor antes do início do tratamento. Foi aplicado um dique de borracha no dente a ser tratado; no entanto, devido ao forte reflexo de vómito e tosse, teve de ser removido. O doente pediu para efetuar o tratamento sem o dique de borracha. Assim, a abertura do acesso foi efectuada sem a aplicação do dique de borracha. Após a abertura do acesso, os orifícios dos canais foram localizados. Determinou-se o comprimento de trabalho e procedeu-se à limpeza e moldagem. Verificou-se uma perda do comprimento de trabalho no canal distal durante a limpeza e a moldagem devido à acumulação de detritos. Por conseguinte, para recuperar o trajeto de deslizamento perdido, foi inserida uma lima K nº 15 no canal distal. Durante o procedimento de limagem manual, o paciente teve um reflexo de engasgamento. Como resultado, a lima escorregou pelo dedo e o paciente engoliu acidentalmente a lima.

Imediatamente, o paciente foi submetido ao método de varrimento com os dedos[48] para recuperar o ficheiro. A cabeça do doente foi virada para o lado direito e foram-lhe desferidos golpes fortes nas costas.[49] No entanto, ambos os procedimentos não conseguiram recuperar a lima e o doente queixou-se de engasgamento excessivo com a sensação de algo preso na garganta, sugerindo um possível aprisionamento do esófago. O doente não apresentava qualquer sinal de dificuldade respiratória, o que indicava que provavelmente a lima tinha sido ingerida e não aspirada.

O doente foi imediatamente informado do acidente e foi aconselhado a manter-se calmo e cooperante. Passados alguns minutos, o doente ficou estável e foi aliviado do desconforto que inicialmente sentia na garganta. Posteriormente, o doente foi levado para o departamento de radiologia para verificar a presença e a localização da lima.

Foi efectuada uma radiografia do tórax em incidência AP, que parecia normal, sem evidência ou presença de lima K. Por conseguinte, foi efectuada uma radiografia abdominal para verificar a presença da lima em falta. A radiografia abdominal confirmou a presença de um objeto radiopaco com cerca de 21 mm de comprimento, semelhante a uma lima em K, em posição horizontal na região hipocondríaca esquerda do abdómen.

Foi consultado um gastroenterologista, que sugeriu duas opções relativamente ao tratamento: Deixar o ficheiro K no estômago e esperar que seja expelido nas fezes ou tentar retirar o ficheiro do estômago utilizando um endoscópio. O doente consultou os seus familiares a este respeito e optou pelo procedimento de endoscopia.

Devido ao intervalo de tempo suficiente entre a última refeição do doente e o procedimento endoscópico proposto, o esvaziamento gástrico já tinha ocorrido, o que constituía um fator favorável para facilitar o procedimento endoscópico. As potenciais complicações da endoscopia foram discutidas com o doente, tendo sido obtido o seu consentimento informado. O doente foi transferido para a sala de operações para o procedimento de endoscopia. Foi fornecido um ficheiro K analógico a um gastroenterologista para facilitar a identificação e a análise do ficheiro e ajudar no processo de recuperação fácil e seguro. Foi utilizada uma pinça de mola para retirar a lima K. O reflexo de vómito exagerado dificultou o procedimento endoscópico. Houve muita secreção mucosa durante todo o procedimento, comprometendo a visibilidade da lima no estômago. Para além disso, o muco viscoso dificultou a preensão da lima, o que, por sua vez, atrasou o processo de extração. No entanto, a lima K foi recuperada com êxito.

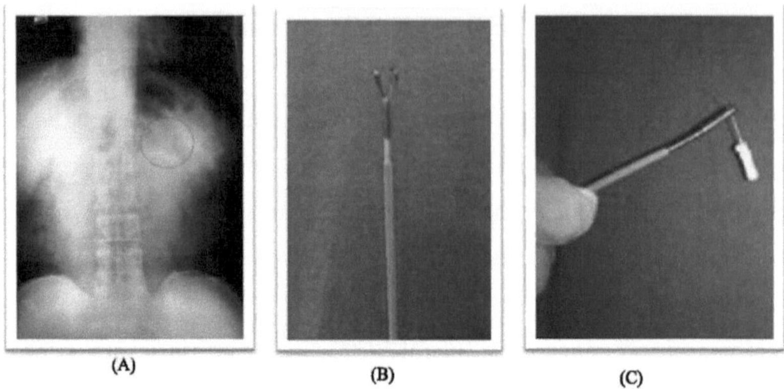

Figura 8: (A) Radiografia antero-posterior do abdómen mostrando a presença de lima na região hipocondríaca esquerda. (B) Uma pinça de mola foi utilizada para retirar a lima K. (C) Lima K manipulada e retirada pela pinça de mola.

A ingestão de um corpo estranho é um acontecimento potencialmente perigoso, que pode levar a complicações graves, tais como:

> Perfuração do tecido esofágico.

> Engasgamento

> Ulceração intestinal

> Hemorragia.[50]

É muito importante determinar se o corpo estranho entrou no trato digestivo ou no trato respiratório, uma vez que este é o fator que determina a linha de tratamento.

Além disso, os sinais e sintomas clínicos também desempenham um papel vital na decisão do plano de tratamento. Existe uma infinidade de meios auxiliares de diagnóstico que podem ajudar a identificar a localização exacta e o tamanho do objeto estranho, como a radiografia abdominal e torácica, a endoscopia e a tomografia computorizada (TC). A escolha do meio auxiliar depende da natureza do material ingerido. A radiografia abdominal é indicada quando há história de um objeto radiopaco aspirado ou engolido e a tomografia computadorizada é preferida para materiais radiolúcidos. A endoscopia está indicada nos casos em que o objeto ingerido é pontiagudo, alongado e apresenta um risco elevado de lesão do esófago.[49]

Aspiração de instrumentos

A segunda razão mais comum para a aspiração de corpos estranhos no pulmão é um procedimento dentário.[51] Qualquer objeto rotineiramente colocado ou removido da cavidade oral durante um procedimento dentário ou cirúrgico pode ser aspirado ou mesmo ingerido.[52] O risco é maior em adultos idosos e em crianças que estão sob sedação, devido à diminuição dos reflexos de proteção.[51,52]

Com o aumento do nível de sedação, o doente é colocado numa situação mais favorável à aspiração. A aspiração é um perigo mais grave mas, felizmente, menos prevalente, que conduz frequentemente ao internamento do doente.

A Perturbação de Hiperatividade e Défice de Atenção (PHDA) é a perturbação neurocomportamental mais comum na infância. Os principais sintomas da PHDA incluem a desatenção, a hiperatividade e a impulsividade.[53] Estes casos continuam a ser uma ameaça real para o dentista, devido aos desafios envolvidos no tratamento de crianças pequenas e na gestão de doentes com PHDA.

A entrada de um corpo estranho no trato respiratório é potencialmente fatal e requer um tratamento imediato. Quando os corpos estranhos aspirados não são diagnosticados e tratados precocemente, podem levar a complicações graves.[54] Embora estes eventos ocorram com pouca frequência, a morbilidade potencial associada a um único incidente é demasiado elevada para ser ignorada. Isto é especialmente verdade do ponto de vista da quantidade de cuidados médicos que são necessários para tratar estes incidentes, do elevado custo financeiro para o dentista e do potencial de litígio por negligência.[55]

As aspirações são mais prováveis de ocorrer quando se trata de uma população de pacientes jovens, que não têm um comportamento cooperativo, associado a deficiências físicas, médicas e mentais.[56]

Relato de caso 2: um caso de aspiração acidental de um instrumento endodôntico por uma criança tratada sob sedação consciente.[57]

Uma criança de oito anos de idade, do sexo masculino, a quem foi diagnosticado um caso de Perturbação Hiperactiva com Défice de Atenção (PHDA), foi tratada num hospital dentário privado por causa de um incisivo central direito fracturado (dente n.º 11). Após discussão com o pediatra da criança, foi decidido que a melhor opção de tratamento para o paciente era efetuar um tratamento dentário com recurso a sedação. Na consulta dentária seguinte, foi administrada à criança uma combinação de hidrato de cloral 25 mg/kg, hidroxizina 1 mg/kg e meperidina 1 mg/kg para sedação.

O doente foi colocado em posição supina e imobilizado fisicamente com uma prancha Papoose (Olympic Medical Corp, Seattle, Wash) antes do início do tratamento. Foi inserido um suporte bucal e efectuada uma abertura de acesso no dente 11, seguida da colocação do medicamento intracraniano de hidróxido de cálcio.

Na consulta seguinte, a criança foi sedada com a mesma combinação. Como o paciente demonstrou um leve desconforto com a colocação do dique de borracha, o procedimento foi realizado sem isolamento. Durante a preparação biomecânica, o paciente moveu subitamente a cabeça, o que fez com que um instrumento endodôntico escorregasse da mão do dentista e o paciente o engolisse. O procedimento foi interrompido imediatamente e foram tomadas medidas para recuperar a lima da região posterior da cavidade oral.

A avaliação inicial do dentista revelou que o doente estava a engasgar-se e tinha tosse, sem sinais óbvios de dificuldade respiratória. O operador fez o diagnóstico provisório de aspiração de corpo estranho. O doente foi imediatamente admitido no Serviço de Urgência para avaliação. Uma radiografia póstero-anterior do tórax demonstrou a presença de um corpo estranho pontiagudo ao nível do corpo vertebral de T4. Foi efectuada uma tomografia computorizada (TC) diagnóstica, que revelou o impacto do instrumento endodôntico no brônquio principal esquerdo.

A broncoscopia efectuada sob anestesia geral revelou que o instrumento endodôntico tinha perfurado tangencialmente as pregas mucosas, encontrando-se embebido na parede da mucosa brônquica esquerda, enterrado até ao cabo. Com a ajuda de uma pinça abroncocoscópica, o cabo do instrumento endodôntico foi agarrado, retirando-o suavemente da prega mucosa. O local de penetração da mucosa foi inspecionado quanto a sangramento e perfuração.

O instrumento endodôntico foi então retirado juntamente com a retirada do broncoscópio, sob total visualização durante todo o processo de retirada. O paciente recebeu alta em seguida, sem queixas de desconforto no acompanhamento.

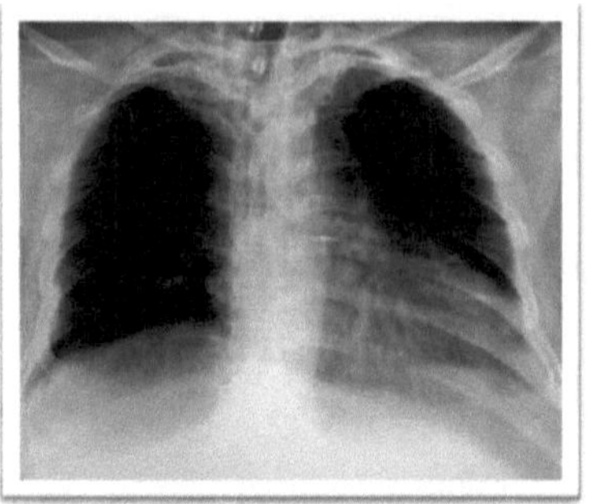

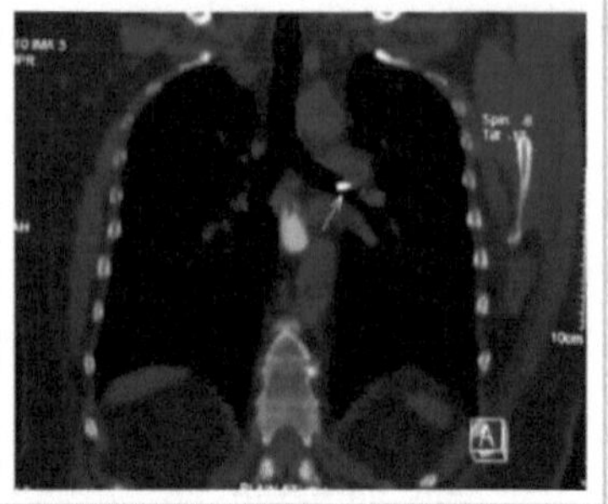

(A) (B)

Figura 9: (A) Radiografia em vista lateral do tórax com a lima endodôntica impactada alojada ao nível de T4. (B) Imagem de TC de diagnóstico mostrando a lima endodôntica no brônquio principal esquerdo.

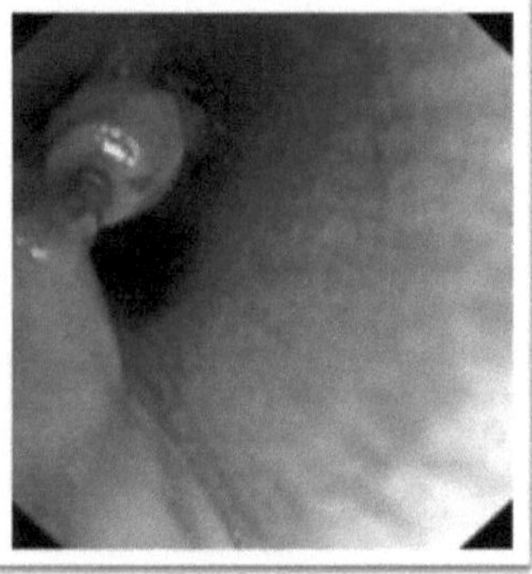

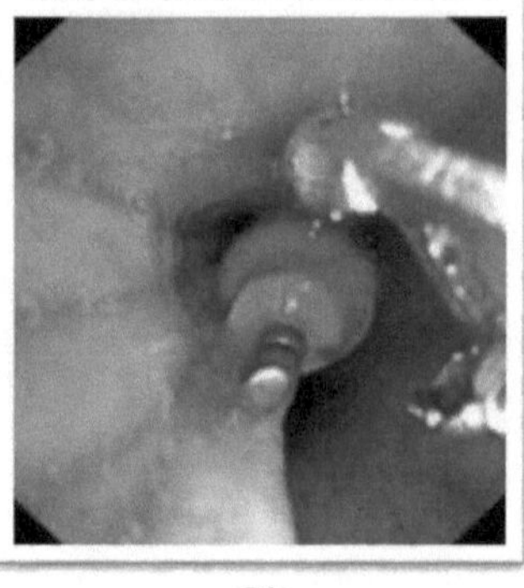

(A) (B)

Figura 10: (A) Imagem broncoscópica da lima embutida na parede da mucosa brônquica esquerda. (B) Fotografia do brônquio mostrando a pinça do broncoscópio a engatar a lima endodôntica durante a extração.

As estratégias para evitar a aspiração ou ingestão de corpos estranhos são as seguintes [42]

J Aplicação da barragem de borracha.

J Consideração e educação do paciente apreensivo.

J Utilizar uma posição mais direita, se possível.

J Utilização de uma compressa de gaze para a garganta ou de barreiras de calibre.

J Utilização de evacuação de alta velocidade.

J Sensibilização e preparação para as emergências médicas.

J Utilização de fio dental nas limas das mãos.

S Verificar se os instrumentos estão corretamente bloqueados nos cabeçalhos.

A ingestão acidental de um instrumento endodôntico é o evento mais infeliz durante um procedimento endodôntico. Apesar de tais acidentes não serem muito comuns numa prática endodôntica de rotina, colocam vários problemas de gestão, consequências indesejáveis e uma angústia considerável por parte dos clínicos e dos pacientes. A aplicação do dique de borracha é obrigatória em todos os procedimentos endodônticos e de restauração para evitar qualquer tipo de contratempo.

Durante um procedimento endodôntico, tanto o dentista como o doente devem estar atentos. O manuseamento correto do instrumento dentário é de importância primordial em casos que envolvam crianças, pacientes idosos ou pacientes apreensivos. Devem ser tomadas todas as precauções necessárias antes e durante o procedimento dentário, uma vez que um pequeno erro pode pôr em risco a vida do doente.[42]

2) **Formação de cumeeiras:**

O facto de não compreender e seguir a lógica subjacente aos conceitos de limpeza e moldagem pode aumentar a ocorrência de complicações desnecessárias, tais como saliências. Uma saliência é criada quando o comprimento de trabalho já não pode ser negociado e o trajeto original do canal foi perdido. Este facto tem sido atribuído a conceitos de limpeza e moldagem inadequados.[58]

Entre as complicações mais frequentemente observadas durante a instrumentação do canal radicular está o desvio da curvatura original do canal sem comunicação com o ligamento periodontal, resultando num erro de procedimento denominado *formação de saliência* ou *alojamento.*[58]

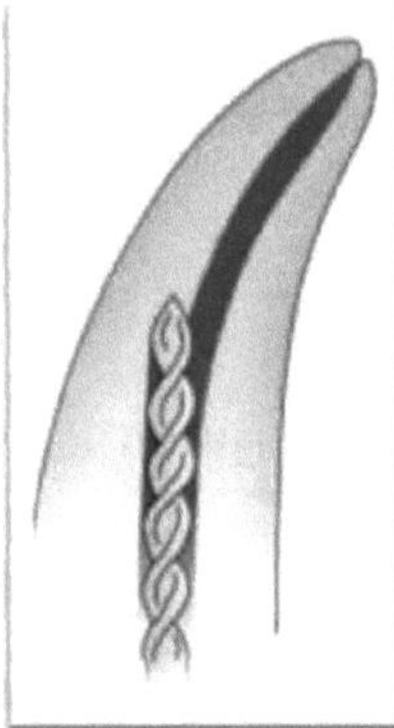

Figura 11: Formação de saliência num canal curvo

Isto resulta frequentemente quando o operador trabalha as limas num ponto curto do comprimento total do canal, e o canal fica bloqueado nesse "ponto curto". Isto pode criar uma saliência, ou pode começar a formar um novo trajeto numa tangente ao trajeto verdadeiro do canal radicular.[59] A presença de uma saliência pode excluir a possibilidade de obter uma preparação do canal com uma forma adequada que atinja o comprimento de trabalho ideal, o que pode resultar numa instrumentação e desinfeção incompletas do sistema de canais radiculares, bem como numa obturação incompleta do canal. O espaço do canal radicular apical ao rebordo é difícil de limpar e moldar completamente; por isso, os rebordos resultam frequentemente em patose periapical contínua após o tratamento endodôntico. Consequentemente, pode haver uma relação causal entre a formação de saliências e os resultados desfavoráveis do tratamento endodôntico.[58]

Causas da formação de saliências:

As saliências podem ser causadas por uma série de erros durante o tratamento endodôntico, tais como[58]

(l) Não alargar suficientemente a cavidade de acesso para permitir um acesso adequado à parte apical do canal radicular.

(2)Perda total do controlo do instrumento se o tratamento endodôntico for tentado através de uma cavidade da superfície proximal ou através de uma restauração proximal.

(3) Avaliação incorrecta da direção do canal radicular.

(4) Determinação incorrecta do comprimento do canal radicular.

(5) Forçar e introduzir o instrumento no canal.

(6) Utilizar um instrumento de aço inoxidável não curvo que seja demasiado grande para um canal curvo.

(7) Não utilizar os instrumentos por ordem sequencial.

(8)Rotação da lima no comprimento de trabalho (ou seja, utilização excessiva da ação de alargamento).

(9) Irrigação e/ou lubrificação inadequadas durante a instrumentação

(10) Excesso de utilização de agentes quelantes.

(11) Tentativa de recuperação de instrumentos partidos.

(12) Remoção de materiais de obturação radicular durante o retratamento endodôntico.

(13) Tentativa de preparar canais radiculares calcificados.

(14) Acondicionamento inadvertido de detritos na porção apical do canal durante a instrumentação (ou seja, criação de um bloqueio apical).

Frequência e factores associados associados à formação de saliências:

Existem muito poucos dados disponíveis sobre a frequência da formação de rebordos e os factores clínicos associados à sua ocorrência. Fatores como a técnica de instrumentação, a curvatura do canal radicular, o tipo de dente e a localização do canal têm sido propostos como associados à formação de rebordos. Quase todos estes estudos indicaram que a curvatura do canal radicular é a variável mais significativa que afecta a incidência da formação de saliências.

Existe uma grande variação nas incidências relatadas de formação de rebordos, o que provavelmente resulta dos vários factores associados incluídos em cada estudo. Bergenholtz et al concluíram que 25% dos canais radiculares do seu estudo que foram retratados por razões técnicas e 11% que foram retratados devido à presença de patose periapical estavam obstruídos ao nível da obturação anterior do canal radicular. Stadler et al[58] relataram que a incidência de formação de rebordos em dentes tratados por estudantes de medicina dentária supervisionados foi de 10%. Greene e Kreil[58] examinaram radiografias de casos tratados por estudantes de medicina dentária e concluíram que 46% dos canais tinham sido obturados.

Esta percentagem aumentou significativamente quando a curvatura do canal era superior a 20 graus, e ultrapassou o número de canais que não foram biselados quando a curvatura era superior a 30 graus. Kapalas e Lambrianidis indicaram que 52% dos canais tratados pelos estudantes tinham sido obturados. Em contraste, quando os endodontistas efectuaram o tratamento dos canais radiculares, foram formadas saliências em 33% dos canais não tratados previamente e em 41% dos casos de retratamento endodôntico. Lambrianidis também referiu que 25% dos canais radiculares tratados por estudantes de licenciatura em medicina dentária tinham sido ledged.[58]

Reconhecimento:

O reconhecimento de uma saliência é o primeiro passo para o seu tratamento; este pode ser efectuado por observação clínica ou radiográfica. Quando se forma uma saliência, o canal é normalmente "endireitado" nesse ponto. De repente, a lima deixa de percorrer a curva e fica presa num "beco sem saída".

Pode haver uma perda da sensação tátil normal da ponta do instrumento a prender-se no lúmen do canal. Esta sensação é suplantada pela sensação da ponta do instrumento a bater contra uma parede sólida, ou seja, uma sensação de soltura sem qualquer sensação tátil de tensão. Quando se suspeita de formação de saliência, a radiografia do dente com o instrumento colocado no ponto da saliência suspeita deve fornecer informações adicionais.

O feixe de raios centrais deve ser direcionado perpendicularmente através da área envolvida. Se a radiografia mostrar que a ponta do instrumento está direcionada para longe do lúmen do canal, então é altamente provável que exista uma saliência e a conclusão subsequente da preparação do canal radicular deve incluir um esforço para contornar esta saliência.[60]

Nos casos que requerem retratamento endodôntico através da remoção de uma obturação existente no canal radicular, a possível presença de uma saliência deve ser considerada quando a obturação existente no canal radicular é, pelo menos, 1 mm mais curta do que o comprimento de trabalho ideal, ou se a obturação parece ter sido colocada numa posição que se desvia do trajeto natural do canal radicular, especialmente em dentes nos quais o canal radicular se curva de forma significativa.[58]

Prevenção:

A melhor abordagem para gerir as saliências é evitar a sua formação. Se o operador for cuidadoso e atento durante o processo de instrumentação, então a hipótese de um impedimento, como uma saliência, se desenvolver será minimizada. A literatura endodôntica fornece muitas informações que podem ajudar a evitar erros de procedimento, como a formação de saliências. Também é verdade que a experiência pode ensinar muitas lições valiosas se a pessoa prestar atenção em todos os momentos. Por outras palavras, cada operador deve aprender com os seus próprios erros, bem como com os erros dos outros, e isso é certamente verdade também para os percalços endodônticos. A avaliação do tratamento e a análise crítica do próprio trabalho podem ajudar a prevenir ocorrências futuras.[61]

A utilização de radiografias pré-operatórias e de "trabalho" exactas para determinar o comprimento do canal radicular, irrigação abundante, limas pré-curvadas e instrumentação incremental reduzirão grandemente as probabilidades de formação de rebordos. Deve ter-se cuidado ao tentar recuperar de uma obstrução do canal, especialmente quando esta ocorre numa curva ou numa dobra na direção do canal. Um resultado demasiado comum e infeliz é a criação de um rebordo e/ou uma perfuração lateral numa situação destas. A prevenção da formação de rebordos começa com um exame minucioso da radiografia pré-operatória para verificar as curvaturas, o comprimento do canal e o ângulo de curvatura. A interpretação exacta destas radiografias deve ser concluída antes do início do tratamento.[58]

Avaliação pré-operatória:
A prevenção da formação de rebordos começa com um exame minucioso da radiografia pré-operatória para verificar as curvaturas, o comprimento do canal e o tamanho inicial. A interpretação exacta destas radiografias deve ser concluída antes de se iniciar o tratamento e antes de se colocar o primeiro instrumento no canal, uma vez que as raízes que se curvam na direção do feixe central de raios X ou que se afastam dele (ou seja, na direção vestibular ou lingual) são muito mais difíceis de avaliar. O conhecimento e a consciência da morfologia típica do canal radicular e das suas variações são imperativos em todos os momentos do tratamento endodôntico, mas particularmente durante os procedimentos de instrumentação.[60]

Procedimentos técnicos para superar o desnível:

Nos últimos anos, foram efectuadas mudanças rápidas e significativas nas técnicas, no desenho dos instrumentos e no tipo de metais utilizados no fabrico dos instrumentos endodônticos, numa tentativa de ultrapassar os erros de preparação dos canais, incluindo

Preparação da cavidade de acesso e determinação do comprimento de trabalho:

Uma medição exacta do comprimento de trabalho é um requisito para o tratamento endodôntico, uma vez que a preparação do canal aquém do comprimento ideal é um prelúdio para a formação de bordos.[60] Além disso, o acesso ideal ao terço apical do canal não pode ser alcançado até que o processo de moldagem/ampliação do canal esteja concluído.

Curvaturas severas na metade coronal do canal radicular podem predispor à formação de saliências. O acesso em linha reta ao orifício do canal pode ser conseguido através de uma cavidade de acesso adequada, mas a acessibilidade ao terço apical do canal só pode ser conseguida com uma dilatação adequada da metade coronal do canal.

Os canais mais longos e os canais de pequeno diâmetro são mais propensos à formação de saliências do que os canais mais curtos e de maior diâmetro. É necessária uma atenção cuidadosa à manutenção do trajeto para evitar a formação de saliências.[60]

Irrigação/Lubrificação/Agentes de revestimento:

A recapitulação e a irrigação frequentes, juntamente com a utilização de lubrificantes, são obrigatórias durante a instrumentação do canal radicular. O hipoclorito de sódio pode ser utilizado inicialmente para controlo da hemorragia, ação antibacteriana, lubrificação e remoção de detritos orgânicos.

Além disso, estão disponíveis comercialmente lubrificantes à base de silicone, glicerina e cera para a lubrificação do canal. Como estes materiais são viscosos, podem ser transportados para as regiões apicais do canal com a lima.

A lubrificação melhorada permite uma inserção mais fácil da lima, reduz a tensão na lima e ajuda na remoção de detritos. O lubrificante é facilmente removido com a irrigação de hipoclorito de sódio.[60]

Os agentes quelantes, como o ácido etilenodiamino tetraacético (EDTA), devem ser utilizados com precaução quando se está a tentar abrir canais curvos. Uma vez que estes materiais amolecem as paredes da dentina, pode iniciar-se uma saliência em qualquer parte da parede do canal radicular se forem utilizadas pressões de instrumentação excessivas.[29]

Técnicas de instrumentação:

As técnicas de step-back passivo e de força equilibrada são dois métodos benéficos de preparação do canal que reduzem as hipóteses de formação de saliências.[60]

Além disso, foi proposto que uma vantagem da técnica de step-back é que este método tende a minimizar os erros de procedimento, como o transporte e a formação de saliências.[62]

Cada lima deve ser trabalhada dentro do canal até ficar solta antes de se utilizar um tamanho maior. Além disso, as limas devem ser utilizadas sequencialmente e não devem ficar excessivamente presas no canal. Se houver encravamento, o operador deve voltar imediatamente para um tamanho de lima mais pequeno e utilizar uma lima circunferencial para remover quaisquer irregularidades ou degraus que possam ter começado a formar-se durante a colocação do instrumento de tamanho maior.

A utilização eficaz da limagem circunferencial, especialmente com limas Hedstrom, assegurará a suavidade das paredes do canal e o alargamento em direção à extremidade coronal do canal, o que ajudará a evitar a formação de saliências. Além disso, as curvaturas apicais graves requerem a utilização sequencial correta dos instrumentos do canal radicular para manter uma via de acesso a todo o comprimento de trabalho do canal.[60]

A pré-curvatura dos instrumentos e o facto de não os forçar para dentro do canal é uma das considerações mais importantes na prevenção da formação de rebordos. Quando as limas tiverem sido pré-cortadas, a forma original do canal deve ser mantida e não deve ser utilizada uma ação de alargamento.[63] Uma lima pré-cortada mostra atravessar a curva melhor do que uma lima reta. São efectuados dois tipos de pré-curvatura:

i. Colocação de uma curva gradual ao longo de todo o comprimento do ficheiro.

ii. Colocação de uma curva acentuada de quase 45° perto da extremidade apical do instrumento.

Uma lima pode ser curvada agarrando os canais com uma esponja de goiva e dobrando cuidadosamente a lima até se obter a curvatura desejada. Quando a lima pré-curvada é colocada no canal, há a possibilidade de perder a direção da curva. Para evitar este problema, recomenda-se normalmente a utilização de uma rolha em forma de lágrima com a ponta virada para a direção da curva.[64]

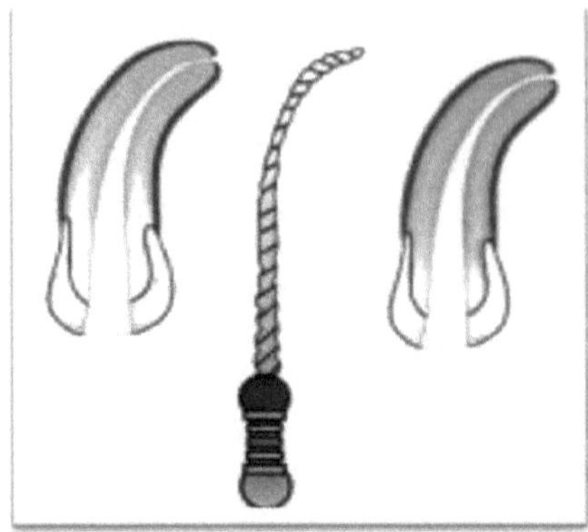

Figura 1: Pré-curvatura da lima para canal curvo

A falta de curvatura prévia dos instrumentos e o facto de forçar as limas grandes em canais curvos são as razões mais comuns para a ocorrência da saliência. A utilização de instrumentos com pontas não cortantes e limas NiTi demonstrou ser muito benéfica na manutenção das curvaturas do canal radicular e na prevenção da formação de rebordos.

É também de salientar que a preparação do canal radicular utilizando técnicas de irradiação a laser resulta numa maior formação de rebordos do que utilizando limas K manuais convencionais.[65]

Modificações de instrumentos:

A incidência de formação de rebordos com a utilização de limas flexíveis (como as limas NiTi) é menor em comparação com a utilização de limas K de aço inoxidável manuais convencionais.[66] Os instrumentos rotativos de NiTi reduziram os contratempos clínicos, tais como bloqueios e saliências.

Embora as pontas abrasivas possam ser úteis quando se penetram canais mais pequenos do que a lima, a memória metálica do aço inoxidável para regressar a uma posição reta aumenta a tendência para transportar ou saliente um canal e, eventualmente, perfurar os canais curvos. Se o ângulo da ponta for reduzido, a lima tende a manter-se centrada no espaço original do canal e cortará todos os lados (ou seja, circunferencialmente) de forma mais uniforme.[67]

Assim, as limas de ponta modificada tendem a manter a curvatura original do canal melhor e mais frequentemente do que as limas de ponta não modificada.[68] As limas de ponta modificada têm sido comercializadas como limas Flex-R (Moyco/Union Broach, Miller Dental, Bethpage, NY), limas Control Safe (Dentsply/Maillefer, Tulsa, OK), limas Anti-Ledging Tip (Brasseler, Savannah, GA) e limas Safety Hedstrom (Sybron Endo/Kerr, Orange, CA).[58]

A lima Flex-R concebida por Roane (1985) foi a primeira a utilizar uma ponta não cortante para ajudar a evitar a formação de saliências em canais curvos. Este desenho incorporou um plano de orientação e removeu os ângulos de transição inerentes à ponta das limas tipo K padrão. Na ausência de um ângulo de transição acentuado, as limas Flex-R seguem o canal e são impedidas de penetrar nas paredes. O desenho da ponta faz com que uma lima Flex-R abrace o interior de uma curva e evita que a ponta se encaixe na parede externa da curva. Alguns investigadores referiram que, durante as técnicas de instrumentação rotacional crown-down, as pontas de lima bicónicas (como a lima Flex-R) mantêm a curvatura original do canal melhor e mais frequentemente do que as pontas de lima cónicas (como as limas Mor-Flex) e as pontas de lima piramidais (como as limas Flex-O).

Outros instrumentos úteis são as limas C+ (Dentsply/Maillefer, Johnson City, TN). Têm uma maior resistência à flexão em comparação com as limas K, o que permite uma localização mais fácil dos orifícios do canal e um acesso mais fácil ao terço apical do canal. A ponta em forma de pirâmide facilita a inserção durante a negociação do canal, e a secção transversal quadrada proporciona uma melhor resistência à distorção. A superfície polida da lima C+ também permite uma inserção mais suave do instrumento no canal. As limas C+ estão disponíveis em 3 comprimentos (18 mm, 21 mm e 25 mm) e 3 tamanhos (8, 10 e 15).

Deve notar-se que em canais muito curvos, onde é extremamente difícil avançar de uma lima n.º 10 para uma lima n.º 15, as limas de "meio passo" que estão disponíveis comercialmente como Flexo File Golden Mediums (LD; Caulk/Dentsply, Milford, DE) podem ajudar na instrumentação. O preenchimento subseqüente com essas limas modificadas abrirá um pouco mais o canal e o tornará mais adequado para a negociação com o próximo tamanho padrão disponível, ou seja, uma lima nº 15. De facto, estas limas foram concebidas para ajudar na negociação do canal e proporcionar um aumento mais gradual do tamanho.[29,58]

Flexobend:

É uma ferramenta útil para dobrar com precisão os instrumentos do canal radicular para confirmar a curvatura do canal, conforme determinado pelas radiografias. Forma uma curva regular sem ângulos. É fácil de utilizar.

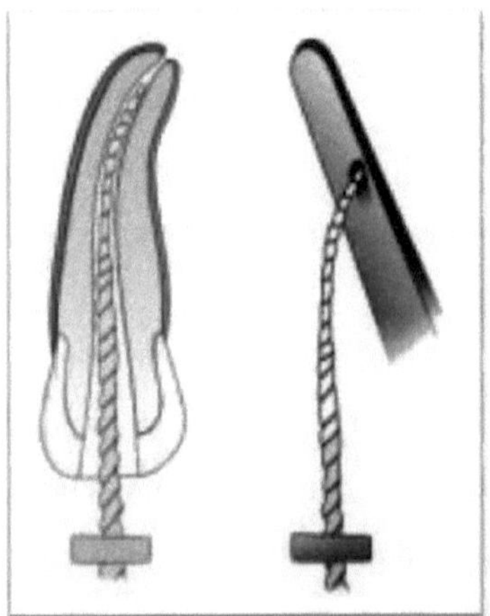

Figura 13: Modificação na ponta da lima para evitar a saliência

Tratamento endodôntico:

Seria de grande valor se os clínicos fossem capazes de corrigir uma saliência. A correção de uma saliência pode ser realizada de várias formas, dependendo da extensão do acidente processual. A relocalização e renegociação do canal original pode ser um problema, e contornar ou remover a saliência é difícil, mesmo que o canal possa ser renegociado para o seu comprimento ideal de trabalho. Em alguns casos, as perfurações laterais podem ocorrer quando as saliências são criadas durante a instrumentação inicial ou como uma "perfuração em tira" no lado côncavo da curvatura da raiz quando o canal é endireitado. Infelizmente, as perfurações podem por vezes causar danos tão extensos no dente que este tem de ser extraído.[60]

Uma saliência criada por uma lima n.º 25 ou 30 é muito mais difícil de contornar do que uma criada por uma lima mais pequena, porque a prateleira criada pelo instrumento maior tem mais probabilidades de impedir a penetração para além da saliência. Quanto mais pequena for a largura da prateleira, menos provável é que o instrumento seja impedido de atingir o comprimento total do canal. Em qualquer caso, o reconhecimento precoce facilitará a gestão deste erro.[29] Algumas considerações importantes na gestão do rebordo são discutidas abaixo.

Negociação inicial/Passar o parapeito:

Os requisitos mais importantes para contornar a saliência são a determinação, a perseverança e a paciência. Geralmente, quando se tenta contornar uma saliência, deve selecionar-se a lima mais curta que possa atingir o comprimento de trabalho ideal. Os instrumentos mais curtos proporcionam mais rigidez e permitem que os dedos do médico sejam colocados mais perto da ponta do instrumento, o que resulta numa maior sensação tátil e, assim, ajuda a proporcionar um maior controlo sobre o instrumento. É importante ter em conta que os canais radiculares são frequentemente mais curvos do que as raízes que os contêm. Assim, deve ser utilizada inicialmente uma lima pequena (como uma lima n.º 10 ou 15) com uma curva distinta na ponta (ou seja, nos 2 a 3 mm apicais) para explorar o canal até ao forame apical.[60]

A ponta curva deve ser apontada na direção da parede oposta à saliência. As rolhas de borracha em forma de lágrima na lima são valiosas nesta situação porque a lágrima pode ser apontada na mesma direção que a curva colocada no instrumento. Um ligeiro movimento de rotação da lima combinado com um movimento de "pegar" pode muitas vezes ajudar a avançar o instrumento e a deslizá-lo suavemente para todo o comprimento de trabalho do canal.[60] Quando se encontra resistência à negociação, a lima deve ser retraída ligeiramente, rodada e depois avançada novamente, com a ponta pré-curvada virada para uma direção diferente. Esta ação deve ser repetida até que a lima ultrapasse a saliência.

Se esta técnica não for bem sucedida, o operador deve alargar previamente o canal coronal à saliência com irrigação completa e, em seguida, curvar ligeiramente uma lima pequena para facilitar a passagem da saliência e a negociação do canal até ao seu comprimento total de trabalho. Com o movimento de apanha, o operador deve reorientar continuamente a lima, observando cuidadosamente o batente de borracha unidirecional (em forma de lágrima). A reorientação da rolha redirecciona automaticamente o aspeto apical da lima pré-cortada, com o objetivo de percorrer a parte apical do canal.[60]

A aplicação das limas C+ (Dentsply/Maillefer), que foram introduzidas para a instrumentação inicial do canal radicular, pode ser muito útil quando se tenta contornar o rebordo. Diz-se que são melhores para negociar calcificações e proporcionam uma melhor sensação tátil. A sua flexibilidade pode ajudar a contornar o rebordo.

As saliências que se desenvolvem na parede do canal permitem espaço para a deflexão de uma lima. Os instrumentos de níquel-titânio são muito flexíveis; por conseguinte, podem curvar-se sobre si próprios, pelo que não devem ser utilizados para contornar as saliências. Depois de o canal ter sido totalmente negociado com, pelo menos, uma lima manual de aço inoxidável n.º 15 ou se a saliência tiver sido contornada e removida, só devem ser utilizados instrumentos rotativos de NiTi para alargar mais o canal.[58]

Procedimentos opcionais depois de contornar a saliência (conclusão do tratamento):
Se o instrumento explorador puder ser colocado em todo o comprimento de trabalho, um localizador apical pode ser útil para determinar se o forame apical foi alcançado e, em seguida, deve ser efectuada uma radiografia periapical de confirmação para confirmar o comprimento de trabalho. As limas subsequentes devem ser utilizadas da mesma forma, mantendo o trajeto verdadeiro do canal até à sua constrição apical. Uma vez contornada a saliência, é importante que cada lima subsequente seja colocada em todo o comprimento de trabalho do canal radicular antes de ser utilizada numa ação de limagem. Se for colocada num comprimento inferior ao ideal em qualquer altura, a saliência pode aumentar ou pode formar-se uma nova saliência. A melhor forma de concluir a preparação do canal é seguir uma das duas recomendações seguintes.

Recomendação 1:

Uma vez que a ponta da lima possa ser colocada apicalmente à saliência, deve ser movida para dentro e para fora do canal com um movimento de limagem e, ocasionalmente, com movimentos muito curtos de empurrar-puxar, com ênfase em permanecer apicalmente ao defeito. A utilização de um lubrificante e a irrigação frequente para remover as lascas de dentina ajudarão a evitar bloqueios. Os clínicos devem utilizar limas que tenham sido pré-curvadas na parte apical da lima. Os golpes curtos da lima, com o instrumento pressionado contra a parede do canal onde se encontra a saliência, ajudarão a remover a borda da saliência; normalmente, a saliência estará localizada na parede exterior da parte curva do canal radicular.

Quando a lima se move livremente, podem ser utilizados golpes de empurrar-puxar ligeiramente mais longos para reduzir o tamanho da saliência e para confirmar a presença ou ausência de irregularidades internas do canal. Se a lima estiver a deslizar facilmente no canal, deve ser rodada no sentido dos ponteiros do relógio quando for retirada, porque este movimento tende a endireitar o terço apical das limas de aço inoxidável e permite-lhes raspar, reduzir, alisar ou eliminar a saliência. Durante estes procedimentos, o operador deve tentar manter a lima dentro do canal radicular, ou seja, coronal ao forame apical, para que a lima possa ser manuseada delicadamente e o forame apical possa ser mantido tão pequeno quanto possível. Além disso, o canal deve ser constantemente irrigado para lavar as limalhas de dentina. A ponta da lima deve ser verificada repetidamente para ter a certeza de que a curva é mantida. Se se permitir que o instrumento se endireite, ele voltará a prender-se na saliência, e a limagem repetida levará ao alargamento da saliência ou, pior ainda, a uma perfuração da parede do canal.

Recomendação 2:

Um instrumento que pode ajudar na gestão de rebordos são as limas manuais de NiTi Greater Taper (GT) (Dentsply/Tulsa Dental). A principal vantagem da utilização das limas manuais GT para remover um rebordo é o facto de o diâmetro da ponta ser de 0,20 mm, o diâmetro máximo do canal ser de 1,00 mm e as suas conicidades serem 3 a 6 vezes superiores às limas cónicas convencionais de 0,02. Um único instrumento manual GT contém o equivalente a até 13 tamanhos de limas cónicas ISO. No entanto, as limas manuais GT não devem ser introduzidas no canal até que a saliência tenha sido contornada e o canal tenha sido negociado até ao seu comprimento total de trabalho.

Passando a saliência e negociando o canal até uma lima manual de aço inoxidável n.º 15 e, se necessário, n.º 20, cria-se um "orifício piloto" ou caminho que a ponta da lima manual GT pode seguir. Para mover a parte apical de uma lima manual GT para além de uma saliência, o instrumento deve primeiro ser pré-cortado com um instrumento adequado, como o alicate Endo Bender (Analytic Endodontics, Orange, CA). O método de pré-curvatura de um instrumento manual de NiTi consiste em começar por segurar firmemente a extremidade de trabalho da lima GT entre as maxilas do alicate de curvar limas; o cabo é então puxado através de um raio de 180 a 270 graus. Uma rolha de borracha em forma de lágrima pode então ser colocada no instrumento e rodada para indicar a direção da curva apical da lima. As limas manuais GT devem ser utilizadas de forma descendente, passando de limas maiores para limas mais pequenas. Uma lima manual GT adequadamente cónica deve ser levada para dentro do canal com a rolha de borracha orientada de modo a que a extremidade pré-curvada do instrumento possa contornar a saliência e mover-se apicalmente a ela. Dependendo da morfologia do canal, esta lima manual GT pode ser trabalhada até ao comprimento total do canal, ou pode ser selecionada uma lima manual GT mais pequena e cónica e utilizada de forma semelhante. Após a utilização das limas manuais GT, a lima manual de aço inoxidável n.º 10 ou 15 deve ser guiada ao longo do canal para verificar se a saliência foi reduzida ou eliminada.

Em última análise, o operador tem de decidir (com base nas radiografias pré-operatórias, no volume da raiz e na sua própria experiência) se deve continuar os procedimentos de moldagem na esperança de eliminar completamente a saliência ou se deve abortar o procedimento se se considerar que os esforços continuados irão enfraquecer ou perfurar a raiz. Os operadores devem lembrar-se que nem todas as saliências podem, ou devem, ser removidas, e devem avaliar os riscos versus os benefícios, ao mesmo tempo que fazem todos os esforços possíveis para preservar o máximo de dentina possível.

Obturação do canal radicular:

Uma vez criada uma saliência, mesmo que esta possa ser inicialmente contornada, os materiais de obturação do canal radicular tendem a "ficar presos" na saliência; assim, a remoção completa ou a redução da saliência facilitará o procedimento de obturação do canal radicular.[60] Se a saliência não puder ser removida, então o encaixe da ponta principal de guta-percha pode ser um desafio. Nestes casos, a ponta principal deve ser pré-curvada para simular a curvatura do canal. Pode ser colocado um entalhe na extremidade coronal da ponta principal para que o médico possa identificar o comprimento de trabalho e a direção da curvatura. A rigidez da ponta de guta-percha será aumentada se a porção apical for mergulhada numa solução de álcool isopropílico a 70% durante alguns segundos. Estes passos facilitarão a colocação da ponta principal durante os procedimentos de prova e de obturação radicular.

Se a saliência não puder ser contornada, então o sistema de canais radiculares poderá ser preenchido utilizando guta-percha termo plastificada e uma mistura fina do selante de canais radiculares.[29]

Cirurgia endodôntica:

Se um rebordo não puder ser contornado, então as opções de tratamento ficam limitadas à utilização de medicamentos intracanais ou à cirurgia periapical com tratamento endodôntico retrógrado.
Em alguns casos com saliências, a porção apical do canal pode ainda ser desinfectada utilizando medicamentos intracanais. Nestes casos, a desinfeção adequada pode ser avaliada radiograficamente durante um período de 6 a 12 meses através de uma redução do tamanho da radiolucência periapical. No entanto, se a cicatrização não ocorrer ou se os sintomas não puderem ser resolvidos, será indicada uma cirurgia periapical. A presença e a localização da saliência são factores que devem ser considerados ao determinar a quantidade da porção apical da raiz que deve ser ressecada durante a cirurgia periapical.
Se a cirurgia periapical for necessária mas impraticável devido à posição do dente ou a outros factores locais, deve ser considerada uma extração. Se existir uma saliência numa raiz de um dente multirradicular, então a amputação da raiz afetada pode ser preferível à extração. Neste caso, a raiz afetada é removida e as restantes raízes são retidas e restauradas para evitar a necessidade de uma prótese fixa ou removível para substituir todo o dente.[63]

Nalguns casos, outra opção de tratamento é a reimplantação intencional. É geralmente aceite que a reimplantação intencional pode ser uma alternativa de tratamento quando o tratamento endodôntico não cirúrgico é impossível ou não foi bem sucedido, e a cirurgia perirradicular não é aconselhável devido ao fraco acesso visual e/ou cirúrgico à área ou quando existe o perigo de danos cirúrgicos nas estruturas anatómicas adjacentes. Dryden e Arens[63] propuseram que a reimplantação intencional pode ser o tratamento de eleição quando o tratamento não cirúrgico ou o retratamento não são viáveis devido a saliências intransponíveis.

Prognóstico:

As saliências complicam o tratamento endodôntico e podem alterar significativamente o prognóstico a longo prazo do dente que está a ser tratado. Os dentistas devem reconhecer este potencial problema e ter a capacidade de o gerir. Também os devem ter em conta nas suas decisões relativamente ao prognóstico do dente, incluindo a possibilidade de o paciente ser encaminhado para um endodontista especialista para um tratamento posterior. Os endodontistas especializados têm formação avançada e experiência na gestão de tais problemas; por conseguinte, é mais provável que obtenham um resultado favorável do tratamento. Muitos endodontistas utilizam também um microscópio operatório e instrumentos ultra-sónicos para contornar e remover ou reduzir o rebordo, o que pode aumentar o número de resultados favoráveis para 79%.[58]

3) Perfuração da raiz:

A perfuração da raiz é uma comunicação artificial entre o espaço do canal radicular e os tecidos de suporte dos dentes ou a cavidade oral.[69]

As perfurações radiculares foram consideradas uma das causas mais importantes dos insucessos endodônticos. Estas perfurações são aberturas artificiais nas paredes da raiz, criadas por perfuração, corte ou reabsorção, que resultam numa comunicação entre o espaço pulpar e os tecidos periodontais. Isto pode causar envolvimento periodontal secundário e eventual perda do dente.[70]

Etiologia da perfuração radicular:[70]

- As perfurações das paredes radiculares podem ser induzidas por causas iatrogénicas, processos de reabsorção ou cáries.
- As perfurações iatrogénicas devem-se frequentemente à falta de

atenção aos detalhes da anatomia interna e à não consideração das variações anatómicas.

- Muitas vezes, a causa é iatrogénica como resultado da utilização desalinhada de brocas rotativas durante a preparação do acesso endodôntico e a procura dos orifícios do canal radicular
- A perfuração da câmara pulpar pode ocorrer quando a câmara está quase totalmente calcificada em resultado do envelhecimento ou como reação a um trauma ou a um irritante.
- Se o teto e o pavimento da câmara de polpa se aproximarem um do outro, a perfuração pode resultar de um mergulho descuidado de uma broca através do pavimento relativamente fino.
- A perfuração também pode ser criada como resultado de uma remoção inadequada do teto da câmara pulpar que resulta no desvio de uma broca durante a preparação do acesso
- Num dente mal alinhado, pode ocorrer perfuração se a broca não estiver corretamente angulada em relação ao eixo longo do dente.
- O diâmetro mesio-distal estreito no colo dos pré-molares inferiores e a inclinação lingual das suas raízes aumentam a frequência de perfurações coronais nestes dentes.

As perfurações acidentais da raiz, que podem ter implicações graves, ocorrem em aproximadamente 2-12% dos dentes tratados endodonticamente.[71] A infeção bacteriana que emana do canal radicular ou dos tecidos periodontais, ou de ambos, impede a cicatrização e provoca sequelas inflamatórias que provocam a exposição dos tecidos de suporte. Assim, podem surgir condições dolorosas, supurações que resultam em dentes sensíveis, abcessos e fístulas, incluindo processos de reabsorção óssea. O epitélio gengival no local da perfuração pode crescer, especialmente quando as perfurações acidentais ocorrem na área da crista por perfuração lateral ou perfuração em áreas de furca em dentes multirradiculares.[69]

Quando um processo infecioso se instala no local da perfuração, o prognóstico do tratamento é precário e a complicação pode levar à extração do dente afetado. No entanto, se descoberto precocemente e tratado corretamente, é possível uma sobrevivência prolongada do dente.[69]

Classificação das perfurações radiculares:
Com base nos factores que influenciam o resultado do tratamento considerados acima, a seguinte classificação das perfurações radiculares, proposta por Fuss & Trope[72] pode ajudar o clínico a selecionar uma estratégia de tratamento:

A perfuração recente - tratada imediatamente ou pouco depois da ocorrência em condições assépticas, tem um bom prognóstico.

Perfurações antigas - anteriormente não tratadas com provável infeção bacteriana, têm um prognóstico questionável.

Perfuração pequena (mais pequena do que o instrumento endodôntico n.º 20) - os danos mecânicos nos tecidos são mínimos, com oportunidade de selagem fácil, apresentando um bom prognóstico.

Perfuração grande - efectuada durante a preparação pós-operatória, com danos significativos nos tecidos e dificuldade óbvia em proporcionar um selamento adequado, contaminação salivar ou fuga coronal ao longo da restauração provisória, apresenta um prognóstico questionável.

Perfuração coronal -coronal ao nível do osso da crista e da ligação epitelial com danos mínimos nos tecidos de suporte e de fácil acesso, tem um bom prognóstico.

Perfuração da crista - ao nível da ligação epitelial ao osso da crista, apresenta um prognóstico questionável.

Perfuração apical - apical ao osso da crista e à ligação epitelial tem um bom prognóstico.

Nos dentes multirradiculares em que a furca está perfurada, o prognóstico difere de acordo com os factores descritos para os dentes unirradiculares.

Perfurações a meio da raiz:
As perfurações da raiz média podem resultar de tentativas descuidadas de preparar um canal com uma pedra pulpar, de corrigir uma saliência ou de contornar um instrumento isolado. Um instrumento mal orientado durante a procura de um canal radicular pode resultar na criação de um canal falso, especialmente numa raiz curva. Outra causa de perfuração da raiz média é a utilização incorrecta de instrumentos rotativos na preparação do espaço para um pino ou cavilha. Reeh e Messer[70] relataram um caso de perfuração do meio da raiz como resultado do uso incorreto de instrumentos rotatórios na tentativa de remover uma obturação antiga de guta percha para retratamento endodôntico.

Perfurações apicais:
As perfurações apicais podem ocorrer como resultado da instrumentação do canal radicular para além do seu forame apical anatómico. O transporte da região apical pode ocorrer porque o instrumento se endireita nos canais curvados apicalmente, cortando a parede dentinária externa da curvatura mais do que a parede interna. Se a preparação for continuada e endireitada, isto pode resultar numa perfuração do tipo zipping.[73]

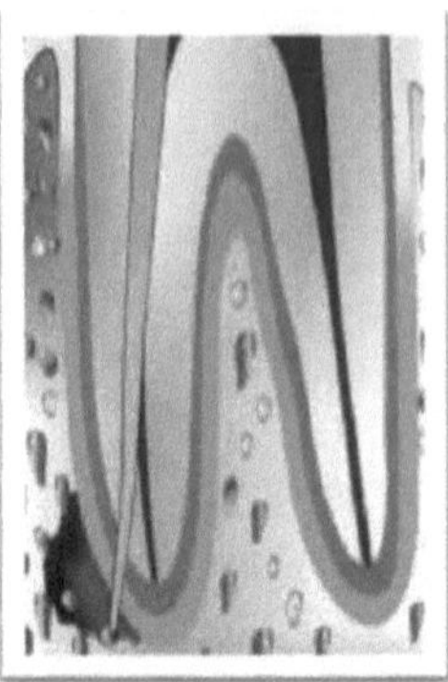

Figura 14: Perfuração apical causada pela utilização de um instrumento rígido num canal curvo

Perfurações de tiras:

As perfurações podem resultar de um alargamento excessivo do terço coronal de canais curvos pequenos, uma vez que os instrumentos endodônticos tentam endireitar-se nestes canais, causando a formação de saliências no canal ou a perfuração da parede da furca. A área de furca do terço coronal numa raiz curva pequena é descrita como uma "zona de perigo".[73] Há menos estrutura dentária nesta área em comparação com a parede exterior do canal. A tendência para remover a dentina desta zona aumenta a frequência de perfurações da tira, especialmente com uma preparação de acesso não linear.[73] Jew et al[70] mencionaram que este tipo de perfuração ocorre geralmente em dentes que têm uma forma de figura em oito na secção transversal, como a raiz mesio-bucal dos molares superiores.

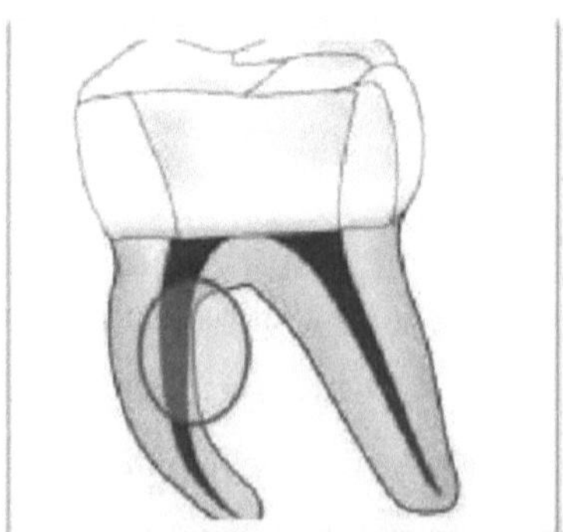

Figura 15: A perfuração da faixa ocorre mais frequentemente no lado interior da curva

Diagnóstico da presença e localização da perfuração radicular:

O diagnóstico de perfurações iatrogénicas requer uma combinação de achados sintomáticos e observações clínicas. Um indício de uma possível perfuração ocorre quando uma lima ou um alargador é colocado numa abertura e o instrumento parece estar solto em vez de estar apertado, como seria de esperar num canal verdadeiro.

A identificação das perfurações radiculares é possível através de meios auxiliares de diagnóstico que incluem a observação direta da hemorragia, a avaliação indireta da hemorragia utilizando uma ponta de papel, a radiografia e um localizador apical.[74]

A observação frequente de hemorragia persistente no espaço pulpar pode ser a primeira evidência de uma perfuração iatrogénica. As perfurações da câmara pulpar podem causar sangramento dos tecidos moles adjacentes ou do ligamento periodontal. O sangue no meio do assoalho da câmara de um molar indica uma possível perfuração na área da furca. A hemorragia também pode aparecer como inundação súbita de um canal que não tinha sangue. O aparecimento súbito de sangue durante a preparação do canal indica um descolamento lateral da parede do canal.[70]

Os pontos de papel são bastante úteis na avaliação de perfurações radiculares. O sangue que aparece ao longo do lado da ponta de papel, mas não na ponta, pode indicar uma perfuração da tira. A inserção repetida de pontas de papel pode fazer com que as pontas fiquem encharcadas de sangue, o que indica uma perfuração apical. Isto pode ser confirmado irrigando o canal cuidadosamente para não forçar o fluido de irrigação para os tecidos circundantes e utilizando uma ponta de papel para secar o canal.[70]

Podem obter-se muitas informações inserindo uma lima pequena através da perfuração suspeita e tirando radiografias, porque as películas radiográficas mostram imagens bidimensionais, uma lima que saia através de uma perfuração mesial ou distal pode ser vista, embora seja difícil ver uma lima que saia para a perfuração vestibular ou lingual.[74] No entanto, deslocando as angulações do feixe de raios X para o aspeto mesial ou distal, é possível detetar uma lima que penetre nas superfícies vestibular ou lingual.

Para diagnosticar uma perfuração, pode ser necessário efetuar duas ou três radiografias em vários ângulos para efeitos de comparação.[70]

Para melhorar a deteção radiográfica, foi proposta a colocação de uma pasta de hidróxido de cálcio altamente radiopaca, com a inclusão de sulfato de bário, no canal radicular. No entanto, deve ter-se cuidado nas perfurações da crista, uma vez que esta medida pode resultar na extrusão do material para os tecidos periodontais e causar irritação mecânica e química desnecessária, prejudicando o prognóstico do tratamento.
No entanto, quando a perfuração está localizada na face vestibular ou palatina da raiz, o valor diagnóstico das radiografias é limitado. As estruturas anatómicas, bem como os materiais radiopacos que se sobrepõem à imagem da raiz, também podem obscurecer o local da perfuração.[69]

Os localizadores apicais electrónicos (EAL) podem determinar com precisão a localização das perfurações radiculares, tornando-os significativamente mais fiáveis do que as radiografias.[75] Após a instrumentação da raiz, recomenda-se que o comprimento de trabalho seja verificado com EALs. As leituras, que são significativamente mais curtas do que o comprimento original, podem ser uma indicação de perfuração.[75]

Um microscópio operatório dentário é outra ferramenta útil,[76] eficaz na deteção de perfurações radiculares durante a terapia ortógrada do canal radicular e em tratamentos endodônticos cirúrgicos. A ampliação elevada com iluminação coaxial permite a deteção e visualização precisas de perfurações ao longo de canais radiculares rectos e não curvos.

Um defeito periodontal isolado e estreito é um possível sinal de rutura periodontal devido à perfuração da raiz. Nesses dentes, recomenda-se a sondagem do sulco gengival para revelar uma possível comunicação com a cavidade oral. Para determinar perdas ósseas verticais isoladas localmente, a sondagem periodontal deve ser efectuada percorrendo a sonda à volta do dente enquanto se pressiona suavemente o fundo do sulco. Na presença de defeitos periodontais isolados e estreitos, o diagnóstico diferencial de fratura vertical da raiz deve ser feito com cirurgia exploratória.[77]

Factores que afectam o prognóstico:

O sucesso do tratamento de uma perfuração radicular depende principalmente da possibilidade de reparar a perfuração de modo a evitar ou eliminar a infeção bacteriana no local da perfuração.[78] Vários factores, incluindo o tempo decorrido entre a perfuração e a deteção, o tamanho e a forma da perfuração, bem como a sua localização, têm impacto no potencial de controlo da infeção no local da perfuração.[69]

Tempo:

O tempo é o fator mais crítico que determina o resultado do tratamento, sendo o encerramento imediato o melhor prognóstico. Lantz & Persson[79] produziram perfurações radiculares em cães que foram tratadas imediatamente ou após algum tempo. A resposta de cicatrização mais favorável foi evidenciada quando as perfurações foram seladas imediatamente. Seltzer et al.[78] trataram 22 casos de perfuração em macacos, em intervalos de tempo que variaram de imediato a 10 meses após a perfuração. Embora o periodonto tenha sido danificado em todos os dentes, a destruição tecidual mais severa ocorreu nas perfurações não tratadas e nos dentes em que o tratamento foi retardado.

Beavers et al[78] observaram uma cicatrização periodontal consistente após o tratamento de perfurações radiculares produzidas experimentalmente num modelo de macaco. A elevada taxa de sucesso foi atribuída à obturação imediata das perfurações e à técnica asséptica utilizada. Outros que apoiaram estes resultados verificaram que o atraso na reparação das perfurações diminuía o prognóstico de cicatrização. No entanto, Benenati et al[69] observaram que um atraso na reparação de perfurações com amálgama não influenciava o prognóstico, se o local da perfuração tivesse sido mantido assético no intervalo de tempo desde o seu início.

Consequentemente, para minimizar o potencial de surgimento de infeção no local da perfuração, estudos[69] inferem que o melhor momento para reparar perfurações radiculares é imediatamente após a ocorrência. O tratamento adequado da perfuração pode nem sempre ser possível, devido à falta de tempo, à falta de experiência do operador e ao equipamento adequado. A perfuração é então melhor mantida por um selamento temporário adequado e bacteriologicamente apertado e encaminhamento para um especialista para tratamento de emergência.

Tamanho:

As perfurações de grandes dimensões podem não responder tão bem à reparação como as mais pequenas. As perfurações de grandes dimensões são mais susceptíveis de ocorrer durante procedimentos operatórios, quando são utilizadas brocas agressivas, causando lesões mais traumáticas nos tecidos circundantes.

Para além disso, as perfurações grandes podem causar o problema de uma selagem incompleta do defeito, permitindo assim uma irritação bacteriana contínua da área da perfuração. As perfurações pequenas são claramente mais fáceis de reparar e, por conseguinte, proporcionam um potencial de cicatrização previsível.[69]

Localização:

O parâmetro mais importante que afecta o prognóstico do tratamento é a localização ao longo da superfície da raiz. Uma perfuração que ocorra relativamente perto do osso da crista e da ligação epitelial é crítica, pois pode levar à contaminação bacteriana do ambiente oral ao longo do sulco gengival. Para além disso, é de esperar a migração apical do epitélio para o local da perfuração, criando um defeito periodontal.[79]

Uma vez formada a bolsa periodontal, a inflamação persistente do local da perfuração é muito provavelmente mantida pela entrada contínua de irritantes da bolsa. Estas perfurações têm um mau prognóstico de tratamento do ponto de vista periodontal e o tratamento a partir do interior do canal radicular, mesmo que adequadamente efectuado, não pode normalmente melhorar a condição.[69]

As perfurações das áreas de furca em dentes multirradiculares são críticas. Por vezes, são especialmente problemáticas, uma vez que o processo inflamatório pode causar uma destruição rápida e extensa dos tecidos periodontais que, em última análise, conduz a uma comunicação permanente com a cavidade oral e a uma lesão supurante persistente.

As perfurações, coronais ao osso da crista, são fáceis de aceder e selar e os dentes podem ser restaurados sem envolvimento periodontal. Para um bom prognóstico, deve haver estrutura dentária sólida suficiente para uma restauração adequada. Considera-se que as perfurações, apicais ao osso da crista e à inserção epitelial, têm um bom prognóstico de tratamento quando é efectuado um tratamento endodôntico adequado e o canal principal é acessível. Nestes casos, o risco de envolvimento periodontal é reduzido, tornando o prognóstico altamente favorável.[78]

Medidas de prevenção das perfurações:

Deve-se ter sempre cuidado durante os procedimentos endodônticos e operatórios para evitar a complicação de uma perfuração radicular. As seguintes precauções podem servir como diretrizes gerais. Antes de aceder aos canais radiculares, o alinhamento coronário-radicular deve ser sempre avaliado e as eminências ósseas devem ser observadas. Muitas vezes, a palpação é útil para detetar a direção da raiz em relação à coroa.

Um exame cuidadoso das radiografias é importante para avaliar a forma e a profundidade da câmara pulpar e a largura do pavimento da furca. De facto, é necessário um conhecimento adequado sobre a localização e as dimensões da câmara pulpar. Também deve ser dada atenção à inclinação da raiz, ao longo eixo do dente, à forma, número e grau das curvaturas do canal, à presença de calcificações e ao tipo de restaurações anteriores. Se necessário, devem ser efectuadas radiografias adicionais de boa qualidade de diagnóstico com as angulações necessárias.

Durante a preparação do acesso, é vantajoso utilizar uma ampliação para observar os orifícios do canal e o alinhamento coronal do canal radicular. Não deve ser colocado um dique de borracha antes das preparações de acesso em dentes com câmaras pulpares estreitas ou calcificadas, em re-tratamentos e ao aceder a dentes coroados. Nestes casos, a câmara pulpar pode não ser facilmente visualizada, uma vez que os processos de calcificação induzidos pelo tratamento anterior podem ter alterado a sua anatomia normal. Krasner & Rankow[80] estudaram 500 dentes humanos permanentes extraídos e descobriram que a câmara pulpar estava sempre localizada centralmente, ao nível da junção cemento-esmalte (JCE). A JCE foi o ponto de referência anatómico mais consistente observado. Eles propuseram ignorar o contorno da coroa clínica como um guia para orientar a preparação do acesso e, em vez disso, usar a JCE. As radiografias tiradas durante a preparação do acesso com uma broca colocada podem ser úteis.

Kvinnsland et al[81] constataram que, nos dentes anteriores superiores, todas as perfurações estavam localizadas na face vestibular da raiz, devido ao facto de o operador subestimar a inclinação da raiz palatina no maxilar superior.

Durante a preparação do canal radicular:

A utilização excessivamente zelosa de instrumentos rotativos pode causar perfurações apicais ou na crista da parede do canal radicular, também designadas por "perfuração em tira". Por conseguinte, os instrumentos cónicos grandes e as brocas Gates-Glidden (GG) devem ser utilizados com precaução. Foram propostos instrumentos modernos flexíveis de níquel-titânio, juntamente com irrigação e lubrificação abundantes para canais curvos, para evitar perfurações apicais.

Tratamento da perfuração:

Requisitos ideais de um material de reparação de raízes:[82]

J Deve proporcionar uma vedação adequada.

J Deve ser biocompatível.

-Deve ter a capacidade de produzir osteogénese e cementogénese.

J Deve ser bacteriostático e radiopaco.

-*J* Também deve ser benéfico utilizar uma matriz reabsorvível na qual um material de selagem possa ser condensado.

J Deverá ser relativamente pouco dispendioso.

J Deve ser não tóxico, não cariogénico e fácil de colocar.

Nenhum material oferece todas estas propriedades. Na procura do material ideal, foram testados ao longo dos anos numerosos materiais e técnicas de vedação, com sucesso variável.

Os vários materiais utilizados para a reparação de perfurações incluem:[82]

1. Folha de índio
2. Amálgama

3. Gesso de Paris
4. Óxido de zinco Eugenol
5. Super EBA
6. IRM (Material de Restauração Intermédio)
7. Guta Percha
8. Cavit
9. Cimento de ionómero de vidro
10. Cimento de ionómero de vidro modificado por metal
11. Compósito
12. Lascas de dentina
13. Osso seco descalcificado e congelado
14. Cimento de fosfato de cálcio
15. Cimento de fosfato tricálcico
16. Hidroxiapatite
17. Hidróxido de cálcio
18. Cimento Portland
19. MTA
20. Bio-dentina
21. Endosequência
22. Bioagregado
23. Mistura enriquecida com cálcio.

Tratamento das perfurações da raiz da crista:

O tratamento das perfurações da crista tem um prognóstico reservado devido à sua proximidade com a ligação epitelial. Para o selamento, deve ser selecionado qualquer material biocompatível com um tempo de presa curto e boa selabilidade.[72] A extrusão ortodôntica tem sido recomendada para dentes com raiz única, a fim de trazer a perfuração para uma posição coronal, onde ela pode ser selada externamente sem intervenção cirúrgica.

As perfurações na região da furca dos molares são particularmente difíceis. As grandes perfurações de furca tornam o controlo do material de selagem perigoso e o risco de extrusão do material de preenchimento para os tecidos periodontais é comum, uma complicação que prejudica significativamente as hipóteses de uma cicatrização periodontal desejável.[72]

Para perfurações grandes, tem sido sugerido o tratamento por uma técnica de matriz interna. O defeito (perfurações na área de furca e em canais rectos) deve ser diretamente acessível e visualizado para o sucesso da utilização desta técnica. A matriz interna deve ser estéril, possível de manipular e não deve produzir inflamação.

O MTA foi recentemente proposto para a reparação de perfurações radiculares. Vários estudos in vitro sobre o MTA demonstraram a sua boa capacidade de selamento. É razoável assumir que o pH elevado da superfície do MTA suporta a reparação e a formação de tecido duro de forma semelhante ao hidróxido de cálcio.

Assim, Holland et al[69] propuseram que o óxido de cálcio no MTA reage com os fluidos dos tecidos para formar hidróxido de cálcio, que por sua vez encoraja a deposição de tecido duro. É de salientar que não existem estudos comparativos em humanos que demonstrem a superioridade do MTA em relação a outros materiais. No entanto, existem numerosos relatos de casos na literatura que mostram excelentes resultados de cicatrização com o MTA quando utilizado para a reparação de perfurações radiculares.

Estudos[69] demonstraram que o MTA é microscopicamente idêntico e quimicamente semelhante ao cimento Portland. Ambos os materiais apresentam uma biocompatibilidade comparável e respostas histológicas dos tecidos.

Tratamento por via ortógrada:

Já em 1903, Peeso[83] afirmava que o sucesso do tratamento das perfurações radiculares depende do diagnóstico precoce do defeito, da escolha do tratamento, dos materiais utilizados, da resposta do hospedeiro e da experiência do profissional. Estes factores também são válidos hoje em dia. Sem dúvida, a razão de ser do tratamento ortógrado das perfurações radiculares é a mesma da terapia endodôntica conservadora, ou seja, a prevenção e o tratamento da inflamação perirradicular.

Isto pode ser conseguido através de medidas destinadas a controlar a infeção do local da perfuração ou, se já estiver infetado, através da utilização de procedimentos que possam desinfetar o local e proporcionar a melhor vedação possível contra a penetração de elementos bacterianos. Perfurações recentes que ocorrem durante procedimentos operatórios ou endodônticos, seguidas de hemorragia. O primeiro passo é, então, controlar a hemorragia por pressão ou irrigação. Posteriormente, a perfuração deve ser adequadamente selada. A eficácia de um material de selagem depende principalmente da capacidade de selagem e da biocompatibilidade e, por conseguinte, da capacidade de suportar a osteogénese e a cementogénese. Pode também ser vantajoso que o material seja relativamente barato, radiopaco e bacteriostático. Em certos casos, também pode ser benéfico utilizar uma matriz reabsorvível na qual um material de selagem possa ser condensado.

Nenhum material oferece todas estas propriedades. Na procura do material ideal, foram testados, ao longo dos anos, numerosos materiais e técnicas de selagem com sucesso variável, incluindo amálgama, cimento de fosfato, guta-percha, óxido de zinco Eugenol, Super EBA, lascas de dentina, AH-26, várias formulações de hidróxido de cálcio, Cavit, fosfato tricálcico, apatite hidroxilada, cimento de ionómero de vidro, agregado de trióxido mineral de resinionómero, folha de estanho e folha de índio. No entanto, o fator material deve ser considerado como apenas um dos vários factores críticos que são significativos para o resultado do tratamento. É evidente que a seleção do material deve estar relacionada com o tipo de perfuração.

Consequentemente, uma perfuração apical deve ser tratada de acordo com os princípios endodônticos de rotina e selada com materiais de obturação do canal radicular. As perfurações apicais infectadas podem ser medicadas com um penso intracanal antibacteriano antes da obturação. Foi sugerido que as perfurações apicais grandes devem ser tratadas de forma semelhante aos dentes com ápices imaturos, ou seja, com tratamento de hidróxido de cálcio a longo prazo para obter uma barreira de tecido duro. Quando o canal original não está acessível e a periodontite apical surgiu, a ressecção da extremidade da raiz pode ser o tratamento de escolha.

Tratamento através de uma abordagem cirúrgica:

As indicações para a intervenção cirúrgica são perfurações de grandes dimensões, perfurações resultantes de reabsorção, falha de cicatrização após reparação não cirúrgica, perfurações inacessíveis não cirurgicamente, restaurações coronais extensas, quando está indicado o tratamento concomitante do periodonto e um grande enchimento excessivo do defeito.

O objetivo do tratamento cirúrgico é conseguir uma vedação apertada e permanente que impeça as bactérias e os seus subprodutos no canal radicular de entrarem nos tecidos periodontais circundantes.

Antes da cirurgia corretiva, os canais radiculares devem ser tratados adequadamente e preenchidos de forma permanente, se possível. Quando é necessária uma intervenção cirúrgica numa perfuração apical, recomenda-se a ressecção da raiz apical para uma estrutura radicular sólida com uma obturação adequada. Embora Oswald[69] tenha afirmado que, no caso das perfurações da crista, a reparação cirúrgica resultará quase de certeza na perda da ligação epitelial e na formação de bolsas, Rud et al[84] verificaram que, após o selamento de perfurações radiculares noutros locais com resina composta ligada à dentina (Retroplast), o osso regenerou-se e formou-se parcialmente um espaço de ligamento periodontal com uma lâmina dura contra o material. Antes da intervenção cirúrgica, devem ser considerados os seguintes parâmetros:[69]

J quantidade de osso remanescente,

J extensão da destruição óssea, duração do defeito,

J estado da doença periodontal,

J nível de fixação dos tecidos moles,

J higiene oral do doente e

J Especialização do cirurgião na gestão de tecidos.

Rud et al[84] sugeriram que, mesmo que permaneça uma pequena ponte de osso da crista, esta deve ser preservada por todos os meios. A acessibilidade à perfuração é um fator definitivo que deve ser decidido antes de uma tentativa de reparação cirúrgica. As perfurações vestibulares são fáceis de reparar, enquanto as perfurações laterais e linguais/palatais, em especial, oferecem dificuldades técnicas substanciais, o que pode levar o operador a abster-se.

Durante os procedimentos cirúrgicos, a hemostase é crítica e pode ser conseguida através de vários métodos, como anestesia profunda com um agente vasoconstritor (infiltração de lidocaína a 2% com epinefrina 1 : 50 000), bolinhas de algodão embebidas em epinefrina, espuma de gel, sulfato de cálcio e esponjas de colagénio Collacote saturadas com epinefrina racémica a 2,25%. Prepara-se uma cavidade de Classe I e coloca-se o material de preenchimento preferido.

A regeneração tecidular guiada tem sido tentada para gerir perfurações e oferecer a possibilidade de uma reparação bem sucedida em tratamentos cirúrgicos, servindo de barreira à migração apical do epitélio. No entanto, a técnica é dispendiosa e tecnicamente exigente e só ganhou apoio através de relatos de casos, o que exige estudos clínicos adicionais antes de esta técnica poder ser defendida.[69]

Replantação intencional:

A reimplantação intencional pode ser considerada quando os tratamentos ortográfico e cirúrgico não são possíveis, não são desejáveis ou já falharam. Este procedimento pode ser recomendado como substituto do tratamento cirúrgico quando o defeito da perfuração é demasiado grande para ser reparado e quando a perfuração é inacessível sem remoção excessiva de osso.

Geralmente, o reimplante intencional não é recomendado para dentes com doença periodontal, envolvimento de furca ou inflamação gengival. No entanto, recentemente, foi avaliado para o tratamento de dentes periodontalmente envolvidos, com bons resultados.

O procedimento envolve a extração atraumática do dente para evitar danos excessivos no cemento e no ligamento periodontal. A reimplantação deve ser efectuada rapidamente para reduzir o tempo alveolar extra e o risco de reabsorção radicular externa. Após a remoção, o dente deve ser mantido em pinças e banhado suavemente numa solução salina equilibrada. O microscópio cirúrgico dentário tem a vantagem de permitir uma inspeção cuidadosa da superfície da raiz e do local da perfuração. Após o procedimento, é de esperar uma dor pós-operatória moderada ou nula.

Os dentes com raízes divergentes ou longas e curvas não são adequados para reimplantação intencional devido ao risco de fratura durante a extração. As vantagens deste procedimento são o curto tempo envolvido e a facilidade de manipulação. Permite um exame minucioso da superfície da raiz e a selagem adequada do defeito de perfuração.[69]

A taxa de sucesso relatada em acompanhamentos clínicos varia entre 80% e 90% para procedimentos cuidadosamente realizados com uma seleção adequada de casos. Vários relatos de casos apresentam tratamentos bem-sucedidos, mas nenhum estudo avaliou o sucesso a longo prazo do reimplante dentário intencional com perfurações radiculares. A reabsorção radicular inflamatória e a anquilose devido ao traumatismo do ligamento periodontal são complicações que podem ocorrer após o reimplante intencional.

Relato de caso:[85]
A paciente era uma mulher de 41 anos de idade que veio para a avaliação e possível tratamento do dente n.º 2. O seu dentista geral tinha efectuado o tratamento original do canal radicular vários anos antes. Não tinha antecedentes médicos significativos. A sua principal queixa era a sensibilidade ao morder associada ao dente nº 2. Os testes clínicos confirmaram que o dente nº 2 era sensível à pressão e à percussão. Não havia profundidades de sondagem significativas. O exame radiográfico revelou radiolucência apical e lateral associada à raiz mesio-bucal e uma perfuração a meio da raiz com extrusão do material de obturação. A porção apical da raiz mesio-bucal não foi preenchida. O dente foi restaurado com uma restauração de compósito. O diagnóstico final foi um tratamento endodôntico incompleto com perfuração lateral e periodontite apical crónica.

Foram discutidas três opções de tratamento com o doente:

1. Nenhum tratamento com eventual extração.
2. Extração do dente e substituição por um implante.

3. Tratamento endodôntico não cirúrgico com a eventual necessidade de cirurgia, seguido de restauração com uma coroa.

O doente escolheu a terceira opção.

Na primeira sessão de tratamento, a obturação do canal radicular existente foi removida e a porção apical do canal mesio-vestibular foi localizada e negociada com limas manuais pré-curvadas. Todos os 3 canais foram preparados até ao comprimento de trabalho e foi colocado hidróxido de cálcio. Nesta altura, não foram observados canais adicionais.

Na segunda consulta, cerca de 1 mês mais tarde, a sensibilidade à mordedura tinha diminuído, mas permanecia uma ligeira sensibilidade. Foram consideradas três opções para reparar a perfuração:

1. Obturação do segmento apical do canal com Resilon e Epiphany sealer e, em seguida, selagem da perfuração com MTA

2. Obturação de todo o canal mesio-bucal com MTA

3. Selagem da perfuração primeiro com MTA, preservando o espaço do canal apicalmente à perfuração, seguida da obturação dos canais numa visita subsequente

O MTA é um material com muitos benefícios, mas uma das suas desvantagens é o facto de ser difícil de aplicar eficazmente em canais longos e estreitos, pelo que foi rejeitado o preenchimento de todo o canal com MTA. Devido à curvatura do canal, teria sido muito difícil aceder ao local da perfuração, preservando o espaço apical do canal com um mantenedor de espaço, como um projetor de canal ou um cone de Resilon/gutta-percha. Foi escolhida a primeira opção.

Uma preocupação com este método foi a extrusão de materiais obturadores no local da perfuração. Isto foi evitado cortando o cone num comprimento que preenchesse a porção apical do canal antes do local da perfuração, untando a ponta do cone com selante e colocando-o num obturador pré-aquecido. Uma vez assente o cone, o down pack foi efectuado utilizando uma fonte de calor System B (SybronEndo).

Os outros canais foram obturados com Resilon e selante Epiphany utilizando o Sistema B e Obtura (Spartan Obtura Endodontics, Algonquin, IL). O resto do canal mesio-vestibular, incluindo o local da perfuração, foi preenchido com MTA (ProRoot) utilizando suportes de MTA Dovgan (Hartzell and Son, Concord, CA) e um instrumento West Perforation Repair W3-4 (SybronEndo). Foi inserida uma pelota de algodão húmido no topo do MTA e o dente foi temporizado.

Na terceira consulta, um quarto canal, o mesio-lingual foi localizado, instrumentado e tratado com hidróxido de cálcio. Quando a paciente voltou para a última consulta, estava totalmente assintomática.

O canal mesio-lingual foi obturado com Resilon e selante Epiphany e o dente foi restaurado com um núcleo de material compósito colado (LuxaCore). Foi recomendada uma coroa.

Na revisão de 1 ano, o paciente estava assintomático e o dente #2 foi restaurado com uma coroa. Na revisão de 4,5 anos, o paciente permaneceu assintomático e as radiografias periapicais não mostraram evidência de doença endodôntica com uma arquitetura de tecido normal.
A tomografia computorizada mostrou possíveis evidências de um ligamento

periodontal alargado no ápice da raiz mesio-bucal, o que sugere uma excelente cicatrização da patologia.

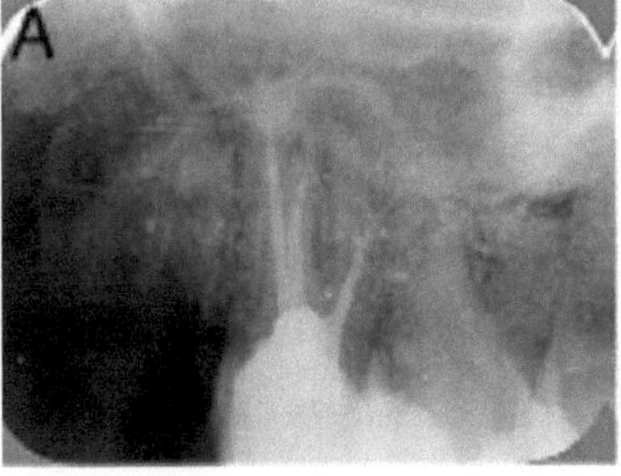

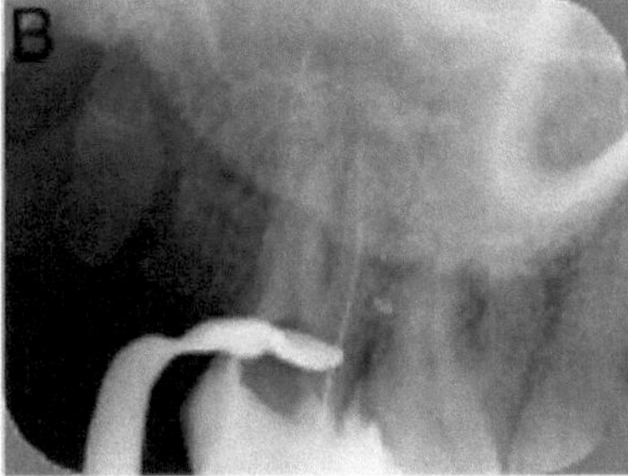

Figura 16: (A) Uma radiografia pré-operatória do dente #2 mostrando radiolucência periapical e uma perfuração no meio da raiz. (B) O canal mesio-bucal original foi negociado. É mostrada uma lima no comprimento de trabalho.

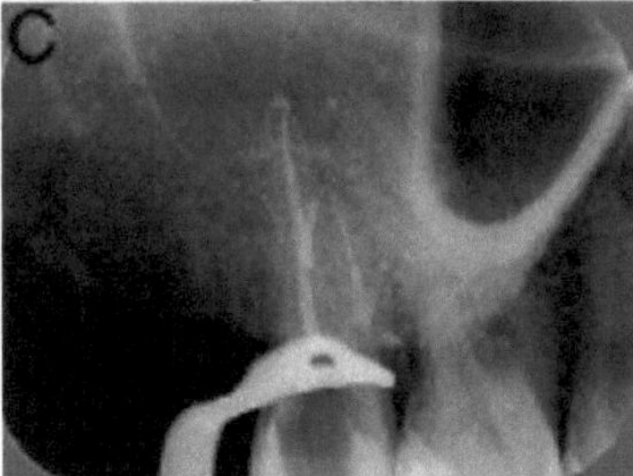

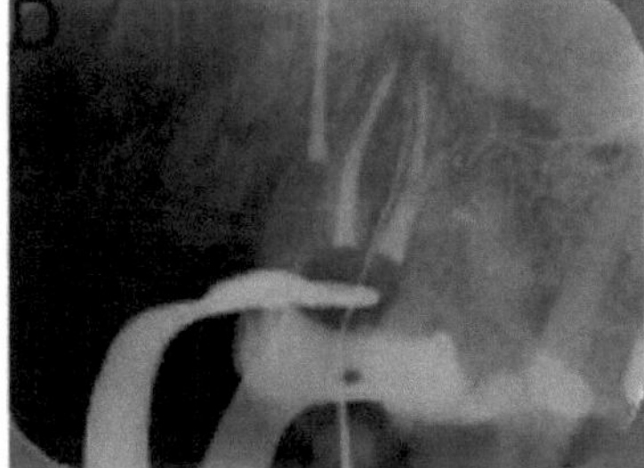

Figura 16: (C) Os canais palatino e disto-bucal foram obturados com o sistema Resilon. O canal mesio-vestibular foi obturado apicalmente ao local da perfuração com Resilon, e o resto do canal, incluindo a perfuração, foi obturado com MTA. (D) O canal mesio-lingual foi identificado, e uma lima foi colocada no comprimento de trabalho.

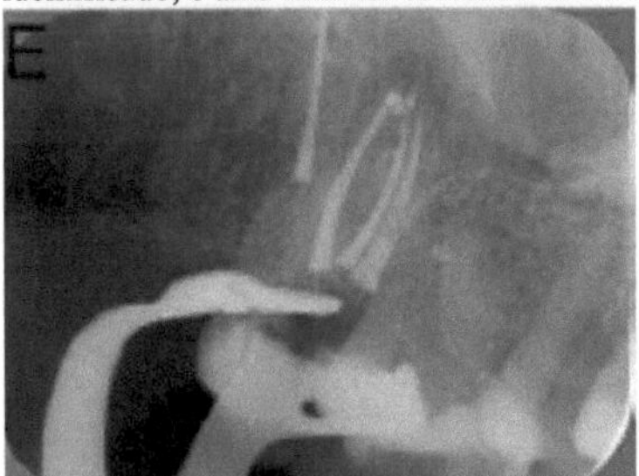

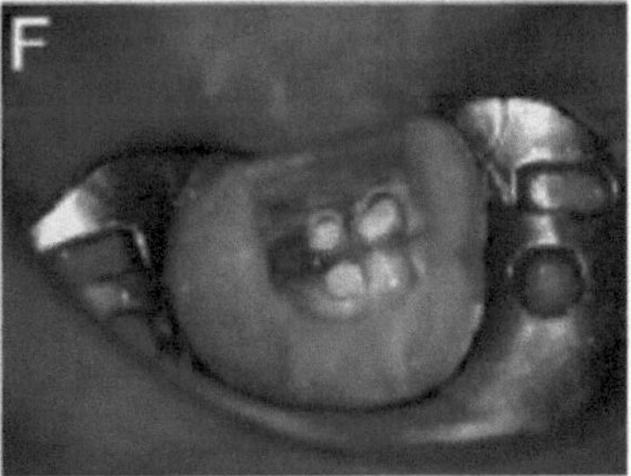

Figura 16: (E) O canal mesio-lingual foi obturado com Resilon e Epiphany. (F) Uma fotografia clínica da câmara pulpar após a obturação antes da restauração.

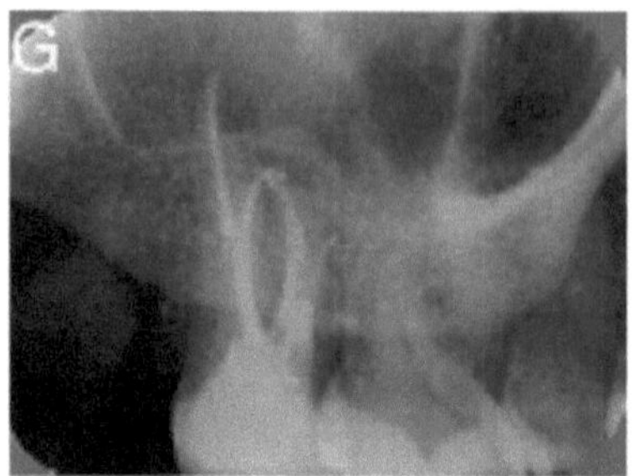

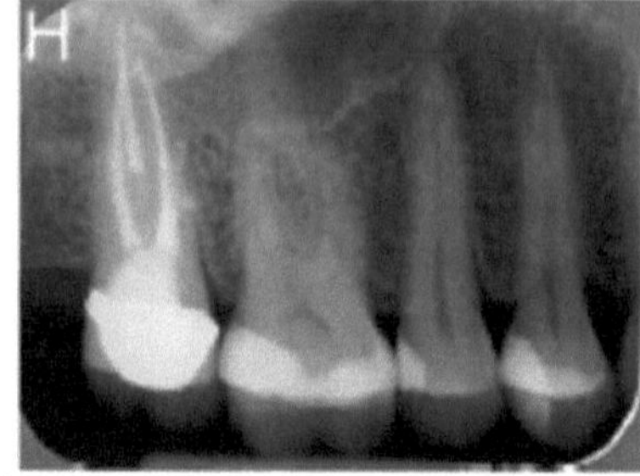

Figura 16: G) Uma radiografia final em ângulo após a obturação mostra o local da perfuração reparado e um núcleo de compósito. (H) Na revisão de 4,5 anos, a radiografia mostra um molar coroado saudável em plena função. A arquitetura do tecido parece ser normal no aspeto mesial do dente #2.

4) Perfuração de furca:

Como já foi referido, a perfuração radicular é uma comunicação artificial entre o espaço do canal radicular e os tecidos de suporte dos dentes ou a cavidade oral.[69]

Uma perfuração de furca refere-se a uma abertura a meio da curvatura no espaço do ligamento periodontal e tem o pior resultado possível no tratamento do canal radicular.[7]

Com exceção da doença de reabsorção e das cáries, as perfurações são de natureza iatrogénica e constituem uma das principais causas de insucesso endodôntico.[7]

Etiologia:[32]

> Iatrogénica, ou seja, angulações incorrectas da broca durante a preparação da cavidade de acesso.

> Não reconhecer a inclinação do dente.

> Dificuldade de acesso ao dente devido à sua localização.

> Durante a procura do orifício do canal.

As causas iatrogénicas resultam da utilização desalinhada de brocas rotativas durante a preparação do acesso endodôntico e a procura dos orifícios dos canais radiculares ou da preparação inadequada do espaço pós-operatório para a restauração permanente de dentes tratados endodonticamente.

As causas não iatrogénicas são a reabsorção radicular e a cárie. Os factores de importância para o prognóstico do tratamento são o tempo, o tamanho e a localização. A perfuração da furca é um problema indesejável que pode ocorrer durante o tratamento do canal radicular ou após a preparação. Da mesma forma, pode surgir um risco de perfuração durante a remoção do tecido afetado num paciente com cárie que envolva a câmara pulpar.[85]

A ocorrência de perfuração de furca pode ser determinada por:[64]

> Colocar o instrumento, como limas, no local da perfuração e tirar uma radiografia.

> Aparecimento súbito de hemorragias.

> Queixa de dor por parte do doente quando o instrumento toca no tecido periodontal.

> Toque esponjoso quando a lima é colocada.

Embora possam ocorrer muitos contratempos durante o tratamento do canal radicular de um dente, o mais prejudicial é a perfuração do espaço da câmara pulpar para a cavidade oral ou para os tecidos periodontais.

A atenção à posição radiográfica do espaço da câmara pulpar antes da preparação da abertura de acesso evitará frequentemente este problema. Da mesma forma, manter uma orientação para a anatomia externa e possuir conhecimentos da anatomia do pavimento da câmara pulpar e da localização dos orifícios do canal contribuirá para a prevenção da perfuração da furca.

Em situações mais difíceis, como o facto de o doente não conseguir abrir suficientemente a boca, pode ser removida uma parte específica do dente, como uma parede ou uma cúspide.

Se, no entanto, ocorrer uma perfuração de furca, esta deve ser reconhecida o mais rapidamente possível. Isto só pode ser feito através de uma vigilância e avaliação constantes durante a preparação da cavidade de acesso. O reconhecimento precoce evitará irritações desnecessárias e mais insultos aos tecidos periodontais.[86]

Qualquer hemorragia pode ser controlada com um chumaço de algodão seco impregnado de agente hemostático. Nessa altura, o defeito pode ser selado temporária ou permanentemente com material adequado ao local da perfuração.

Tratamento da perfuração da furca:[29]

Em primeiro lugar, tentar controlar a hemorragia com um chumaço de algodão seco e esterilizado ou com a extremidade maior de uma ponta de papel esterilizada. Pode ser considerado um agente hemostático em pequena quantidade, como epinefrina 1:50000 numa bola de algodão. O sulfato férrico é outra opção que pode ser utilizada para controlar a hemorragia. Evitar agentes hemostáticos fortes que possam causar danos significativos no periodonto. Não utilizar formocresol.

Em segundo lugar, depois de a hemorragia ter sido controlada, o ideal seria selar com uma mistura espessa de MTA. Se o MTA não estiver disponível, pode ser utilizada uma mistura espessa de ZOE. Este material pode ser coberto com cimento de ionómero de vidro de secagem rápida.

Tentar evitar ou minimizar o empurrão do material de reparação para os tecidos perirradiculares. A reparação interna pode ser bem sucedida com danos mínimos no periodonto. Se houver danos significativos no periodonto, todas as formas de reparação têm um prognóstico muito reservado. Uma vez selado, procede-se à identificação do canal e, quando este é identificado, deve ser efectuado o procedimento normal de tratamento do canal radicular.

Grandes perfurações na furca de pré-molares e molares são mais problemáticas. Se uma porção significativa da câmara pulpar tiver sido destruída, a hipótese de uma reparação bem sucedida é remota.

As perfurações no terço coronal, particularmente na furca, têm um prognóstico muito reservado. Com tratamento periodontal, cirúrgico ou ortodôntico adjuvante, o tratamento com uma simples reparação cirúrgica ou extrusão radicular pode resultar num bom resultado.

Nalguns casos, a reparação interna não pode ser realizada e tem de ser feita uma abordagem cirúrgica externa. Mesmo nestes casos, pode ser indicada a extração.

Uma vez que a perfuração pode ser devastadora e resultar na perda de um dente, é sempre defendida uma abordagem preventiva à abertura do acesso. Isto é especialmente útil quando existe uma discrepância entre o eixo longo da coroa e a raiz. Após a colocação de um dique de borracha e o corte da abertura de acesso, o alinhamento da broca pode ser avaliado com radiografias. Por vezes, é necessário remover partes específicas da coroa para facilitar o acesso seguro à câmara. As abordagens criativas e a preparação do acesso efectuada com um bom raciocínio ajudam a evitar a perfuração da furca.

Relato de caso 1:[86]

Um homem de 24 anos de idade apresentou uma perfuração acidental da furca, que ocorreu durante a preparação do acesso para o tratamento do canal radicular do dente.

Opções de tratamento:

- > Extração do dente afetado.
- > Bicuspidização do dente.
- > A reparação não cirúrgica da perfuração com MTA foi discutida com o doente.

O paciente optou pelo tratamento do canal radicular juntamente com a reparação da perfuração com MTA. A perfuração da furca foi confirmada pela radiografia periapical do dente n.º 46, que revelou uma rotura óssea na furca. Foi utilizado um dique de borracha para isolamento, a cárie foi removida e o local da perfuração foi irrigado com hipocloreto de sódio a 1% para controlar a hemorragia e permitir a visualização da perfuração. Foram colocadas bolinhas de algodão humedecidas em soro fisiológico nos canais radiculares e o local da perfuração foi selado com MTA branco (Angelus, Londrina, Brasil) misturado com o líquido fornecido pelo fabricante. O MTA foi coberto com uma bolinha de algodão humedecida com água destilada e cavit como material de restauração provisória (3M ESPE, St. Paul, Minn.)

Dois dias após a reparação da perfuração, foi efectuado um tratamento não cirúrgico do canal radicular sem complicações. No acompanhamento de 15 dias, o paciente encontrava-se totalmente assintomático. Três meses após o tratamento, havia evidência radiográfica de formação óssea adjacente ao MTA; houve ligeira extrusão do MTA juntamente com o selamento do defeito de perfuração.

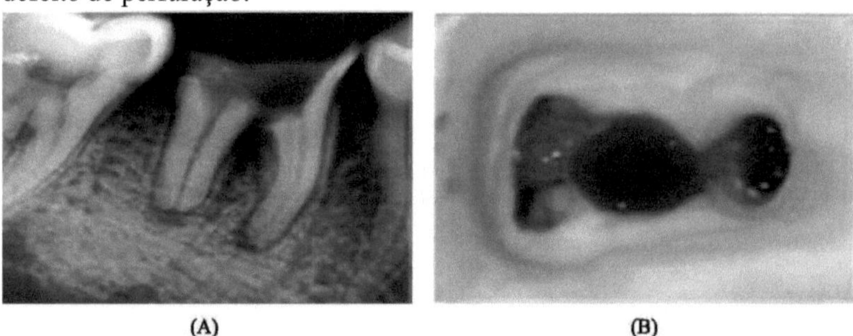

(A) (B)

Figura 17: Perfuração da furca: (A) radiografia pré-operatória (B) fotografia pré-operatória

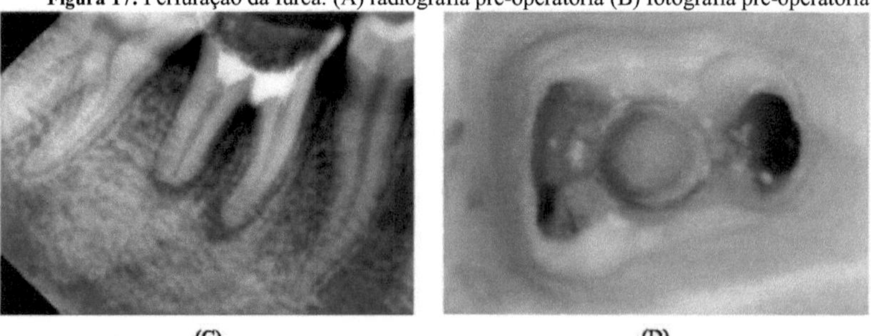

(C) (D)

Figura 17: Reparação da furca (C) Radiografia de colocação do MTA (D) Radiografia de colocação do MTA

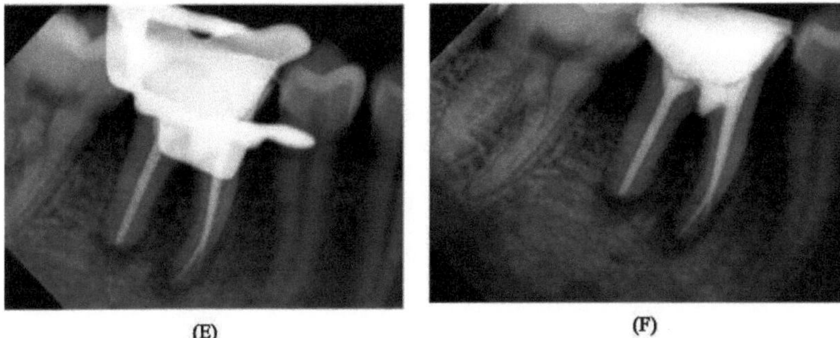

Figure 17: (E) radiografia de obturação (F) radiografia de seguimento de 3 meses

Relato de caso 2:[87]

Um doente de 24 anos de idade, do sexo masculino, queixa-se de dor na região lombar esquerda desde há 6 meses. O doente informou sobre o tratamento de canal efectuado anteriormente, após o qual ocorreu dor e descarga ocasional de pus.

O doente controlava os sintomas com medicamentos de venda livre. Ao exame clínico, verificou-se uma cárie extensa no segundo molar inferior esquerdo. A radiografia periapical intra-oral revelou um tratamento endodôntico incompleto com perfuração na zona da furca. No entanto, não havia evidência de patologia periapical em relação ao dente. Com base nos resultados, foi aconselhado o retratamento do dente e o paciente concordou com o plano de tratamento. O acesso foi recuperado e a perfuração foi selada com biodentina (Septodont). Após a determinação do comprimento de trabalho, procedeu-se à limpeza e moldagem com limas tipo K e sistema de limas protaper next (Dentsply, Maillefer, Tulsa, EUA). Foi administrado hidróxido de cálcio (Endocal, Septodont) como medicamento intracanal. A preparação do acesso foi selada com uma pelota de algodão e cavit como material de restauração temporário.

Na consulta seguinte, foi efectuado o IOPA do cone mestre e os canais foram obturados, seguindo-se a restauração pós-endodôntica. O paciente foi chamado à consulta após alguns meses e verificou-se que estava completamente assintomático. Assim, pode dizer-se que o material "biodentine" mostrou resultados encorajadores para a reparação de perfurações de furca.

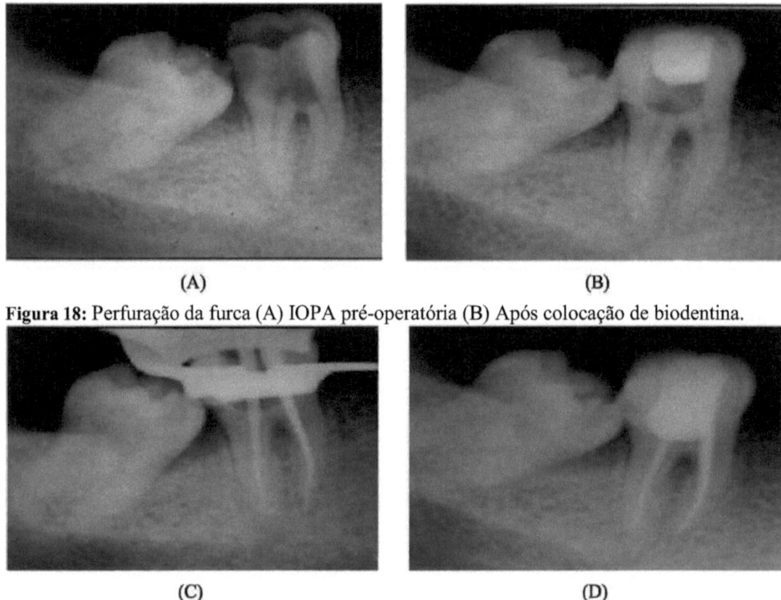

(A) (B)

Figura 18: Perfuração da furca (A) IOPA pré-operatória (B) Após colocação de biodentina.

(C) (D)

Figura 18: (C) IOPA do cone principal (D) IOPA de seguimento de 3 meses

5) Instrumentos separados e objectos estranhos:

Instrumentos separados:

Todos os clínicos que efectuam tratamentos de canais radiculares experimentam uma variedade de emoções que vão desde a emoção do enchimento a uma perturbação como o acidente processual da quebra de um instrumento. Durante os procedimentos de preparação dos canais radiculares, a possibilidade de quebra de instrumentos está sempre presente. Quando ocorre a quebra de um instrumento, provoca imediatamente desespero, ansiedade e depois a esperança de que existem técnicas de retratamento não cirúrgicas para libertar o instrumento do canal.[88]

Muitos clínicos associam *os "instrumentos partidos"* a limas separadas, mas o termo também se pode aplicar a uma ponta de prata seccionada, a um segmento de um lentulo, a uma broca glidden de gates, a uma porção de um obturador com base em suporte ou a qualquer outro material dentário deixado no interior do canal radicular. Com o advento das limas rotativas de NiTi, tem-se verificado um aumento infeliz na ocorrência de instrumentos partidos e foram identificados os factores que contribuem para a quebra. As consequências de deixar ou remover instrumentos partidos do canal foram discutidas na literatura e foi apresentada uma variedade de abordagens para gerir estas obstruções.

Hoje em dia, os instrumentos separados podem normalmente ser removidos devido aos avanços tecnológicos na visão, na instrumentação ultra-sónica e nos métodos de entrega de microtubos. Especificamente, o microscópio cirúrgico dentário permite que os médicos visualizem a maioria dos instrumentos partidos e cumpre o velho ditado: *"Se consegue ver, provavelmente consegue fazê-lo"*. Em combinação, o microscópio e a instrumentação ultra-sónica conduziram a técnicas de "microssomas" que melhoraram drasticamente o potencial e a segurança na remoção de instrumentos partidos.[88]

Foi relatado que muitos objectos se separam e subsequentemente se fixam nos canais radiculares.[89]

> Contas de vidro de esterilizadores.

> Bolsas.

> Exercícios de Gates-Glidden (GG).

> Restaurações de amálgama.

> Enchimentos de pasta Lentulo.

> Ficheiros.

> Alargadores, todos eles demonstraram ficar presos em sítios indesejados nos canais radiculares.[89]

As limas e os alargadores são os culpados mais frequentemente encontrados.

A introdução de instrumentos rotativos de NiTi conduziu a um aumento da incidência de separação, devido à fadiga cíclica e à tensão de torção incorporada nestas limas que rodam a altas velocidades. O ângulo e o raio de curvatura do canal, a frequência de utilização, a termociclagem e os procedimentos de instrumentação (pré-alargamento e o estabelecimento de um trajeto de deslizamento) envolvidos na preparação quimio-mecânica do canal contribuem para a separação das limas endodônticas.

Os canais mais comuns para testemunhar a separação de instrumentos são os canais mesiais dos molares inferiores e as raízes mesio-bucais (MB) dos molares superiores. Estas raízes não só se curvam para distal, mas muitas vezes o canal MB curva-se para lingual, e o canal mesio-lingual (ML) curva-se ligeiramente para vestibular. Estas curvas linguais e vestibulares não são visíveis numa Radiografia Intra-Oral Peri Apical (IOPAR).

No tratamento destes casos, pode ocorrer um dos seguintes três resultados possíveis[89]

i. Recuperação.

ii. Contornar e enterrar o instrumento.

iii. Instrumento irrecuperável.

O sucesso da recuperação depende de:

1. A anatomia do canal (diâmetro, comprimento e curvatura).
2. A composição do fragmento partido.
3. O comprimento do fragmento separado.
4. A localização do fragmento: - Terço coronal, médio, apical do canal ou para além do ápice.
5. A espessura da dentina e a profundidade de uma concavidade externa.

Os instrumentos que se encontram nas porções lineares do canal (mesmo no terço apical) podem normalmente ser removidos.

Etiologia:[64]

- ❖ Variação da anatomia normal do canal radicular.
- ❖ Utilização excessiva de instrumentos danificados.
- ❖ Utilização excessiva de instrumentos maçadores.
- ❖ Irrigação e lubrificação inadequadas dos instrumentos e da parede do canal.
- ❖ Utilização de força ou pressão excessivas durante a inserção de uma lima no canal.
- ❖ Preparação inadequada da cavidade de acesso, não tendo acesso direto ao orifício do canal.

Causas da quebra de limas rotativas de Ni-Ti:[90]

As duas principais causas de quebra das limas rotativas de Ni-Ti são: Fadiga cíclica e tensão de torção.

A fadiga cíclica ocorre quando a lima está a rodar livremente num canal e se flecte até ocorrer a fratura. Normalmente, a lima fracturase no ponto de flexão máxima (clinicamente, isto corresponde à parte mais curva da raiz). A fadiga cíclica é semelhante a pegar num pedaço de arame e dobrá-lo para cima e para baixo até que se parta.

A tensão de torção ocorre quando a ponta ou qualquer outra parte da lima fica bloqueada ou presa dentro de um canal enquanto o eixo continua a rodar.

Sattapan et al[90] observaram que a tensão de torção ocorreu em 55,7% e a fadiga cíclica ocorreu em 44,3% das limas fracturadas que foram avaliadas.

Pruett et al[90] afirmaram que o raio de curvatura, o ângulo de curvatura e o tamanho do instrumento desempenham um papel na fadiga cíclica. Também se demonstrou que a velocidade de rotação do instrumento contribui para a fadiga cíclica. Com uma velocidade de rotação mais elevada, o tempo até à falha da lima diminui significativamente.

Factores que influenciam a remoção de instrumentos partidos:[88]

Os factores que influenciam a remoção de instrumentos partidos devem ser identificados e plenamente apreciados. A capacidade de aceder e remover não cirurgicamente um instrumento partido será influenciada pelo diâmetro, comprimento e posição da obstrução dentro de um canal. O potencial para remover com segurança um instrumento partido é ainda orientado pela anatomia, incluindo o diâmetro, o comprimento e a curvatura do canal e, adicionalmente, limitado pela morfologia da raiz, incluindo a espessura da dentina e a profundidade das concavidades externas.

Em geral, se for possível expor um terço do comprimento total de uma obstrução, esta pode ser removida. Os instrumentos que se encontram nas porções rectas do canal podem, normalmente, ser removidos. Os instrumentos separados que se encontram parcialmente à volta das curvaturas do canal, embora mais difíceis, podem muitas vezes ser removidos se for possível estabelecer um acesso em linha reta às suas extensões mais coronais.

Se o segmento do instrumento quebrado estiver apicalmente à curvatura do canal e não for possível um acesso seguro, a remoção não é normalmente possível e, na presença de sinais ou sintomas, será por vezes necessária uma cirurgia ou uma extração. O tipo de material que constitui uma obstrução é outro fator importante a considerar. Por exemplo, as limas de aço inoxidável tendem a ser mais fáceis de remover, uma vez que não se fracturam durante o processo de remoção. Os instrumentos partidos em níquel-titânio podem partir-se novamente, embora mais profundamente no canal, durante os esforços ultra-sónicos devido à acumulação de calor.

É importante visualizar e saber se a ação de corte de uma lima separada foi no sentido dos ponteiros do relógio ou no sentido contrário ao dos ponteiros do relógio, uma vez que este fator influenciará a técnica correta de remoção por ultra-sons.

Outro fator central para o sucesso da remoção de instrumentos é a integração das melhores tecnologias atualmente desenvolvidas e comprovadas. Tradicionalmente, a recuperação de instrumentos partidos representava um desafio formidável. Uma técnica consagrada pelo tempo tem sido a utilização de limas mais pequenas num esforço para remover ou, pelo menos, contornar o instrumento partido. Ao longo do tempo, as técnicas de recuperação evoluíram, mas eram muitas vezes ineficazes devido à visão limitada e/ou ao espaço restrito.

Frequentemente, os esforços dirigidos para a recuperação do instrumento, mesmo quando bem sucedidos, enfraqueceram uma raiz devido ao alargamento excessivo do canal, o que, por sua vez, predispôs a uma fratura sem esperança e à perda de um dente. De facto, o prognóstico de um dente pode ser seriamente comprometido se os esforços para remover um instrumento quebrado levarem a eventos iatrogénicos, tais como um canal com chumbo ou perfuração da raiz. Quando os esforços de remoção não são bem sucedidos, a limpeza, a modelação e a obturação do canal radicular ficam comprometidas e o prognóstico final torna-se duvidoso.

Atualmente, a maioria dos instrumentos partidos pode ser removida de forma segura e eficaz com a utilização de tecnologias avançadas e formação adequada.

Armamentarium para a recuperação dos instrumentos partidos:

As ferramentas de corte rotativas de alta velocidade são selecionadas para criar e aperfeiçoar o acesso em linha reta da coronal para a câmara pulpar. Os diamantes cónicos de comprimento cirúrgico, económicos e altamente eficientes, podem ser utilizados com ou sem água para alargar as paredes axiais e terminar todos os aspectos da preparação do acesso. As brocas revestidas com diamante estão disponíveis em diferentes comprimentos, diâmetros, cones e grãos abrasivos.

Os refinamentos de acesso podem ser efectuados com segurança e precisão quando um diamante cónico de comprimento cirúrgico é rodado a baixas RPM. A precisão e a segurança são ainda melhoradas quando a extremidade distal do diamante é utilizada com um movimento de escovagem ligeiro para lixar cuidadosamente o material. Como tal, com base nas tarefas específicas do procedimento, pode ser escolhido um diamante cónico cuja extremidade distal seja fina e pontiaguda ou arredondada ou com uma configuração do tipo bola.

Ao escolher brocas de corte rotativas versus instrumentos ultra-sónicos para o acabamento da cavidade de acesso, as pontas de refinamento de acesso ultra-sónicas são desnecessárias, ineficientes e aproximadamente seis vezes mais dispendiosas em comparação com os instrumentos de corte rotativos que realizam a mesma tarefa.

O armamento preferido para a remoção de instrumentos partidos é o seguinte[88]

1) Brocas de Gates Glidden.

As brocas Gates Glidden *(*GG) *(Dentsply Maillefer; Tulsa, Oklahoma)*, tamanhos 1 a 6, têm diâmetros máximos de 0,5, 0,7, 0,9, 1,1, 1,3 e 1,5 mm, respetivamente, e são utilizadas para criar um acesso radicular e um funil afunilado uniforme para a obstrução. São utilizados como abridores de orifícios.

2) Ultra-sons piezoeléctricos.

A Satelec P5 *(Dentsply Tulsa Dental; Tulsa, Oklahoma)* é a unidade ultra-sónica piezoeléctrica de eleição para a realização de tratamentos endodônticos e procedimentos de retratamento. Esta unidade proporciona uma precisão de trabalho exacta e tem uma vasta gama de potências e o seu sistema único de "feedback" mede a resistência da ponta, regula o movimento da ponta e reduz o potencial de quebra da ponta.

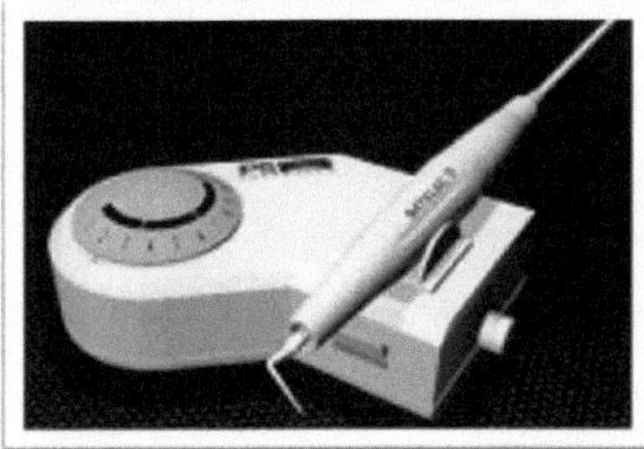

Figura 19: Unidade ultra-sónica piezoeléctrica Satelec P5 com uma vasta gama de potências incrementais e que proporciona um movimento linear controlado da ponta para melhorar o desempenho clínico.

3) ProUltra ENDO-3, 4, 5 Pontas.

As pontas ProUltra Endo *(Dentsply Tulsa Dental; Tulsa, Oklahoma)* proporcionam um avanço clínico na instrumentação ultra-sónica não cirúrgica, uma vez que as suas paredes contra-angulares e paralelas melhoram a visão quando se trabalha abaixo do nível do orifício. Além disso, os ENDO-3, 4 e 5 são instrumentos de aço inoxidável revestidos com nitreto de zircónio para melhorar a durabilidade e a eficiência de corte. É importante salientar que o nitreto de zircónio resiste à corrosão, independentemente do irrigante utilizado, não descama durante a utilização e proporciona uma eficiência segura ao realizar procedimentos intracanais delicados e precisos, em comparação com os revestimentos de diamante mais agressivos. Os instrumentos ProUltra são utilizados nas definições de potência mais baixas e foram concebidos para trabalhar intencionalmente a seco.

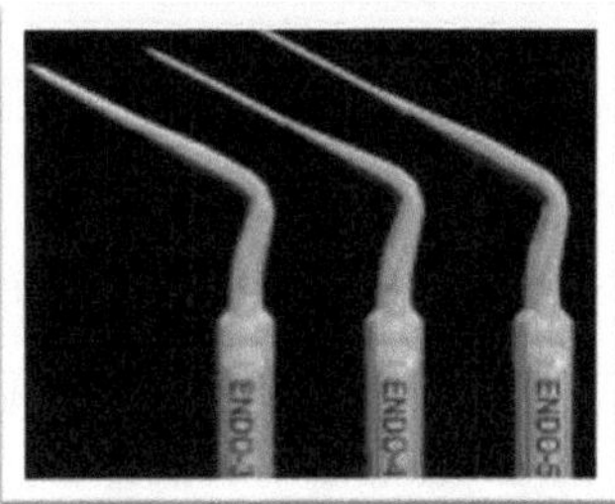

Figura 20: Instrumentos ultra-sónicos ProUltra ENDO 3, 4 e 5. As paredes paralelas e o revestimento de nitreto de zircónio melhoram o acesso, a visão e a eficiência clínica.

4) ProUltra ENDO-6, 7, 8 Pontas:

Os instrumentos ultra-sónicos Endo-6, 7 e 8 são feitos de titânio para fornecer aos médicos instrumentos com diâmetros mais finos e comprimentos mais longos em comparação com os Endo-3, 4 e 5. Estes instrumentos são utilizados nas definições de potência mais baixas, funcionam a seco e são utilizados para efetuar procedimentos em espaços mais profundos onde o acesso é mais restrito.

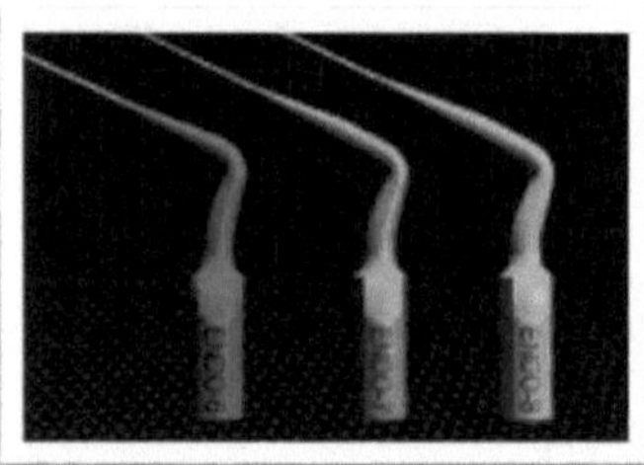

Figura 21: ProUltra-6,7 & 8 são instrumentos ultra-sónicos de titânio com um comprimento mais longo e um diâmetro mais pequeno para facilitar uma técnica microsónica mais profunda.

5) Stropko:

O adaptador de três vias Stropko *(Vista Dental; Racine, Wisconsin)* é utilizado para colimar e direcionar o ar para o campo operatório. O Stropko sopra o pó dentinário durante a utilização ultra-sónica e proporciona uma visão constante. A extremidade proximal deste adaptador é colocada na seringa de três vias e a sua extremidade distal tem roscas luer-lock para fixar com segurança canuli de diferentes comprimentos e calibres.

6) Sistema de remoção de instrumentos (iRS):

O iRS *(Dentsply Tulsa Dental; Tulsa, Oklahoma)* é um novo sistema de dois componentes concebido para encaixar mecanicamente instrumentos partidos. Cada microtubo tem uma pega de plástico de pequenas dimensões para melhorar a visão durante a colocação, uma janela lateral para melhorar a mecânica e uma extremidade biselada a 45° para "apanhar" a extremidade coronal de um instrumento partido. Cada cunha de parafuso tem uma pega metálica serrilhada, um mecanismo de parafuso para canhotos e um cilindro sólido que se torna cónico em direção à sua extremidade distal para facilitar o encaixe de uma obstrução.

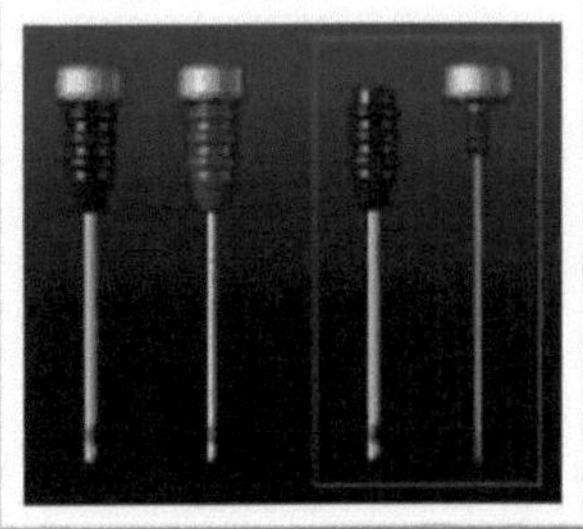

Figura 22: Dispositivo iRS para engatar e remover instrumentos partidos. Cada iRS é composto por um microtubo de gaze e uma cunha de parafuso diferentes.

7) Sistema de pós-remoção (PRS):

O kit PRS *(Sybron Endo; Orange, Califórnia)* contém vários componentes que podem ser utilizados para formar mecanicamente roscas e encaixar qualquer obstrução cujo diâmetro seja igual ou superior a 0,6 mm. Especificamente, as pontas n.º 1 e n.º 2 irão muitas vezes agarrar obstruções intracanais que se estendem para a câmara pulpar, tais como uma ponta de prata ou um obturador com base em suporte.

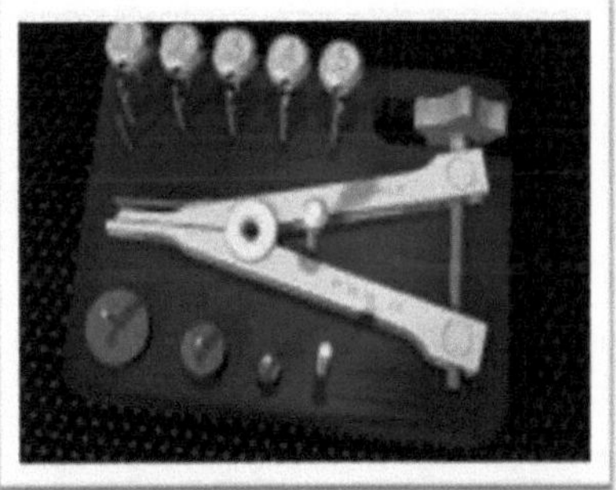

Figura 23: Kit PRS composto por trefinas de vários tamanhos e fitas correspondentes, uma broca trans-metal, um amortecedor de borracha, uma barra de torque e um alicate de extração.

8) Ampliação e iluminação:

As lentes de ampliação, os faróis, os dispositivos de transiluminação de fibra ótica e os microscópios cirúrgicos dentários contribuem para uma melhor visão. Especificamente, o microscópio operatório dentário oferece opções de ampliação e luz coaxial para promover uma visão superior. O microscópio operatório dentário é um instrumento de construção de consultório que promove o crescimento profissional, melhora os resultados técnicos e distingue um consultório na sua comunidade.

9) Kit Masserann:[91]

O Masserann Kit é útil na recuperação de limas partidas, pontas de prata e pinos do canal radicular e, em geral, foi registada uma taxa de sucesso de 55%. O Masserann Kit é útil na remoção de obstruções metálicas de dentes anteriores com raízes grossas e rectas. Além disso, o mecanismo de bloqueio do extrator proporciona uma retenção considerável ao agarrar e desalojar uma obstrução, que está firmemente encravada no canal.

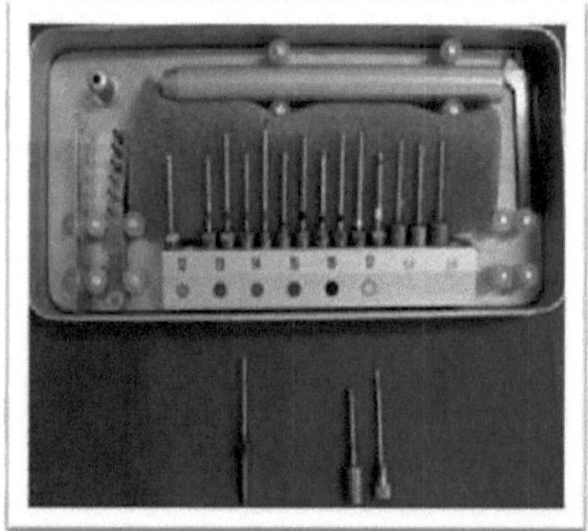

Figura 24: Kit Masserann constituído por um sortido de trefenes e extractores com êmbolo.

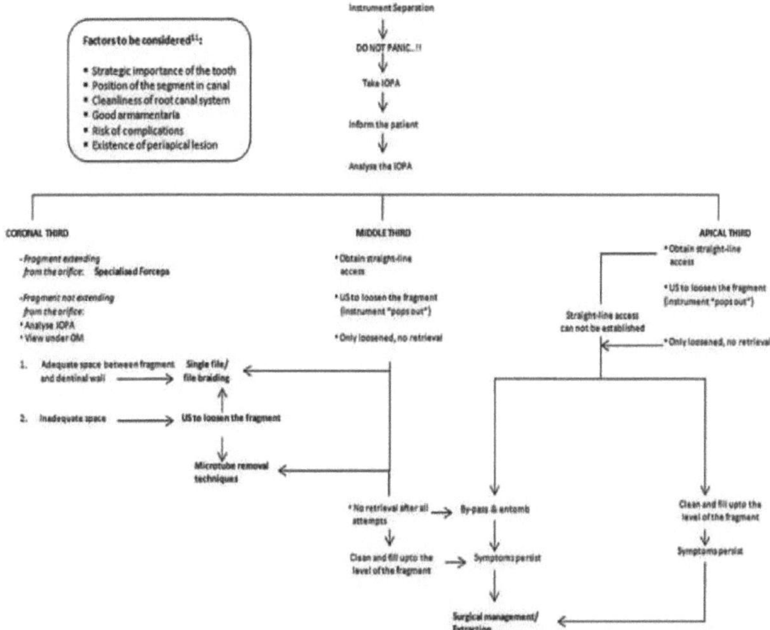

Fluxograma 1: Fluxograma de tomada de decisão para as técnicas a utilizar na gestão de instrumentos separados intracanal:[89]

Recuperação de instrumentos: Factores que regem, princípios e técnicas:

Factores que determinam o sucesso da recuperação de instrumentos separados:[89]

1. Ótica
2. Acesso coronal e radicular.

1. Ótica:

"Estão disponíveis muitos instrumentos e técnicas diferentes, todos eles importantes para incluir no arsenal para a remoção de instrumentos separados. No entanto, nenhum é mais importante do que o microscópio operatório dentário

Stephen Cohen Trabalhar com grande ampliação, como num microscópio operatório dentário (DOM), melhora a visão e aumenta significativamente a probabilidade de recuperação. Tentar remover um fragmento sem uma visualização adequada é uma experiência cega e tentativas demasiado zelosas nesse sentido podem levar à remoção de dentina em locais onde não terá qualquer benefício ou ter complicações desastrosas como perfurações.

2. Acesso coronal e acesso radicular:

Acesso coronal:

O alargamento coronal e o estabelecimento de um acesso em linha reta é o primeiro passo na tentativa de remover um instrumento.

Acesso radicular:

Após uma dilatação coronal adequada, são utilizadas limas manuais, começando pelo aspeto coronal da obstrução e subindo pelo orifício. As limas manuais criam um "caminho de deslizamento" suave e seguro para a introdução subsequente de brocas GG que, quando utilizadas de forma sequencial, proporcionarão acesso direto e visibilidade à cabeça do instrumento partido.

Princípios envolvidos:[92]

i. Princípio de ajuste da manga em forma de tubo:

É colocado um microtubo sobre a parte exposta do fragmento e é utilizado um estilete correspondente para "bloquear" o fragmento. Também pode ser utilizado um adesivo com o microtubo. Esta técnica é indicada principalmente nos terços médio e coronal, uma vez que deve existir dentina adequada na periferia do fragmento.

ii. Desativar, recuperar e recuperar:

As vibrações ultra-sónicas (US) são utilizadas para "provocar" o fragmento coronalmente. Esta técnica é indicada no terço apical com a parte mais coronal do fragmento logo após a curvatura ou quando existe dentina mínima periférica ao fragmento.

Técnicas de remoção de instrumentos partidos:

Antes de iniciar os esforços de recuperação, deve ser dada especial atenção às radiografias pré-operatórias e às películas de trabalho para melhor avaliar a espessura das paredes dentinárias e, se presente, a profundidade de uma concavidade externa. O acesso coronal é o primeiro passo para a remoção de instrumentos partidos. São selecionadas brocas de alta velocidade, de aperto por fricção e de comprimento cirúrgico para criar um acesso em linha reta a todos os orifícios do canal. Deve ser dada especial atenção ao alargamento da parede axial que se aproxima do canal que contém o instrumento partido, num esforço para melhorar subsequentemente as técnicas microsónicas abaixo do orifício.[88]

Tendo em mente a segurança, o acesso radicular é o segundo passo necessário para a remoção bem sucedida de um instrumento partido. Se o acesso radicular for limitado, as limas manuais são utilizadas em série, de pequenas a grandes, no sentido coronal da obstrução, para criar espaço suficiente para introduzir com segurança as brocas GG. As GG são rodadas a velocidades que variam entre 800-900 rpm e, o que é importante, são utilizadas como "escovas" para criar espaço adicional e maximizar a visibilidade coronal à obstrução.[93]

As brocas GG cada vez maiores são uniformemente escalonadas para fora do canal para criar um funil de fluxo suave que é maior no orifício e mais estreito na obstrução. As brocas GG devem ser limitadas às porções rectas do canal, sem qualquer esforço para as transportar à volta da curva, caso o instrumento se encontre apicalmente à curvatura.

Um GG-1 (0,50 mm) ou GG-2 (0,70 mm) pode normalmente ser transportado até à profundidade do instrumento separado. As GG's são utilizadas com precaução na aproximação à obstrução, tendo em atenção o corte com pincel fora do canal e longe do perigo da furca. A deslocação do terço coronal de um canal para longe da furca reduz o potencial de afinamento da raiz ou de perfuração de uma tira e melhora o acesso radicular em linha reta. A GG-3 (0,90 mm) é levada até ao nível onde a GG-2 foi utilizada e, em dentes furcados, a GG-4 (1,10 mm) é confinada a uma profundidade não superior a um comprimento de gema abaixo do orifício. É importante salientar que o acesso radicular deve ser efectuado de modo a que o canal seja pré-ampliado e, idealmente, tenha uma forma "não maior" do que seria preparado se não houvesse nenhum instrumento partido a obstruir o canal.

Quando o canal tiver sido modelado de forma ideal, podem ser utilizadas técnicas microssónicas para remover um segmento de lima quebrado. Por vezes, quando um instrumento ultrassónico é introduzido num canal pré-ampliado, a sua ponta activada não tem espaço suficiente lateral ao segmento de lima quebrado para iniciar os procedimentos de trepanação. Como tal, se for necessário um maior acesso lateral ao aspeto mais coronal da obstrução, a gema de uma GG pode ser "modificada" e depois utilizada para criar uma "plataforma de preparação" circunferencial.[94] A plataforma de preparação é feita selecionando uma broca GG cujo diâmetro máximo da secção transversal é ligeiramente maior do que o instrumento visualizado. A gema da broca GG é alterada cortando-a perpendicularmente ao seu eixo longo no seu diâmetro máximo de secção transversal.

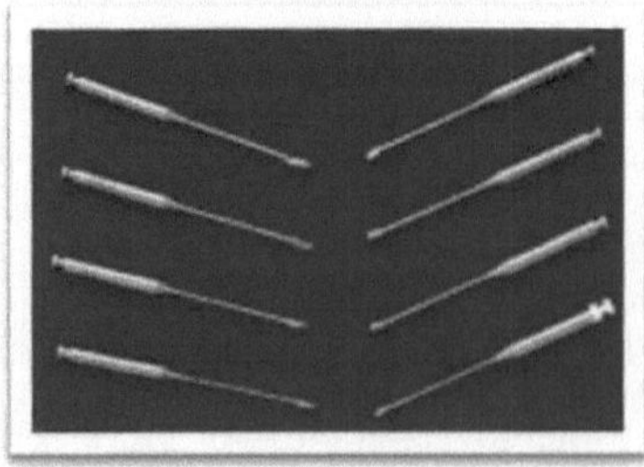

Figura 24: Brocas GG e sua posterior modificação

A broca GG modificada é levada suavemente para dentro do canal pré-ampliado, sendo rodada a uma velocidade reduzida de 300 RPM e dirigida apicalmente até entrar em contacto ligeiro com o aspeto mais coronal da obstrução. Este passo clínico cria uma pequena plataforma de preparação que facilita a introdução de um instrumento ultrassónico. Quando corretamente executada, a linha reta coronal para o acesso radicular, em conjunto com a ampliação e uma boa fonte de luz, deve permitir ao médico visualizar totalmente o aspeto mais coronal de um instrumento partido. Para facilitar uma excelente visão da obstrução intra-radicular, o canal deve ser vigorosamente lavado e completamente seco antes de iniciar os procedimentos ultra-sónicos para a recuperação do instrumento.[88]

Técnicas especializadas para a recuperação de instrumentos fracturados:

Pinças especializadas:[95]

Pode ser utilizado para recuperar um cone de prata solto, uma lima endodôntica solta ou uma haste da broca GG (terço coronal).

1. Pinça Stieglitz:

É um alicate serrilhado de ponta de agulha, mas é demasiado volumoso para pequenas aberturas de acesso.

2. Alicate Perry para folha de ouro, pinça Peet para lascas, pinça Hartman 3'A para mosquitos (curva):

A conicidade dos bicos destas pinças é mais gradual e, por conseguinte, os bicos são muito finos. Estas pinças são indicadas para aberturas de acesso profundo. Além disso, as pontas são mais fortes do que as de Stieglitz.

Técnica de ficheiro único:[95]

Pode ser utilizado para recuperar um cone de prata ou uma lima endodôntica (coronal/terço médio). Se existir espaço adequado entre o fragmento separado e as paredes dentinárias, insira uma lima Hedstrom ao longo do fragmento até ficar apertado; em seguida, puxe suavemente o "conjunto" do fragmento da lima em direção ao orifício. A lima H utilizada nesta técnica deve ser maior (ISO 35 ou superior).

Técnica de entrançamento em lima:[95]

Pode ser utilizado para a recuperação de um cone de prata (coronal/terço médio). Colocar duas ou mais limas Hedstrom ao lado do cone de prata, o mais apicalmente possível, e aparafusá-las até ficarem apertadas. Aparafusar e torcer as limas de Hedstrom em conjunto para encaixar o cone de prata e puxá-las simultaneamente. As limas H utilizadas nesta técnica são normalmente mais pequenas (ISO 20-ISO 35).

Técnicas de remoção de microtubos:[96] (coronal/terço médio):

Estão disponíveis numerosos kits para a recuperação de instrumentos separados. Alguns dos kits mais utilizados são apresentados de seguida:

a. O Extrator Endo (Brasseler):

Este kit é composto por brocas de trepanação, extractores e um cimento adesivo (cianoacrilato). Trata-se de instrumentos de dedo e, por conseguinte, a principal desvantagem destes instrumentos é o facto de bloquearem a visibilidade quando se trabalha sob DOM.

b. O instrumento cancellier (Sybron Endodontics):

Este kit é semelhante ao Endo Extrator mas, ao contrário dos instrumentos de dedo do Endo Extrator, estes instrumentos são fabricados com uma pega que permite uma visão em linha reta sob DOM. Além disso, este kit não inclui brocas de trefina.

c. O kit Masserann (Medidenta International, NY):

É composto por brocas de trefina e extractores. Estas brocas trefiam no sentido contrário ao dos ponteiros do relógio, o que confere uma ação de desaparafusamento adicional.

d. O sistema de extração (produtos Roydent Dental):

Este kit inclui 1 broca de trepanação e 3 extractores. Cada extrator tem 6 dentes para agarrar o fragmento.

e. Sistema de recuperação de instrumentos -iRS (DENTSPLY-Tulsa Dental):

Consiste em dois microtubos e na respectiva agulha interna. Em primeiro lugar, o microtubo é inserido, encaixando o fragmento, após o que a agulha é inserida no microtubo, bloqueando o fragmento.

f. Sistema de remoção separada de instrumentos (SIR) (produtos Vista Dental):

Este kit é composto por tubos flexíveis e macios e cimento adesivo (cianoacrilato). O facto de os tubos serem flexíveis permite um acesso fácil, mesmo em casos de canais curvos.

g. Sistema de remoção de ficheiros:[97]

Terauchi et al[97] desenvolveram este sistema. Envolve três passos sequenciais:

• Passo 1: São utilizadas duas brocas de baixa velocidade. A broca de corte A (diâmetro de 0,5 mm) tem uma ponta piloto e é utilizada para alargar o canal. A broca de corte B tem uma ponta cilíndrica oca (diâmetro de 0,45 mm) e é semelhante a uma broca de trepanação. Ambas as brocas são flexíveis e, por isso, podem ser utilizadas em canais curvos. Se este passo falhar, tenta-se o passo 2.

• Passo 2: É utilizada uma ponta de US para preparar um sulco à volta do fragmento. Normalmente, isto remove o fragmento, mas se este passo também falhar, tenta-se o passo 3.

- Etapa 3: Esta etapa é efectuada segundo o método do fio e do tubo. Uma parte consiste numa cabeça ligada a um tubo descartável (0,45 mm) com um corpo de latão feito de fio NiTi (0,08 mm), que forma um laço. Este laço é utilizado como "laço" para agarrar o fragmento. A segunda parte é constituída por uma pega deslizante que segura o fio. Quando a pega é movida para baixo, prende o laço.

h. Meitrac endo safety (Quality Endodontic Distributors):

Semelhante ao kit remove all, mas a broca de trefina inclui uma abertura de ventilação para um trabalho sem stress.

Técnica de ultra-sons [US]:

A visualização microscópica com instrumentação de US é uma combinação segura e eficaz para a recuperação de instrumentos e a introdução de US reduziu o tempo e, ao mesmo tempo, aumentou a previsibilidade do tratamento. É criada uma plataforma de preparação ao nível da "cabeça" do fragmento separado, utilizando portas Runaway. O seccionamento das GGs convencionais no diâmetro máximo, utilizando uma pedra de diamante, cria portas de fuga. As brocas GG convencionais funcionam a cerca de 750 rpm, ao passo que as comportas de correr funcionam a uma velocidade reduzida de cerca de 300 rpm. É prudente conduzir toda a instrumentação dos EUA abaixo do orifício num campo seco para garantir um campo de operação livre.[92]

Antes de efetuar qualquer técnica de remoção radicular, é aconselhável colocar uma bola de algodão sobre outros orifícios expostos, se existirem, para evitar o incómodo da reentrada de fragmentos noutros canais radiculares. Em seguida, seleciona-se um instrumento ProUltra Endo de tamanho adequado, de modo a que o seu comprimento atinja a obstrução quebrada e o seu diâmetro se encaixe passivamente no canal previamente modelado.

A ponta do instrumento ultrassónico é colocada em contacto íntimo com a obstrução e, normalmente, é activada nas definições de potência mais baixas. O médico deve trabalhar sempre com a definição de potência mais baixa que permita realizar a tarefa clínica de forma eficiente e segura. Todo o trabalho ultrassónico abaixo do orifício é realizado a seco, de modo a que o médico tenha uma visualização constante da ponta energizada e do instrumento partido.

Para manter a visão, o assistente dentário utiliza o adaptador de três vias Stropko com a ponta luer-lock adequada para colimar e dirigir um fluxo contínuo de ar e soprar o pó dentinário.

Recentemente, alguns instrumentos não cirúrgicos tornaram-se disponíveis com tecnologia de porta de água. Embora tenham sido feitas alegações de que a tecnologia de porta de água aumenta a vida útil dessas pontas, nunca houve estudos científicos ou clínicos para apoiar essas afirmações. A tecnologia de porta de água em instrumentos ultra-sónicos não cirúrgicos é contra-indicada por quatro razões importantes:

Um: A água que flui através de um instrumento ultrassónico amortece o seu movimento e diminui o desempenho da ponta.

Dois: Os instrumentos ultra-sónicos de pequeno diâmetro ficam enfraquecidos e mais predispostos à rutura quando são maquinados para o fluxo interno de água.

Três: Existe um efeito de aerossol indesejável, independentemente da posição do orifício de água num instrumento ultrassónico.

Quatro: O mais importante é que não deve ser utilizada água durante os procedimentos ultra-sónicos não cirúrgicos, uma vez que a humidade, em combinação com o pó dentinário, cria lama, perda de visão e o potencial para resultados iatrogénicos. A experiência clínica apoia que a grande maioria de todos os procedimentos ultra-sónicos não cirúrgicos deve ser realizada a seco, com a potência mais baixa que permita realizar a tarefa clínica em segurança e utilizando uma ação ligeira de corte com escova.

As técnicas microssónicas, tal como preconizadas para a remoção de instrumentos partidos, não geram calor suficiente para se tornarem prejudiciais para o aparelho de fixação. No entanto, se os procedimentos ultra-sónicos forem realizados com níveis de energia mais elevados durante períodos de tempo mais longos e contra objectos maiores e condutores, como um poste metálico, o assistente dentário deve simplesmente utilizar uma seringa triplex com uma pulverização intermitente de água para reduzir a acumulação de calor e a sua transferência.

Felizmente, o calor não é bem conduzido através da dentina e é rapidamente dissipado devido ao teor de humidade no aparelho de fixação. O instrumento ultrassónico ProUltra ENDO selecionado é movido ligeiramente no sentido contrário ao dos ponteiros do relógio em torno da obstrução, exceto quando se remove uma lima que tenha uma rosca para a esquerda, caso em que a direção seria no sentido dos ponteiros do relógio. Esta ação ultra-sónica treina, lixa a dentina e expõe os poucos milímetros coronais da obstrução.

Normalmente, durante a utilização de ultra-sons, a obstrução começa a soltar-se, a desenrolar-se e depois a girar. A inserção suave da ponta energizada entre a lima cónica e a parede do canal faz com que, muitas vezes, o instrumento partido "salte" abruptamente para fora do canal. Nos casos em que uma lima partida se encontra profundamente e os procedimentos ultra-sónicos são limitados pelo volume e forma da raiz, selecione um instrumento ultrassónico de maior comprimento e menor diâmetro, com revestimento abrasivo, para promover a recuperação segura do instrumento fracturado. Em raízes mais longas ou quando o espaço é ainda mais restrito, pode ser escolhido um instrumento de titânio ProUltra de tamanho adequado. Os instrumentos de titânio ProUltra têm comprimentos mais longos e diâmetros mais pequenos em comparação com os instrumentos com revestimento abrasivo e a sua ação de corte suave promove a segurança durante a trepanação mais profunda dentro de um canal. A exposição de 2-3 mm do aspeto mais coronal de uma obstrução ou cerca de um terço do seu comprimento total produzirá geralmente os resultados desejados.

O médico pode criar um excelente acesso coronal e radicular, identificar e expor o instrumento separado, realizar procedimentos de trepanação ultra-sónica e, mesmo assim, não conseguir soltar e "lançar" o instrumento para fora do canal radicular. Além disso, pode não ser seguro continuar a trepanação à volta de um instrumento partido devido à falta de visão ou a restrições anatómicas. Nestes casos, como último recurso ultrassónico, o cabo de uma lima manual de aço inoxidável pode ser intencionalmente removido e o eixo do instrumento inserido num dispositivo chamado Adaptador de lima (SybronEndo; Orange, Califórnia/ O Adaptador de lima é enroscado na peça de mão ultra-sónica e o seu mandril retém uma lima manual cónica de 0,02. Embora seja fastidioso, pequenas limas manuais de aço inoxidável podem ser pré-curvadas conforme indicado, inseridas no espaço disponível e utilizadas a baixa potência num esforço ultrassónico para remover um instrumento partido. Esta técnica é, por vezes, útil quando a raiz é fina ou o canal é curvo. Quando 2-3 mm de um instrumento partido tiverem sido expostos e se os procedimentos ultra-sónicos se revelarem infrutíferos, um método de remoção alternativo consiste em utilizar um dispositivo de microtúbulos para envolver mecanicamente e potencialmente remover a obstrução. Por várias razões, o autor prefere um dispositivo de microtubos mecânico em comparação com as abordagens mais tradicionais de "tubo e cola".[88]

Relato de caso:[98]

Técnica Ultrassónica para Recuperar uma Lima Rotativa de Níquel-Titânio Partida para Além do Ápice e uma Lima de Aço Inoxidável do Canal Radicular de um Molar Mandibular: -

Uma paciente de 38 anos de idade, do sexo feminino, apresentou-se para recuperar um fragmento de uma lima NiTi ProTaper (Fl, Dentsply Maillefer, Ballaigues, Suíça), quebrada durante o alargamento do canal radicular e incrustada no canal distal do primeiro molar inferior direito, estendendo-se para além do ápice. Durante o exame clínico, havia uma cavidade de acesso preenchida com um material de preenchimento temporário e o dente era sensível à percussão. Uma das duas radiografias periapicais intra-orais (IOPA) trazidas pelo paciente revelou um tratamento incompleto do canal radicular do segundo pré-molar e primeiro molar inferiores direitos. A outra radiografia IOPA mostrava tentativa de retratamento endodôntico em ambos os pré-molares e molares e também o instrumento separado no canal distal do primeiro molar inferior direito, estendendo-se para além do ápice.

Depois de enxaguar a boca do paciente com uma solução de clorexidina a 0,2%, foi administrada anestesia local e o isolamento foi efectuado com um dique de borracha. A cavidade de acesso foi modificada utilizando uma broca de ponta segura (Dentsply, Maillefer, Ballaigues, Suíça) para obter um acesso em linha reta aos canais. De seguida, utilizando uma broca Gates Glidden modificada (tamanho 3, Dentsply Maillefer, Ballaigues, Suíça), foi criada uma plataforma de preparação. Isto foi feito para expor a lima e a dentina circundante para permitir que as pontas ultra-sónicas mais finas passassem mais profundamente à volta da lima.

Após a preparação, a ponta ET25 do kit Endo Success Retreatment foi ligada ao dispositivo de ultra-sons e foi activada primeiro na parede dentinária interna do canal distal para criar uma pequena bolsa com aproximadamente 1,0 mm de profundidade a partir da superfície cortada do fragmento da lima.

Uma vez obtido este espaço estreito, foi cortada uma ranhura pouco profunda ao longo da parede dentinária exterior, de modo a que não houvesse qualquer obstrução que impedisse o fragmento de ser puxado coronalmente. Em seguida, foram inseridas duas limas H numa tentativa de agarrar o fragmento fracturado e puxá-lo para fora com um movimento anti-horário. Mas, infelizmente, isso levou à fratura de uma lima H no interior do canal.

A solução de EDTA foi introduzida no interior do canal para aumentar a cavitação e o efeito de fluxo acústico dos ultra-sons. A vibração ultra-sónica foi aplicada à lima separada no espaço criado entre o fragmento e a parede interna do canal e movida em movimentos de "empurrar e puxar" até que o instrumento separado saltasse para fora do canal. Foi tirada uma radiografia para confirmar a recuperação do fragmento da lima. O fragmento de lima recuperado tinha 7 mm de comprimento. Mas ainda assim, a lima H fracturada estava dentro do canal, que foi recuperada utilizando a vibração ultra-sónica. Mais uma vez, foi tirada uma radiografia e foi assegurada a recuperação de ambos os instrumentos fracturados. O fragmento da lima H recuperado media 2 mm de comprimento.

Após a retirada do instrumento, o comprimento de trabalho foi determinado utilizando um localizador apical (Propex, Dentsply, Maillefer, Ballaigues, Suíça) e radiografias. Os canais radiculares foram limpos e moldados de uma forma crown-down utilizando limas NiTi rotativas (ProTaper, Dentsply Maillefer, Ballaigues, Suíça). De seguida, foram utilizados hipoclorito de sódio a 2,5% e clorohexidina a 2% para irrigar os canais radiculares e foi colocado hidróxido de cálcio (Calcicur, VOCO, Cuxhaven, Alemanha) como medicamento intracanal.

Na segunda consulta, a obturação foi efectuada através da técnica de compactação lateral, utilizando pontas de guta percha (ProTaper, Dentsply, Maillefer, Ballaigues, Suíça) e selante AH Plus (Dentsply, Maillefer, Ballaigues, Suíça). A cavidade de acesso foi restaurada com amálgama, seguida da restauração coronal permanente deste dente e do retratamento endodôntico do segundo pré-molar.

O dente apresentava uma função normal um ano após o tratamento endodôntico.

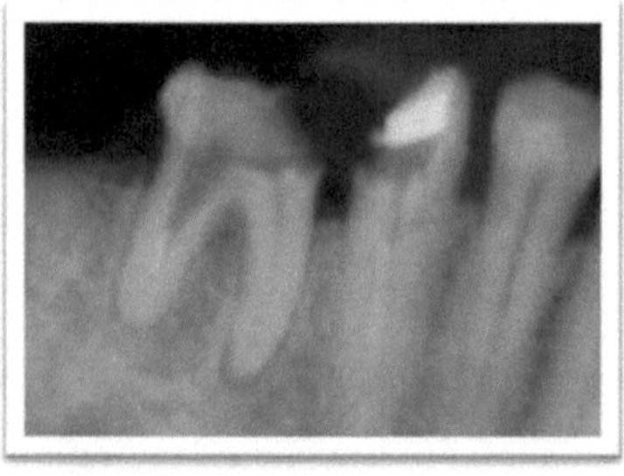

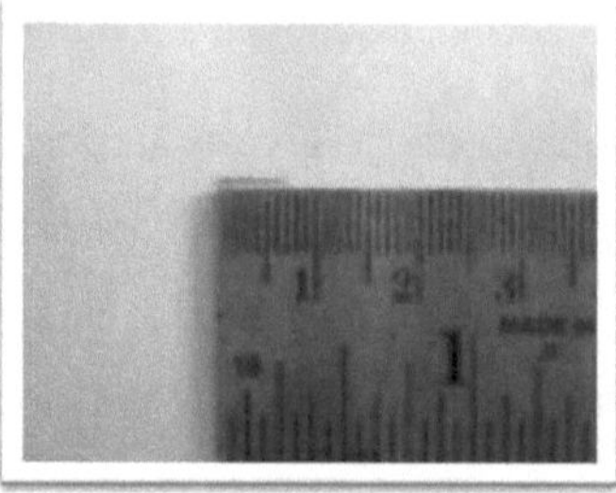

(A) (B)

Figura. 25. **(A)** Lima de NiTi rotativa recuperada **(B)** Fragmento da lima de NiTi rotativa de 7 mm recuperada

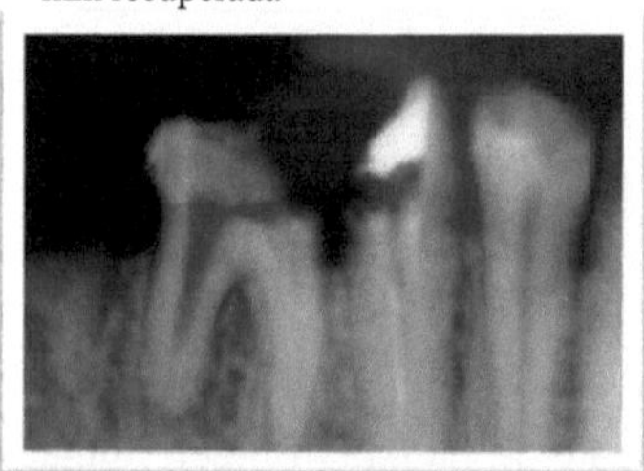

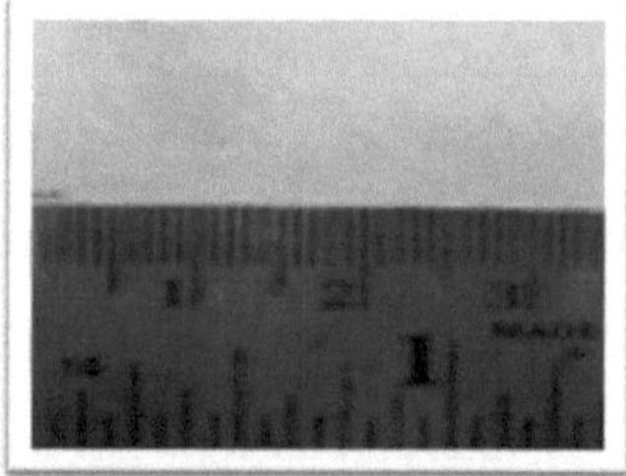

(C) (D)

Figura25: **(C)** Ficheiro H recuperado **(D)** O fragmento de ficheiro H de 2 mm recuperado

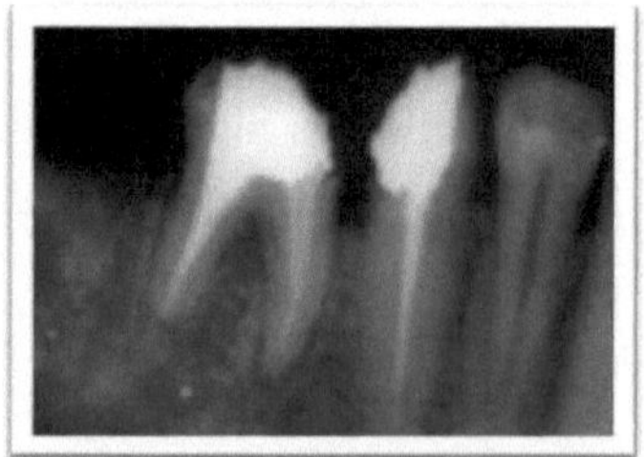

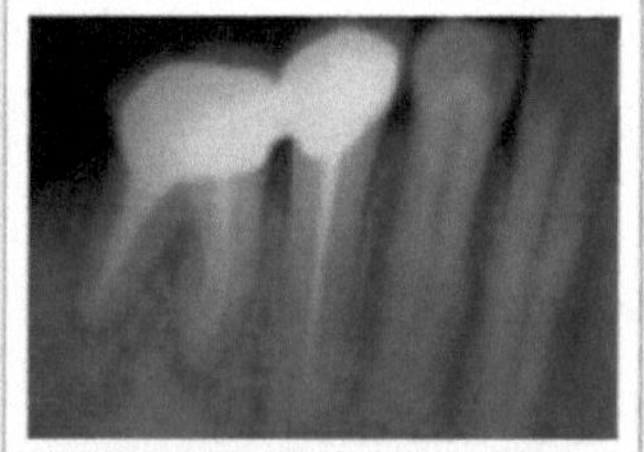

(E) (F)

Figura25: (E) Obturação
(F) Acompanhamento de um ano

Opções de microtubos mecânicos:

Torneira e rosca para microtubos:[88]

O Sistema Pós-Remoção (PRS) contém determinadas torneiras microtubulares que permitem ao médico formar roscas e encaixar mecanicamente o aspeto mais coronal de qualquer obstrução cujo diâmetro seja igual ou superior a 0,6 mm. Estas torneiras microtubulares contêm uma rosca inversa e encaixam uma obstrução rodando no sentido contrário ao dos ponteiros do relógio (CCW). O diâmetro externo da torneira microtubular mais pequena limita geralmente a sua utilização ao terço coronal dos canais maiores; no entanto, estes microtubos podem bater, formar roscas e encaixar uma variedade de obstruções radiculares que se estendem coronalmente para a câmara pulpar. Deve ter-se o cuidado de não enroscar demasiado uma obstrução, como uma ponta de prata, para que esta não se solte e se corte dentro do lúmen da rosca. Assim que a obstrução estiver firmemente encaixada na cânula microtubular, a pinça de extração é utilizada com um amortecedor de proteção para amortecer a força de remoção.

Mecânica dos tubos:[88]

Outra técnica defendida para remover instrumentos quebrados utiliza um microtubo e uma lima de hedstroem. Com limitações, este método de remoção envolveu o dimensionamento e o calibre do microtubo correto para que pudesse alcançar e ser colocado sobre a obstrução exposta por ultra-sons. Os tamanhos de microtubos clinicamente relevantes foram 18, 20 e 22 gauge (Spinal Tap Needle, Ranfac; Avon, Massachusetts). Devido à sua capacidade única de encaixe, foi selecionada uma lima hedstroem de 35, 40 ou 45 e, quando possível, inserida no aspeto mais coronal do microtubo. A lima hedstroem foi então passada ao longo do comprimento do tubo até ficar firmemente encaixada entre a obstrução e o lúmen interno do microtubo.

Embora limitado pelo espaço, este método de remoção pode, por vezes, recuperar com sucesso obstruções de canais maiores.

O sistema de remoção de instrumentos:[88]

O Sistema de Remoção de Instrumentos (iRS) proporciona um avanço processual para a remoção de obstruções intracanais, tais como pontas de prata, obturadores com base em suporte e segmentos de lima partidos. O iRS é indicado quando os esforços ultra-sónicos se revelam infrutíferos e pode ser utilizado para remover instrumentos partidos que estejam alojados nas partes direitas da raiz ou parcialmente à volta da curvatura do canal.[94] O instrumento com o cabo preto tem um calibre de 19 (1,00 mm) e foi concebido para trabalhar no terço coronal de canais maiores, enquanto o instrumento com o cabo vermelho tem um calibre de 21 (0,80 mm), permitindo a sua colocação em canais mais estreitos.

Cada instrumento é composto por um microtubo de cor coordenada e uma cunha de parafuso. Como já foi enfatizado para qualquer técnica de remoção e é essencial para o sucesso da iRS, é necessário um acesso coronal e radicular em linha reta para expor e, subsequentemente, visualizar a extremidade mais coronal do instrumento partido. Como descrito anteriormente, o médico utiliza instrumentos ultra-sónicos para expor circunferencialmente 2-3 mm da lima separada. No entanto, os instrumentos ultra-sónicos só podem trepanar circunferencialmente, lixar a dentina e expor a parte da obstrução que se encontra na parte reta do canal. Por conseguinte, o objetivo é expor 2-3 mm ou cerca de um terço do comprimento total de um instrumento separado.

É então selecionado um microtubo de cabo preto ou vermelho que pode deslizar passivamente através do canal pré-ampliado e cair sobre o instrumento partido exposto. Num canal curvo, é axiomático que a cabeça de uma lima de Ni-Ti partida fique sempre contra a parede exterior. Nestes casos, o microtubo é inserido no canal com a parte longa da sua extremidade biselada orientada para a parede exterior do canal para "apanhar" a cabeça do instrumento partido e guiá-la para dentro do microtubo.

Uma vez posicionado o microtubo, a cunha roscada com o mesmo código de cores é inserida e deslizada internamente ao longo do comprimento do microtubo até entrar em contacto com a obstrução. A obstrução é encaixada rodando suavemente a pega da cunha roscada no sentido contrário ao dos ponteiros do relógio. Alguns graus de rotação servirão para apertar, calçar e, muitas vezes, deslocar a cabeça da obstrução através da janela do microtubo. Se uma cunha de parafuso com uma cor especificamente marcada não for capaz de segurar firmemente a obstrução, então deve ser selecionada uma cunha de parafuso de outro calibre e codificada por cores para encorajar o encaixe e a remoção. Quando encaixada, a obstrução é removida rodando o microtubo e o conjunto da cunha roscada para fora do canal. A direção de rotação no caso de uma lima partida é geralmente no sentido contrário ao dos ponteiros do relógio, mas em última análise deve ser adequada ao desenho da rosca da obstrução.

Se for encontrada dificuldade ao rodar o conjunto do microtubo e da cunha do parafuso no sentido contrário ao dos ponteiros do relógio, proceda a uma rotação limitada de 3-5° no sentido dos ponteiros do relógio, o que promoverá o encaixe, seguido de uma rotação do conjunto no sentido contrário ao dos ponteiros do relógio até ficar bem ajustado. Este movimento recíproco repetido da pega servirá para soltar e facilitar o caso clínico utilizando o iRS.

Técnica de Masserann:

A técnica de Masserann é um dos muitos métodos de recuperação de instrumentos. Esta técnica é útil na recuperação de limas partidas, pontas de prata e pinos do canal radicular e, em geral, foi registada uma taxa de sucesso de 55%.[91]

O Masserann Kit é útil na remoção de obstruções metálicas de dentes anteriores com raízes grossas e rectas. Além disso, o mecanismo de bloqueio do extrator proporciona uma retenção considerável ao agarrar e desalojar uma obstrução, que está firmemente encravada no canal.

Relato de caso:[91]

Recuperação de um ficheiro separado utilizando a técnica de Masserann:

Paciente do sexo feminino, 35 anos de idade, relatou um acidente endodôntico, na forma de separação de instrumentos. O exame radiográfico revelou uma obturação do canal radicular no incisivo lateral esquerdo maxilar e no canino, com um fragmento de lima separada na parte apical 3rd do primeiro. Assim, o paciente foi encaminhado para retratamento em ambos os dentes.

Uma vez que os esforços para contornar o fragmento foram inúteis, foi utilizada a técnica de Masserann para a sua recuperação.

Técnica clínica:

O armamento utilizado consistiu em diamantes longos de corte de coroa (Shofu Preparation Kit, Japão), brocas Gates-Glidden (Mani Inc., Japão), uma peça de mão de velocidade lenta e contra-ângulo (NSK, Japão) e um kit Masserann (Micro Mega, França) que contém uma variedade de brocas de corte de extremidades codificadas por cores, de tamanho crescente, que são rodadas no sentido contrário ao dos ponteiros do relógio para criar espaço à volta da extremidade coronal do fragmento, cortando a dentina circundante do canal radicular, e extractores de dois tamanhos (1,2 e 1,5 mm de diâmetro exterior) para serem inseridos no espaço criado. O extrator é semelhante a um tubo com uma haste de êmbolo (estilete) que, quando aparafusada no interior do extrator, bloqueia a extremidade coronal exposta do fragmento contra o relevo interno, mesmo antes da extremidade do extrator.

Primeira visita:

A obturação de guta-percha subobturada dos canais radiculares de ambos os dentes foi removida. No incisivo lateral, foi determinado o comprimento do espaço de trabalho até à extremidade coronal do fragmento e a sua abertura de acesso foi refinada utilizando diamantes longos de corte da coroa para obter um acesso coronal em linha reta.

O acesso radicular à extremidade coronal do fragmento foi endireitado através da afunilação do canal radicular com a utilização sequencial de brocas gates-glidden. O trefano pré-selecionado com um diâmetro de 1,2 mm foi encaixado na peça de mão contra-ângulo e executado no sentido contrário ao dos ponteiros do relógio para criar um canal à volta da extremidade coronal do fragmento, cavando a dentina. A centralização do trephan sobre o fragmento foi assegurada radiograficamente.

O tubo extrator, com um diâmetro de 1,2 mm, foi introduzido na calha para encaixar o fragmento e, após confirmação radiográfica, a haste do êmbolo foi rodada manualmente, no interior do tubo extrator, no sentido dos ponteiros do relógio, para prender o fragmento contra a sua parede.

Foram necessárias muitas tentativas meticulosas de envolver e agarrar o fragmento e, numa dessas tentativas, quando o aperto mais forte foi sentido pelo sentido tátil, todo o conjunto foi rodado no sentido contrário ao dos ponteiros do relógio para desenroscar o fragmento da dentina e retirado para ver o fragmento recuperado. O canal livre do fragmento era evidente radiograficamente. O tempo necessário para retirar o fragmento foi de aproximadamente 60 minutos

Segunda visita:

O retratamento com limpeza e modelação regulares do canal radicular, seguido de obturação utilizando a técnica de condensação lateral, foi efectuado em ambos os dentes, mas separadamente, e foram mantidos sob observação.

Visitas de recolha:

Após o período de observação pós-obturação, as aberturas de acesso foram restauradas, seguidas de cobertura total dos dentes tratados com coroas de porcelana fundida com metal. No seguimento de 1 ano e meio, ambos os dentes estavam assintomáticos e sem quaisquer alterações radiográficas.

Neste caso, a lima separada estava firmemente presa na linha reta, apical 3rd do incisivo lateral maxilar. Uma vez que as tentativas de a passar falharam, foi utilizada a técnica de Masserann. A obtenção de um acesso em linha reta ao fragmento facilitou a centralização da lima sobre o fragmento. Isto assegurou a libertação circunferencial da extremidade coronal do fragmento com o corte seguro da dentina periférica à volta do fragmento. Isto promoveu uma fixação firme do fragmento e a sua recuperação ao longo do eixo da raiz, permitindo assim um retratamento regular. Um ano após a obturação, o acompanhamento deste caso mostrou que a técnica de Masserann foi útil para promover um retratamento endodôntico bem-sucedido para a remoção de instrumentos separados.[91]

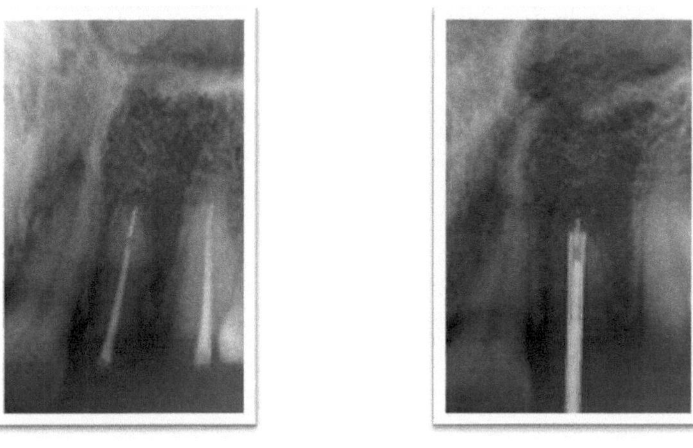

(A) (B)

Figura 26: (A) Sub-obturação no incisivo lateral maxilar e canino com uma lima separada no primeiro. (B) Trefano centrado sobre o fragmento

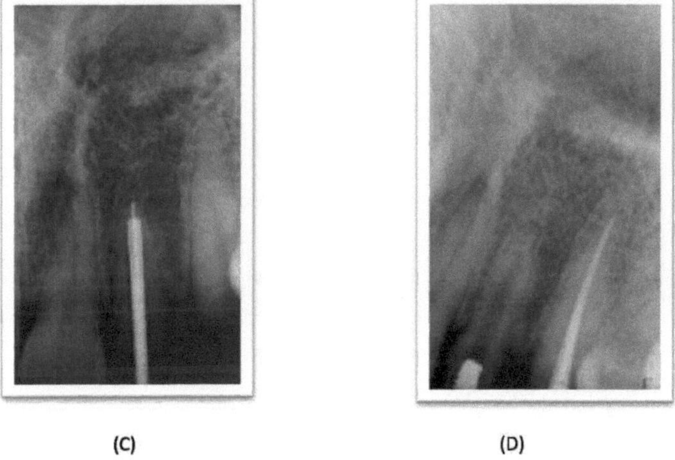

(C) (D)

Figura 26: (C) Extrator com manga de êmbolo e agarrando o fragmento (D) O fragmento recuperado pelo extrator

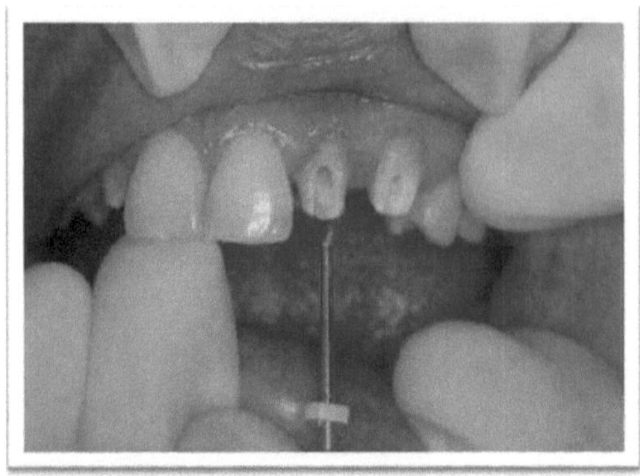

(E)
Figure 26: (E) Canal radicular livre do fragmento

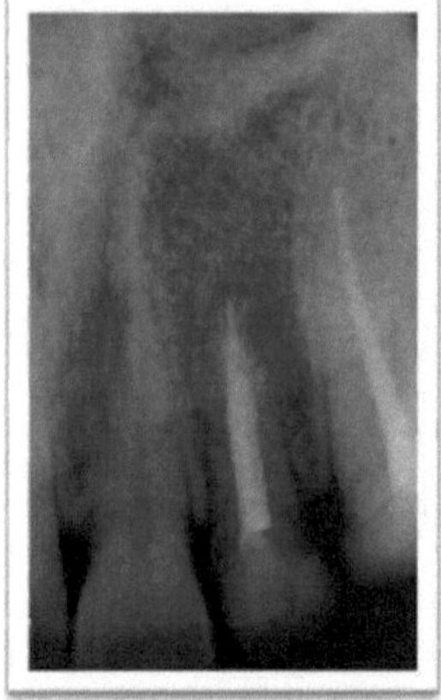

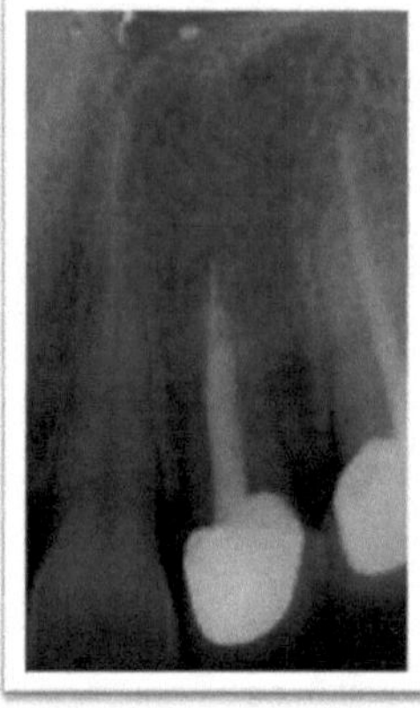

(F) (G)

Figura 26: (F) Incisivo lateral e canino reobturados (G) Acompanhamento de 1 ano e meio

Contornar e enterrar:

Quando todas as tentativas falham na recuperação do instrumento fracturado, a derivação do fragmento permite a limpeza e a modelação de todo o canal, assegurando assim um prognóstico favorável. O bypass também deve ser o tratamento de escolha quando o fragmento não é visível sob DOM. Consiste em colocar uma lima K de aço inoxidável de tamanho 8 ou 10 entre o fragmento e a parede dentinária e, em seguida, a lima é avançada e retirada repetidamente numa tentativa de atingir o comprimento total de trabalho.[88]

Os objectos partidos devem ser contornados e o canal deve ser tratado de acordo com os procedimentos endodônticos normais e o fragmento separado deve ser incorporado no material de obturação da raiz." Nestes casos, é obrigatória uma boa qualidade de obturação para que o material obturador ou selador flua e sele os espaços entre as flautas da lima separada e a parede do canal.[100]

De um modo geral, um estudo[101] mostrou que 6% dos canais radiculares tinham instrumentos separados e que a maioria dos dentes estava a cumprir a sua função há bastante tempo, com uma cicatrização periapical aceitável.

Técnica de "by-passing" baseada no facto de nenhum dos canais radiculares ser perfeitamente redondo e de existir um pequeno espaço entre a parede do canal radicular e o fragmento fracturado que permite que uma lima mais pequena contorne o fragmento separado. Envolve a inserção de uma lima fina entre o fragmento fracturado e a parede do canal radicular e a negociação do canal até ao comprimento total de trabalho, o que permite uma instrumentação completa e a obturação do canal radicular com o fragmento a permanecer in-situ. Permitir que o fragmento fique in-situ juntamente com guta-percha termoplastificada melhora consideravelmente o prognóstico.

Esta é uma técnica fácil de dominar e funciona com sucesso na maioria dos casos, especialmente quando o instrumento está preso nos terços coronais e médios do canal radicular. Durante o bypass com os instrumentos finos ou de tamanho pequeno, pode haver a possibilidade de o segmento fracturado ser recuperado do canal. Uma outra vantagem desta técnica é que não exige visibilidade direta do fragmento, ou seja, pode ser adequada quando o fragmento está localizado para além de uma curvatura considerável do canal radicular.

Este método não requer meios de ampliação, uma vez que está mais dependente da sensação tátil do clínico dentário, permitindo a sua viabilidade prática entre os clínicos dentários gerais, especialmente nos países em desenvolvimento onde a utilização de equipamento endodôntico moderno, como microscópios cirúrgicos e ultra-sons, não é comum na sua prática diária.

Tratamento cirúrgico do instrumento fracturado:[97]

Inclui cirurgia apical, reimplantação intencional, amputação da raiz ou hemisecção. A intervenção cirúrgica pode ser justificada se as técnicas de remoção ortógrada falharem e o dente apresentar uma patologia periapical. Os fragmentos no terço apical são removidos durante a própria ressecção da raiz. Se o fragmento estiver localizado no terço médio, pode ser efectuada uma obturação retrógrada após a preparação retrógrada sem remoção do fragmento.[97]

Uma anamnese minuciosa, exame clínico e radiografias periapicais de boa qualidade são essenciais para o diagnóstico pré-operatório dos dentes que serão submetidos à cirurgia apical. A cirurgia periapical em molares inferiores apresenta algumas dificuldades técnicas, como a proximidade dos ápices com o canal mandibular, a dificuldade de acesso às raízes devido à sua localização posterior e à sua inclinação lingual e ao tipo e espessura da placa vestibular.

A proximidade do processo patológico com o canal mandibular pode ser um problema cirúrgico difícil em termos de proteção desta estrutura vital contra danos. Wesson e Gale[102] encontraram um distúrbio sensorial de duração variável no lábio inferior após 20-21% dos procedimentos em molares inferiores.

A radiografia periapical é limitada pelo facto de a informação ser apresentada apenas em duas dimensões. A interpretação é mais difícil quando o padrão de fundo é complexo.

A utilização de exames de tomografia computorizada (TC) permitiu a avaliação da verdadeira extensão das lesões periapicais e a sua relação espacial com pontos de referência anatómicos importantes. A introdução da TC de feixe cónico representou um novo desenvolvimento importante na radiologia dentomaxilofacial e precipitou uma mudança da aquisição de dados bidimensionais para tridimensionais, reconstrução de imagens e visualização.[102]

Um relato de caso descreve a recuperação de um segmento de lima quebrado por meios cirúrgicos. Estes procedimentos foram simples, económicos e menos prejudiciais para o dente. Por fim, este caso seguiu o prognóstico de sucesso devido ao perfeito selamento do sistema de canais radiculares.

Relato de caso:[102]

Remoção cirúrgica de instrumento endodôntico fraturado no terço apical do primeiro molar inferior:

Paciente do sexo feminino, 35 anos de idade, com queixa principal de dor na região lombar. A doente apresentava um historial de tratamento de canal nos dentes posteriores inferiores há 3 anos.

No exame radiográfico, foi encontrada uma lima de fratura no terço apical do canal distal. É tomada a decisão de remover o instrumento fracturado por meios cirúrgicos.

Procedimento cirúrgico:

O procedimento foi realizado sob anestesia local com lidocaína a 2% e adrenalina 1:2,00,000. Foi feita uma incisão crevicular desde a face mesial do primeiro pré-molar inferior esquerdo até à face distal do segundo molar inferior esquerdo e uma incisão de libertação distal que se estende até ao vestíbulo para levantar um retalho triangular. Foi efectuada uma reflexão subperiosteal. Foi preparada uma janela óssea de 5 mm através do córtex vestibular correspondente ao ápice distal da raiz do molar no comprimento previamente calculado.

O instrumento foi cuidadosamente visualizado e depois removido com uma pinça de mosquito. Foi tirada uma radiografia pós-operatória para confirmar a remoção completa do segmento fracturado. Foi tirada uma radiografia pós-operatória para confirmar a remoção completa do segmento fracturado.

De seguida, os canais foram obturados com guta-percha a 6% e cones acessórios a 4% e AH Plus Sealer (Dentsply, Maillefer). A guta-percha foi polida na extremidade apical do canal distal com um polidor quente. A ferida foi então curetada e a irrigação foi efectuada com solução salina normal.

Foi utilizado aloenxerto ósseo liofilizado desmineralizado para enxertar o sítio cirúrgico, e o fechamento foi feito com seda 3-0. O paciente recebeu prescrição de amoxicilina 500 mg/8 h por 7 dias, ibuprofeno 600 mg/8 h por 3 dias e colutório de gluconato de clorexidina 0,12% três vezes ao dia por 7 dias. Após 7 dias, o paciente foi chamado para a remoção da sutura. Foi efectuada uma restauração pós-endodôntica. No exame de revisão de 6 meses, o primeiro molar inferior esquerdo estava assintomático com regeneração progressiva do osso periapical.

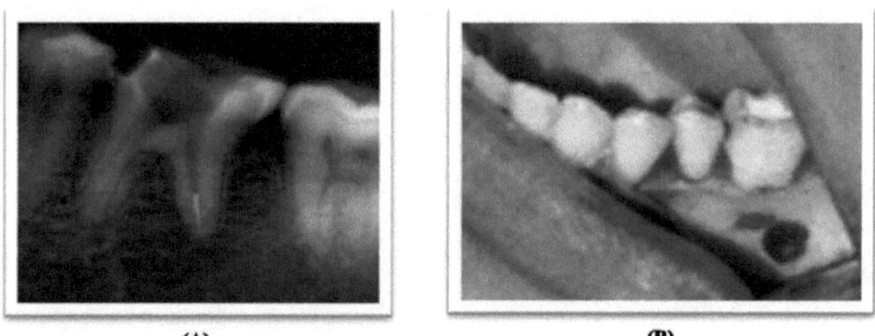

(A) (B)

Figura 27: (A) Instrumento partido no terço apical. (B) Preparação da janela óssea

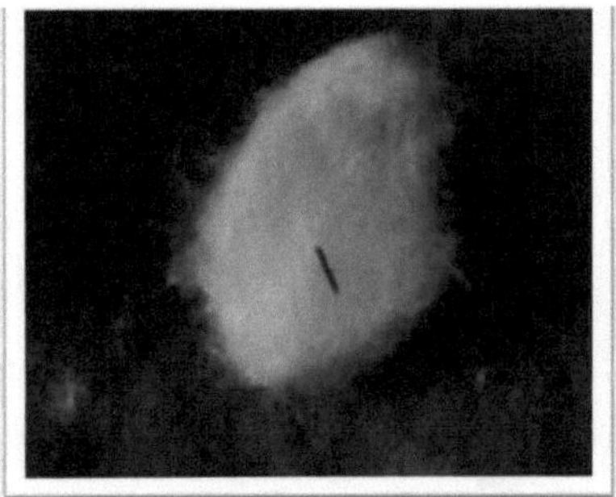

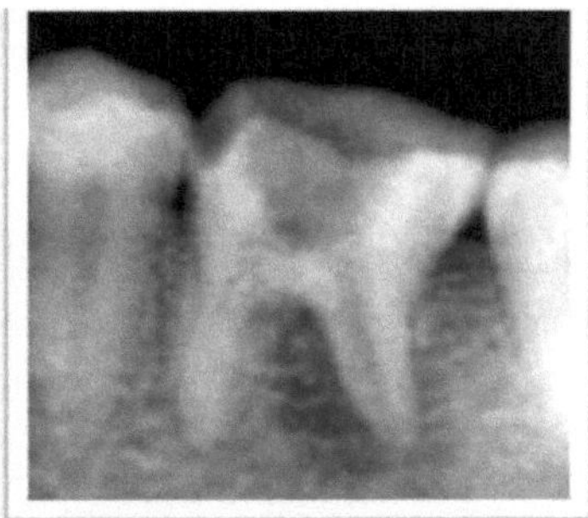

(C) (D)

Figure 27: (C) Segmento do instrumento fracturado após a remoção (D) A IOPA mostra a remoção do instrumento efectuada

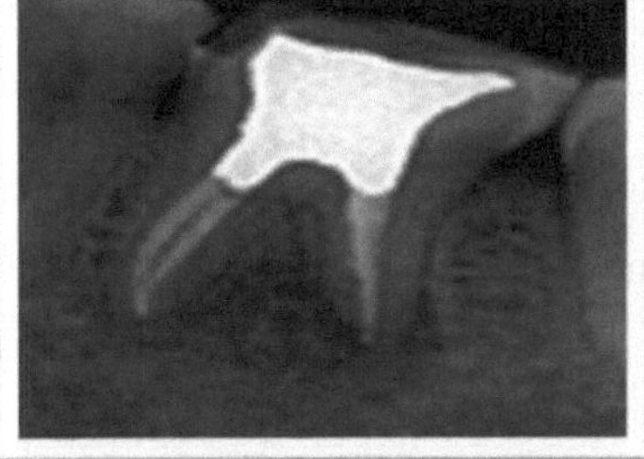

Figure 27: (E) Radiografia pós-operatória

Dissolução eletroquímica do instrumento fracturado:[103]

Esta técnica foi experimentada in-vitro para a remoção de instrumentos separados. Requer a existência de dois eléctrodos imersos na solução, um actuando como cátodo e o outro como ânodo. É imposta uma diferença de potencial eletroquímico adequada entre os dois eléctrodos, resultando na migração dos electrões do ânodo para o cátodo e, consequentemente, na libertação de iões metálicos para a solução.

Este processo resulta na dissolução progressiva do fragmento no interior do canal radicular. Apresenta as seguintes vantagens em relação aos métodos convencionais:

1. Maior segurança em comparação com os métodos mecânicos.
2. Não é necessário obter acesso em linha reta.
3. Remoção mínima de tecido dentário.

O melhor antídoto para a fratura de um instrumento é prevenir a sua ocorrência.

A adesão a conceitos comprovados, a integração das melhores estratégias e a utilização de técnicas seguras durante os procedimentos de preparação dos canais radiculares eliminará virtualmente os instrumentos partidos como um acidente processual. A prevenção também pode ser muito facilitada se pensarmos nos instrumentos de negociação e moldagem como objectos descartáveis. A simples eliminação de todos os instrumentos após a conclusão de cada caso endodôntico reduzirá as quebras, o tempo clínico perdido e os problemas clínicos.

No entanto, por vezes, um instrumento parte-se e, apesar das melhores tecnologias e técnicas existentes, o segmento de lima partido pode não ser recuperado. Nestes casos, e na presença de sintomas clínicos e/ou patologia radiográfica, a cirurgia ou extração pode ser a melhor opção de tratamento.[88]

Objectos estranhos no espaço do canal radicular:

As lesões orais auto-infligidas podem ser pré-mediadas ou acidentais ou podem resultar de um hábito pouco comum.[104]

Nada é mais irritante ou desanimador para um clínico praticante do que a descoberta de um instrumento partido ou separado no canal radicular, cuja remoção é por vezes bastante difícil e demasiado demorada, com uma taxa de sucesso relatada que varia entre 55% e 79%. Da mesma forma, foram observados vários casos na literatura que descrevem vários objectos alojados pelo paciente na câmara pulpar ou no canal radicular.[105]

Um corpo estranho no dente é, no entanto, raro. É mais provável que ocorra quando a câmara pulpar está em comunicação direta com a cavidade oral em resultado de traumatismo, grande exposição cariosa e durante o tratamento do canal radicular em que os canais foram deixados abertos para drenagem. Estes objectos estranhos podem tornar-se um nidus de infeção e fonte de dor.

A recuperação destes objectos estranhos intracanais é normalmente um desafio significativo para os clínicos, mas é essencial para o sucesso do tratamento do canal radicular.

Os objectos estranhos impedem a limpeza e a modelação completas do sistema de canais radiculares, podendo assim comprometer o resultado do tratamento endodôntico. A remoção ortógrada de objectos estranhos depende da perícia, paciência e experiência do operador, bem como de factores anatómicos como a curvatura do canal radicular, o diâmetro e a acessibilidade, para além da forma, tamanho e localização do objeto estranho.[105]

Foram relatados vários objectos estranhos alojados na câmara pulpar ou no canal radicular do dente, desde agrafos, pontas de lápis, agulhas de cerzir, parafusos de metal, missangas, pauzinhos de plástico, alfinetes de chapéu, alfinetes de costureira, duas palhinhas, objectos metálicos cónicos.[106]

A radiografia é de importância diagnóstica para a localização de objectos estranhos, uma vez que é radiopaca. Foram propostos diferentes métodos radiográficos para localizar a posição exacta dos objectos estranhos no canal radicular, tais como vistas de paralaxe (horizontal ou vertical), vistas oclusais de vértice, técnicas de triangulação, radiografia estéreo e tomografia.[107] As radiografias também ajudam a determinar o tamanho e a composição provável do objeto estranho, bem como o grau de dificuldade que será encontrado durante a sua remoção.

Os corpos estranhos no canal radicular não só actuam como obstruções à passagem suave dos instrumentos endodônticos, como também actuam como focos de infeção e fonte de dor. Devem ser removidos, pois podem surgir complicações se não forem eliminados. Goldstein[108] relatou Actinomicose após a impactação de uma corrente de jóias no incisivo central superior, enquanto Costa[109] citou o desenvolvimento de sinusite maxilar crónica de origem dentária quando um objeto estranho foi empurrado através do canal radicular para a área do seio. Assim, devem ser iniciadas tentativas rápidas e cautelosas de remoção, em primeiro lugar por meios não cirúrgicos, mas, se falhar, deve ser empregue o método cirúrgico.

Foram documentadas na literatura várias técnicas para a recuperação intracanal (não cirúrgica) bem sucedida dos objectos estranhos que se encontram na câmara pulpar ou no canal, tais como o kit Masserann, o suporte de agulha Castroviejo modificado e instrumentos ultra-sónicos. A pinça de Steglitz também é conhecida pela remoção de pontas de prata. Nehme[110] recomendou a utilização do microscópio operatório juntamente com a lima ultra-sónica para eliminar a obstrução metálica. O microscópio operatório proporciona uma iluminação e visibilidade adequadas do canal e localiza a posição correta do objeto em relação à parede dentinária adjacente. No entanto, quando o objeto está alojado perto do ápice ou periapicalmente, a recuperação intra-canal do objeto torna-se progressivamente mais difícil ou, por vezes, impossível.

Srivastava e Vineeta[111] sugeriram a cirurgia periapical ou o reimplante intencional para a remoção de objectos alojados na região periapical; relataram a recuperação de um alfinete reto alojado na área periapical do incisivo central superior através de cirurgia periapical.

Em todos os casos, uma exploração cuidadosa com um instrumento endodôntico fino deve ser o primeiro passo. Deve ser explorado um espaço entre o objeto e a parede do canal, que existirá na maioria dos casos. Se for detectado, então os instrumentos endodônticos finos são trabalhados suavemente ao longo do corpo estranho para criar espaço suficiente para contornar o objeto. Mas se o objeto estiver bem preso ao canal, trabalhar suavemente uma lima fina ao longo do objeto estranho utilizando ácido etileno diamino tetra-acético (EDTA) para amolecer a dentina pode criar espaço suficiente para contornar o objeto. Após o desvio, o objeto pode ter de ser solto e depois removido com o mínimo de danos na estrutura interna da raiz para evitar a perfuração do canal radicular. Deve ter-se o cuidado de evitar a deslocação apical do corpo estranho durante a sua remoção, uma vez que isso resultará num encaixe mais apertado do objeto estranho na parede do canal radicular, à medida que o canal se torna progressivamente mais estreito apicalmente, resultando num maior grau de dificuldade durante a sua remoção.[105]

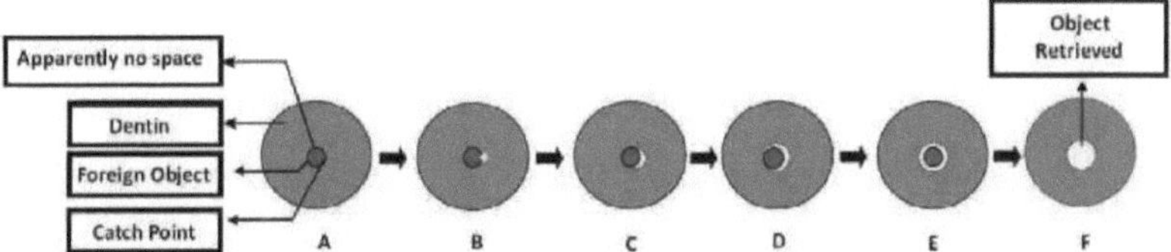

Figura 28: **(A a F)** Ilustração diagramática do procedimento utilizado para a retirada de objectos estranhos **(A)**: Aparentemente, não há espaço entre o corpo estranho e a parede dentinária, apenas um ponto de "captura" no aspeto mesial da câmara pulpar (B): Passagem criada ao lado do objeto estranho pela lima K n.º 6 através de uma exploração cuidadosa e negociação do ponto de "captura" e subsequentemente ampliada com a lima K n.º 15. **(C a E)**: Remoção circunferencial de dentina com a lima H n.º 15 para criar espaço à volta do objeto estranho para o soltar. **(F)**: Recuperação bem sucedida do objeto (objeto removido)

Uma prática comum empregue durante o tratamento do canal radicular num dente com abcesso envolve a preparação da cavidade de acesso e, em seguida, deixar a câmara pulpar aberta para a drenagem do pus. Este procedimento pode colocar o doente em risco de alojamento de corpos estranhos no canal. Mas se o médico tomar a decisão de deixar a câmara pulpar aberta, o doente e os pais devem ser alertados para o risco de impactação de objectos estranhos na câmara pulpar ou no canal. A câmara pulpar não deve ser deixada aberta durante um período de tempo prolongado e a cavidade de acesso deve ser selada logo que os sintomas agudos desapareçam.[105]

Não existe um procedimento padronizado para a remoção de corpos estranhos, mas diferentes técnicas têm sido relatadas. Foram citados vários casos na literatura que descrevem vários objectos alojados na câmara pulpar ou no canal radicular e a sua remoção com sucesso.

Relato de caso I:[105]

Espinho na endodontia: Bloqueio do canal radicular induzido pelo paciente por objectos estranhos invulgares.

Um doente do sexo masculino, de 14 anos de idade, saudável, apresentou uma queixa principal de dor e inchaço recorrentes na gengiva sobre o dente frontal superior direito durante os últimos quatro meses, que diminuíram com a toma de medicação. O doente tinha sofrido um traumatismo oro-facial há 4 anos, causado por uma bomba manual. Os seus antecedentes médicos e familiares não contribuíam para o caso. Os achados extra-orais eram insignificantes. O exame intra-oral revelou um incisivo lateral superior direito descolorido e fracturado, juntamente com uma abertura larga na câmara pulpar e uma formação sinusal em relação a esta. O dente era sensível à percussão.

A radiografia periapical intra-oral do dente n.º 12 revelou radiolucência periapical em torno de um ápice imaturo, juntamente com a presença de provavelmente dois objectos radiopacos lineares - um objeto cilíndrico mais radiopaco e situado coronalmente e um objeto cónico linear relativamente menos radiopaco e apicalmente estendido, que se estendem da câmara pulpar até ao terço cervical da raiz. O doente negou inicialmente ter introduzido qualquer objeto no dente, mas após uma anamnese cuidadosa, acabou por relatar um incidente em que partiu acidentalmente um pedaço de fio metálico para remover restos de comida do dente há 2 anos. O doente tentou remover o fio com um espinho de babool *(Acacia Arabica)*, mas este também ficou preso no dente. O doente não revelou o incidente aos seus pais devido ao receio de ser castigado.

Com base na história, nos achados clínicos e radiográficos, foi feito um diagnóstico de necrose pulpar com abcesso periapical e impactação de corpo estranho no dente. Depois de ter em consideração os achados clínicos e radiográficos, foi iniciado o tratamento do canal radicular com uma tentativa de retirar o objeto estranho e, subsequentemente, concluir o tratamento do canal radicular.

A cavidade de acesso foi modificada juntamente com a remoção da dentina cariada e os detritos foram lavados para fora da câmara pulpar utilizando uma solução isotónica. Na exploração inicial com a lima #15 K, verificou-se que os objectos estranhos estavam muito bem presos à parede dentinária e não permitiam que a lima contornasse o objeto estranho. Assim, a tentativa inicial de contornar o objeto com a lima #15 K falhou e, em seguida, foi escolhida a lima #6 K para explorar o espaço entre o objeto e a parede do canal. Na exploração com a lima #6 K, sentiu-se uma "captura" no aspeto mesial da câmara pulpar, mas mesmo assim não se conseguiu contornar o objeto.

O EDTA (Glyde TM File Prep, Dentsply Maillefer) foi aplicado cuidadosamente na câmara pulpar durante 5 minutos para amolecer a dentina. Finalmente, através da exploração cuidadosa e negociação do ponto de "captura" com a lima K nº 6, foi criada uma passagem ao lado do objeto, para o contornar. A passagem foi subsequentemente alargada com a lima K nº 15. Teve-se o cuidado de evitar qualquer deslocação apical do objeto estranho durante o alargamento da passagem e cada passo foi acompanhado de irrigação abundante com solução salina normal. Uma lima H #15 foi então introduzida nesta passagem.

Foi criado espaço de forma paciente e sem pressa, removendo a dentina circunferencialmente à volta do corpo estranho para o soltar de todos os lados. Mais uma vez, foram tomadas medidas de precaução para não empurrar os objectos apicalmente durante a remoção circunferencial da dentina, de modo a criar espaço à volta do objeto, o que foi conseguido cortando a dentina apenas durante o movimento de tração da lima H n.º 15. Por fim, foi feita uma tentativa de encaixar o corpo estranho entre uma lima #25 H e a parede do canal, puxando-o para fora coronalmente. A remoção bem sucedida dos objectos estranhos foi conseguida após algumas tentativas e foi tirada uma radiografia pós-operatória para garantir a remoção completa dos objectos estranhos.

Os corpos estranhos retirados eram um pedaço de fio metálico e um espinho de babosa com aproximadamente 4 e 7 mm de comprimento, respetivamente. O canal foi irrigado abundantemente com solução salina normal, peróxido de hidrogénio e hipoclorito de sódio. Após a remoção do corpo estranho, foi introduzido um penso intracanal de hidróxido de cálcio (Prevest Denpro Ltd, Jammu, Índia), que foi substituído todos os meses para induzir o encerramento apical. Após quatro meses, o dente em causa apresentava um sinal de cicatrização periapical e de encerramento apical na radiografia. O paciente foi mantido sob acompanhamento ativo todos os meses para a completa apexificação e cicatrização periapical antes de ir para a obturação final.

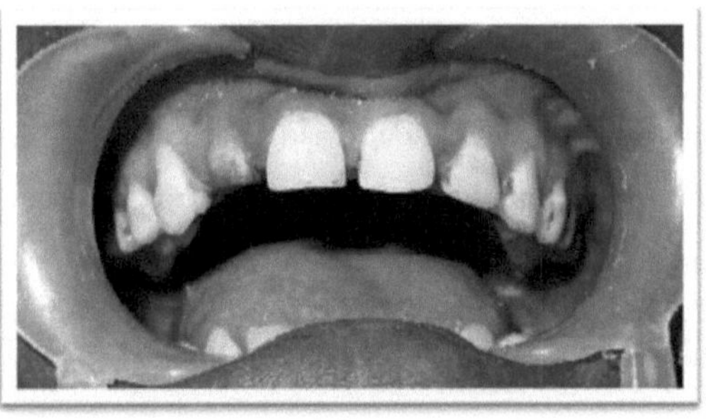

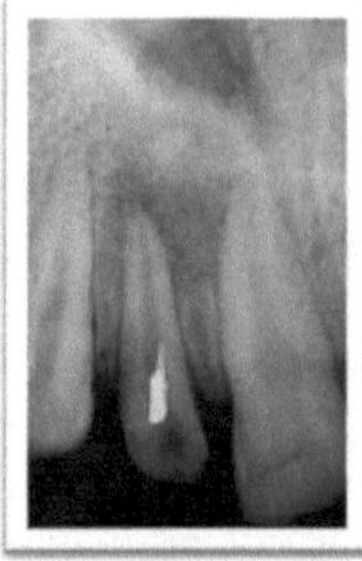

(A) (B)

Figura 29: (A) Fotografia do incisivo lateral direito maxilar descolorido e partido.
(B) Radiografia do dente mostrando objectos estranhos radiopacos na câmara pulpar que se estendem até ao terço cervical do canal radicular.

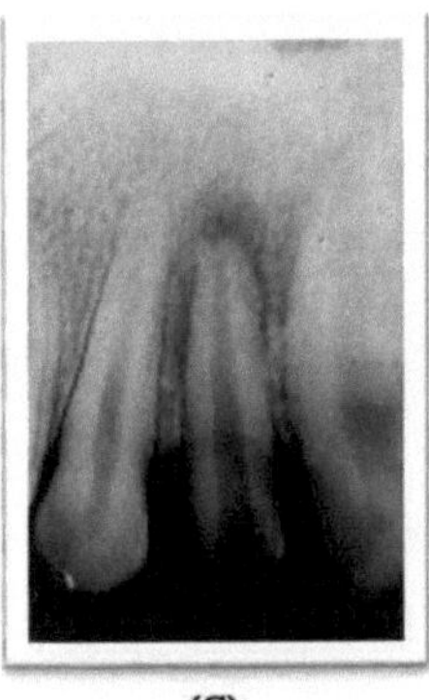

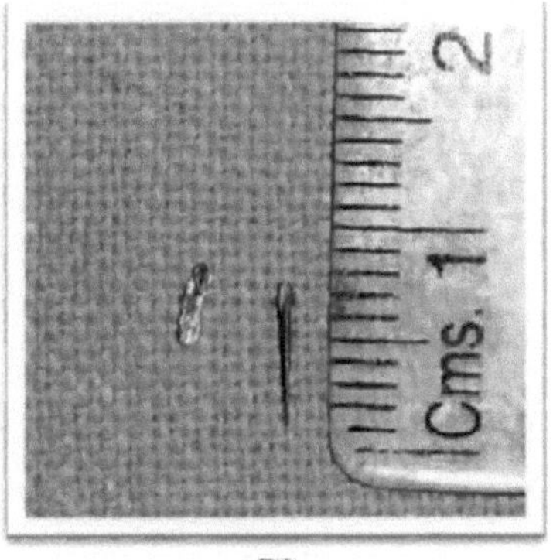

(C) (D)

Figura 29: (C) Radiografia do dente após a remoção de corpos estranhos. (D) Fotografia dos objectos estranhos retirados - um pedaço de fio metálico e um espinho.

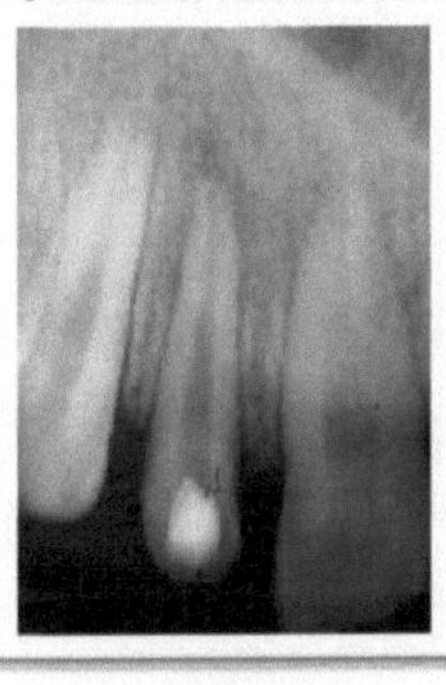

(E)

Figura 29: (E) Radiografia de seguimento após 4 meses, mostrando redução da adiolucência periapical e sinal de encerramento apical, o que indica que a cicatrização periapical está a progredir.

Relato de caso 2:[106]

Tratamento endodôntico de corpos estranhos:

Uma mulher de 52 anos de idade foi contactada com queixas de dor e também de remoção de um pino agrafador no canal radicular do incisivo central superior. O dentista anterior tinha pulpotomizado o incisivo dois meses antes e a câmara pulpar foi selada com um penso de óxido de zinco e eugenol. O paciente não compareceu à consulta subsequente. A restauração intermédia deslocou-se e acumularam-se tampões de alimentos durante um período de tempo.

O doente admitiu ter colocado um agrafador no interior do canal radicular para remover a obstrução alimentar do dente. No entanto, o agrafador ficou acidentalmente alojado no canal radicular do incisivo central. O doente tentou remover o agrafador com uma agulha, mas não conseguiu.

Ao exame, verificou-se que a câmara pulpar estava aberta para a cavidade oral, mas estava ocluída com tampões alimentares. O exame radiográfico revelou a presença de um objeto radio-opaco no terço médio até ao ápice da raiz. Decidiu-se retirar o pino agrafador através de uma técnica não cirúrgica e, em seguida, completar o tratamento endodôntico de rotina nos três dentes. Foi utilizada uma lima ISO número 20 para contornar o pino agrafador. A recuperação foi feita tentando encaixar o pino do agrafador entre a lima ISO número 20 H e a parede do canal e depois puxando-o para fora coronalmente. Este foi então agarrado com uma pinça e recuperado. O pino do agrafador recuperado tinha 9 mm de comprimento. O canal radicular foi limpo e modelado com um instrumento rotativo protaper utilizando um movimento de coroa para baixo. Foram utilizados como irrigantes hipocloreto de sódio a 3%, EDTA e soro fisiológico. Foi colocado um medicamento intracanal de hidróxido de cálcio. A obturação foi efectuada com guta-percha protaper e selante AH plus. Seguiu-se a construção do núcleo e a prótese fixa. Num exame de acompanhamento após três meses, o dente estava totalmente assintomático.

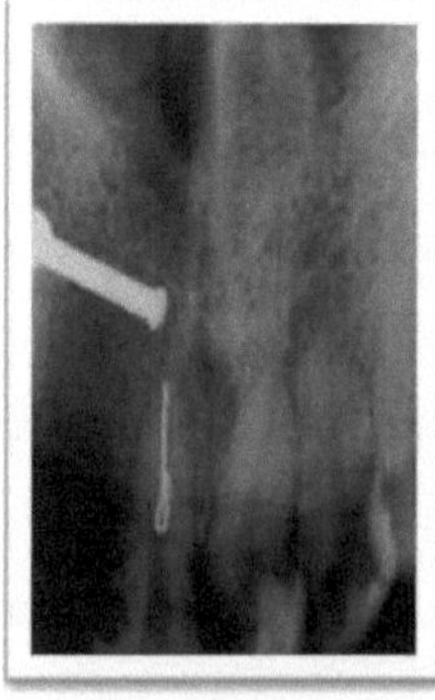

(A)

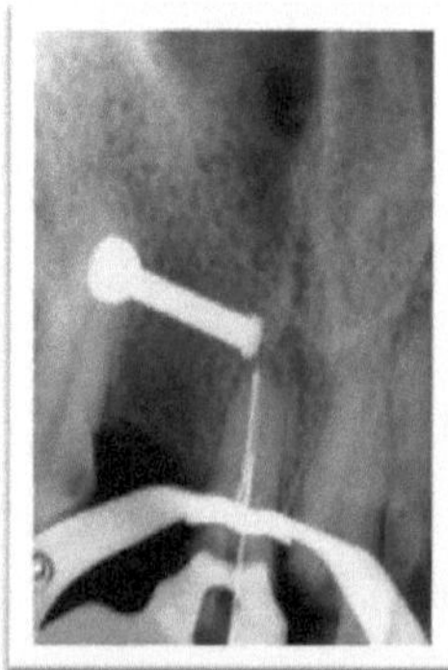

(B)

Figura 30: (A) Pino agrafador no canal radicular. (B) Contornando o pino do grampeador com a lima 20 k.

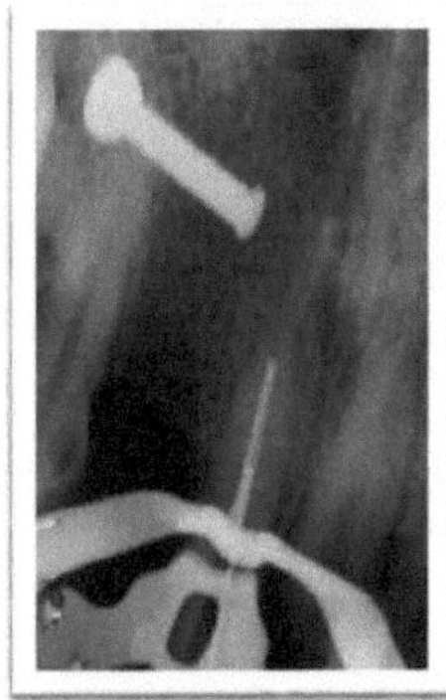

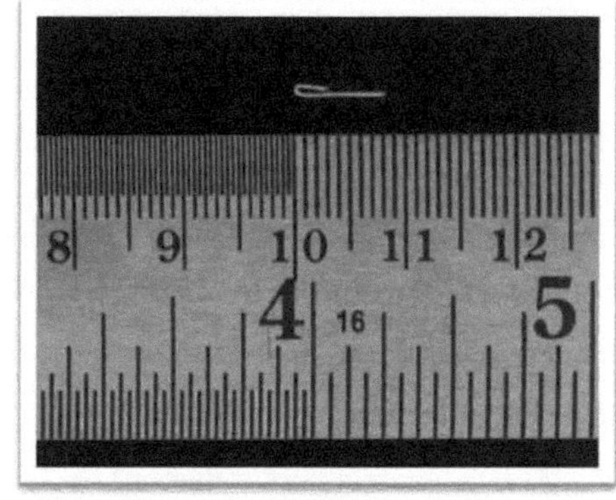

(C) (D)

Figura 30: (C) Recuperação do agrafador por 20 h-file. (D) Pino agrafador recuperado

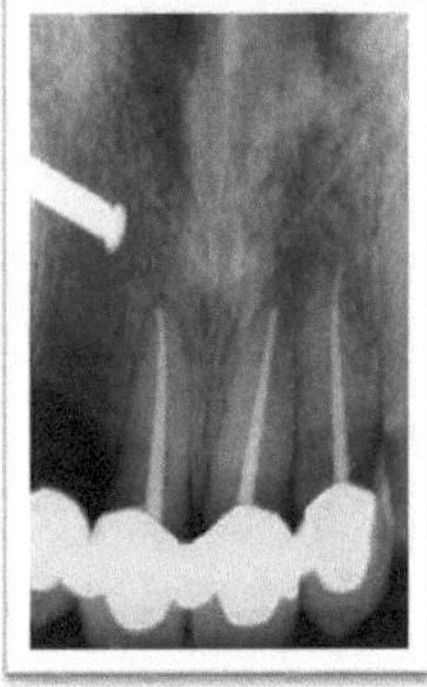

(E)

Figura 30: (E) Radiografia pós-obturação

Relato de caso 3:[112]

Agulha de costura no espaço do canal radicular: Relato de um caso raro:

Um paciente do sexo masculino, de 14 anos de idade, apresentou-se com queixa de dentes frontais superiores partidos, associada a uma história de dor intensa nos últimos 3 dias. A história da doença atual revelou que o doente sofreu um traumatismo há 4 anos devido a um acidente. A dor era espontânea e de carácter latejante. Apesar de, na altura da apresentação, o doente não apresentar qualquer inchaço, referiu ter tido dois ou três episódios de inchaço nos últimos 2 anos, que diminuíram quando o doente se automedicou com uma dose de analgésico de venda livre de Paracetamol 500 mg durante cerca de 2-3 dias de cada vez. O doente descreveu uma dor surda e contínua durante o inchaço, que desapareceu após a ingestão de medicamentos analgésicos. O doente referiu que não recebeu qualquer tratamento profissional para o mesmo durante o período mencionado.

O exame intra-oral revelou um dente fracturado envolvendo o esmalte dentinário com abertura para a câmara pulpar dos dentes 21 e 11 (Federation Dentaire Internationale). A câmara pulpar estava aberta para a cavidade oral. No exame intra-oral, foram observadas as seguintes caraterísticas clínicas e radiográficas em relação aos dentes 11 e 21. Os dentes estavam descoloridos, fracturados e apresentavam uma abertura incisal para a câmara pulpar. Não havia tumefação intra-oral em relação aos dentes 11 e 21, mas o dente 21 apresentava dor à percussão.

Além disso, a palpação dos tecidos gengivais em relação à área periapical do dente 21 provocou uma reação dolorosa no doente. Foi efectuado um teste de vitalidade que revelou que os dentes 11 e 21 não eram ambos vitais. A radiografia periapical intra-oral revelou um objeto radiopaco, com uma forma ligeiramente cónica na porção do terço médio da raiz do dente 21, com radiolucência periapical envolvendo os dentes 11 e 21. Depois de ter tomado a confiança do paciente, um inquérito cuidadoso ao paciente, relativamente à presença de objectos estranhos no dente, revelou que o paciente utilizava frequentemente uma agulha de costura como palito para limpar os alimentos alojados na câmara pulpar dos dentes 11 e 21. Há 4 meses, durante uma dessas tentativas, uma agulha de costura foi inadvertidamente partida no canal radicular do dente 21. Posteriormente, o doente tentou remover a agulha com a ajuda de outra agulha de costura, mas a agulha partida deslocou-se ainda mais para o fundo do canal e ficou mais firmemente alojada no seu interior.

Com base no exame clínico e radiológico, foi estabelecido o diagnóstico de abcesso periapical crónico em relação aos dentes 11 e 21. Tendo em conta os achados clínicos e radiográficos, foi decidido efetuar uma terapia de canal, com uma tentativa de retirar o objeto estranho e, posteriormente, completar o tratamento de canal.

Foi administrada uma dose de reforço da vacina contra o tétano antes de iniciar o tratamento dentário. Os dentes 13, 12, 11, 21, 22 e 23 foram isolados sob um dique de borracha e a cavidade de acesso foi preparada com lupas de 3,5 X de aumento. O grampo do dique de borracha foi aplicado no dente nº 11, uma vez que o dente nº 21 tinha uma estrutura dentária coronal fraca e mínima para reter o grampo. Os detritos da câmara pulpar foram limpos através de irrigação abundante com soro fisiológico. Para evitar a oxidação dos objetos metálicos no canal radicular, evitou-se inicialmente a irrigação com hipoclorito de sódio a 5,2%. A exploração do canal radicular foi efectuada com a lima Kerr nº 10 (K-fie, Mani Inc. Japão).

Inicialmente foi feita a instrumentação com K-fie n.º 10 para contornar o objeto a partir do aspeto mesial ou distal. No entanto, o objeto estranho ofereceu uma forte resistência ao seu desvio devido a um alojamento bastante firme no canal. Após repetidas tentativas, o objeto foi finalmente contornado sem 10 K-fie a partir do aspeto palatino. De seguida, o canal radicular foi contornado sequencialmente com as limas K nº 15 e nº 20. Foram subsequentemente inseridas limas Hedstrom (H-fie) n.º 20 a partir do aspeto palatino do canal radicular, contornando o objeto até ao ápice. Uma ponta do raspador ultrassónico ativado foi colocada em contacto com a peça metálica da lima H nº 20 para facilitar o desprendimento do objeto estranho.

Em poucos minutos, o objeto estranho ficou ligeiramente solto. Foi colocada uma nova lima, que foi rodada e pressionada contra o aspeto facial do canal radicular para encaixar o objeto e puxada incisalmente. O objeto foi movido incisalmente na câmara pulpar. Foi retirado com sucesso com a pinça e posteriormente examinado. O objeto estranho foi identificado como uma agulha de costura com cerca de 8 mm de comprimento e 1 mm de largura. Foi efectuada uma radiografia de confirmação para assegurar a retirada da agulha de costura do canal radicular do dente n.º 21.

Após a recuperação da agulha, foi estabelecido o comprimento de trabalho. A limpeza e a modelação do canal radicular foram efectuadas através da técnica convencional. Foi efectuada a irrigação final do canal radicular com hipoclorito de sódio a 5,25%, utilizando o ativador Endo (Dentsply, Tulsa Dental). Foi colocado hidróxido de cálcio como medicamento intracanal no dente n.º 21,11 e foi tirada uma radiografia. Após 1 semana de colocação de Ca(OH)2, ambos os dentes foram obturados. O paciente foi mantido em acompanhamento e ficou assintomático. Uma radiografia de acompanhamento de 6 meses mostrou uma boa cicatrização na área periapical.

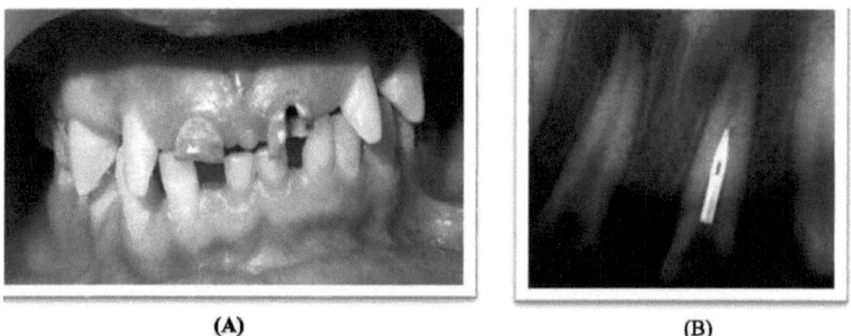

(A) (B)

Figura 31: (A) Vista frontal pré-operatória (dente #21). (B) Radiografia periapical intra-oral pré-operatória mostrando um objeto estranho no canal radicular do dente #21

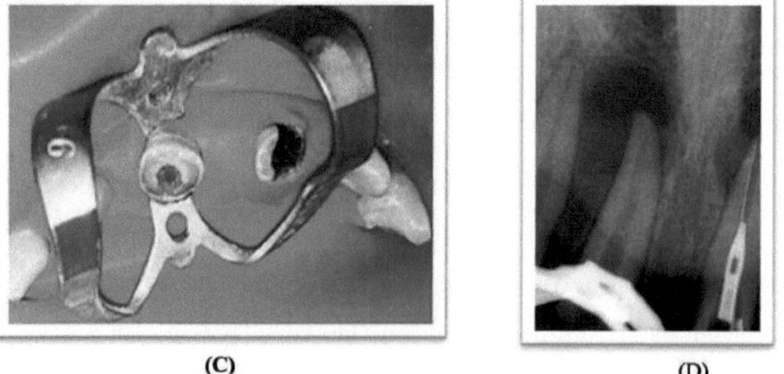

(C) (D)

Figura 31: (C) Isolamento sob dique de borracha com o dente #21. (D) Agulha de daming contornada sem a lima 10 K

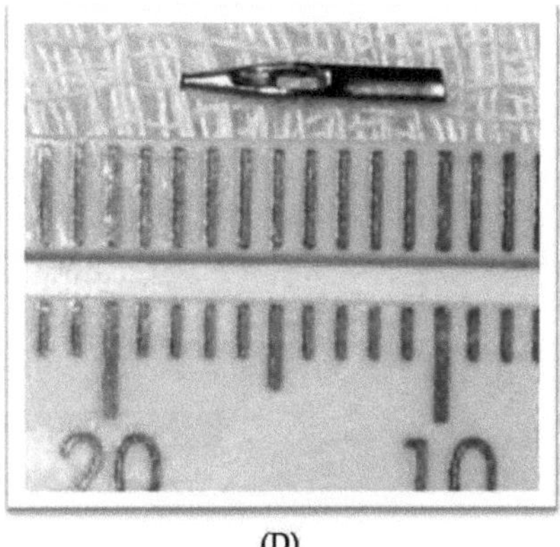

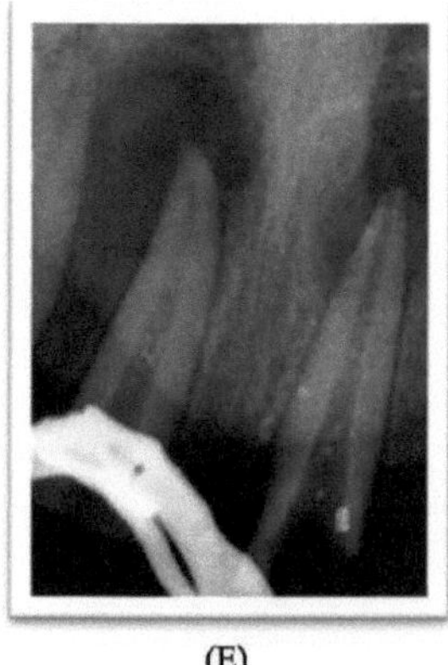

(D) (E)

Figura 31: (D) Corpo estranho (agulha de costura) medindo 8 mm de comprimento e 1 mm de diâmetro retirado do canal radicular do dente #21. (E) Radiografia periapical intra-oral após a retirada do corpo estranho do canal radicular do dente #21.

Relato de caso 4:[113]

Unhas - objectos estranhos no canal radicular: relato de um caso:

Um paciente do sexo masculino, de um ano de idade, apresentou-se com uma queixa principal de dor no dente frontal superior esquerdo desde há um mês. A história dentária revelou que o paciente tinha sofrido um traumatismo no seu incisivo central superior esquerdo permanente há cerca de $1^{1/2}$ ano. O exame intra-oral revelou uma fratura complicada do esmalte-dentina com dor à percussão. A radiografia periapical intra-oral revelou a presença de um objeto radiopaco linear no canal radicular, alojado no terço coronal da raiz. O plano de tratamento formulado incluía a remoção do objeto estranho.

A câmara pulpar foi limpa de detritos através de irrigação abundante e o pino metálico foi removido com uma lima K. Presumiu-se que os restantes detritos eram matéria alimentar, juntamente com quatro pedaços de unhas que foram lavados para fora do canal com solução salina isotónica. O objeto estranho retirado tinha uma cor preta acinzentada e media cerca de 7 mm. O hábito de roer unhas e lápis foi confirmado pelo paciente. O dente foi tratado com hidróxido de cálcio durante 2 semanas, seguindo-se a conclusão do tratamento convencional do canal radicular. Em seguida, o doente foi aconselhado a fazer uma restauração com coroa total, mas os pais recusaram e, por conseguinte, o tratamento foi concluído com uma restauração de resina composta.

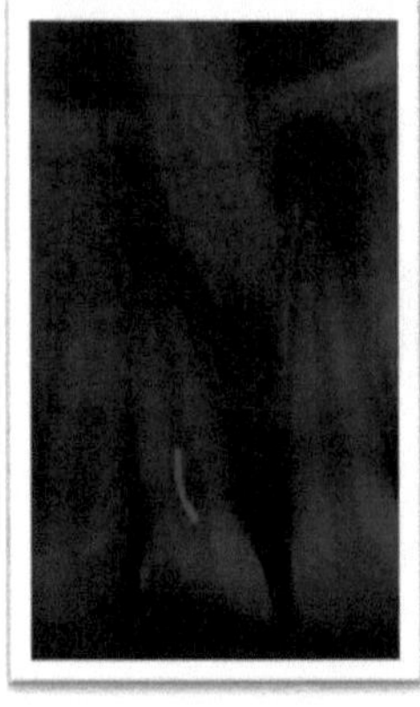

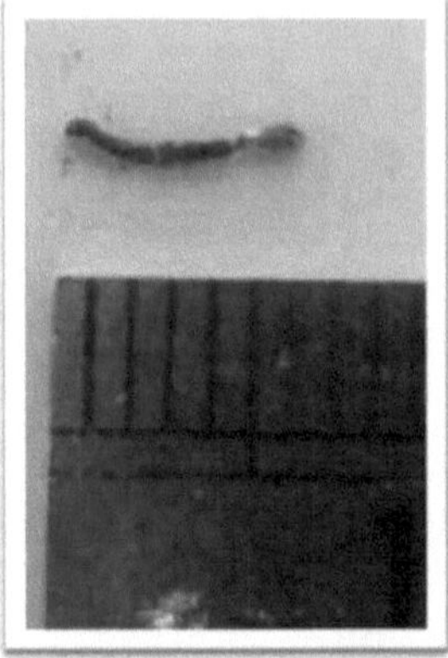

(A) (B)

Figura 32: (A) Radiografia de diagnóstico com corpo estranho alojado no terço coronal do 21 e espaço do ligamento periodontal alargado. (B) Objeto metálico recuperado com cerca de 7 mm de comprimento.

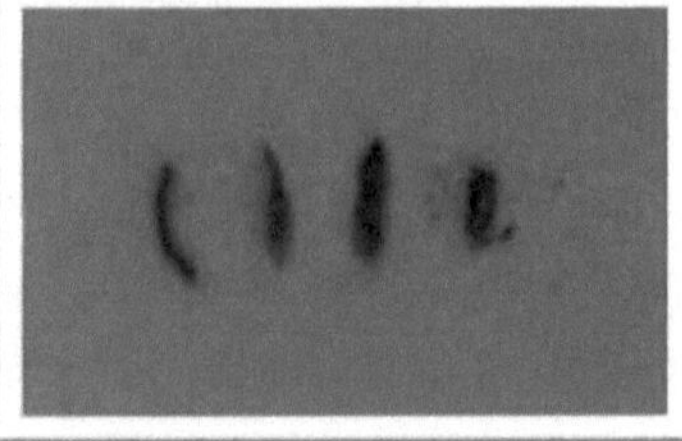

(C)

Figura 32: (C) Peças de unha retiradas do canal radicular de 21

Relato de caso 5:[114]

Objeto estranho invulgar no canal radicular:

Paciente do sexo feminino, de todos os anos de idade, apresentou-se com queixa principal de dor recorrente e inchaço em relação aos dentes anteriores superiores. A paciente relatou uma história de tratamento incompleto do canal radicular de um incisivo central superior fracturado como resultado de uma lesão traumática há 1 ano. O exame intra-oral revelou uma Classe III de

Ellis # 11. O dente estava descolorido, com uma abertura de acesso já preparada. Os testes de vitalidade indicaram que o dente não era vital, mas os dentes adjacentes eram vitais. Uma radiografia intra-oral revelou a presença de um objeto radio-opaco no canal radicular que se projectava para os tecidos periapicais. Uma vez que a extensão apical não era claramente visível, foi efectuada outra radiografia. Esta revelou que o objeto se projectava periapicalmente muito mais do que o esperado, chegando até ao pavimento nasal. Parecia ser um fio metálico que tinha sido torcido e empurrado para o interior do canal radicular.
Após um inquérito mais aprofundado, a criança admitiu que enfiava frequentemente alguns fios de metal no dente para ajudar a aliviar a dor. Não se lembrava claramente de ter sido incapaz de os retirar. Decidiu-se tentar remover o objeto através da abertura de acesso antes de realizar a cirurgia apical. A doente foi medicada com antibióticos e foi-lhe pedido que se apresentasse para tratamento ao fim de três dias. Após a administração de anestesia local, a abertura de acesso foi alargada e foi efectuada uma irrigação abundante para eliminar os detritos no canal. A instrumentação do canal não foi capaz de remover o corpo estranho na totalidade, apesar de terem sido observados pequenos fragmentos entre os detritos. Foi levantado um retalho mucoperiosteal de espessura total. O local da cirurgia foi limpo com soro fisiológico e sucção de alto volume. Foi retirado um fio metálico longo e fino. Presumiu-se que parte do fio tinha sofrido corrosão e, por isso, tinha sido expelido com os detritos.

Foi efectuada outra radiografia para confirmar a ausência de qualquer material radiopaco no canal e na área periapical. Depois de assegurar que a hemorragia no local da operação tinha sido controlada, o canal radicular foi seco, a obturação concluída e a cavidade de acesso selada. A extremidade da raiz foi preparada e foi efectuada a obturação retrógrada do canal radicular. O retalho foi suturado e foi efectuada uma radiografia pós-obturação. As suturas foram removidas após 1 semana. O local da operação apresentou uma boa cicatrização. O dente foi restaurado coronalmente com resina composta.

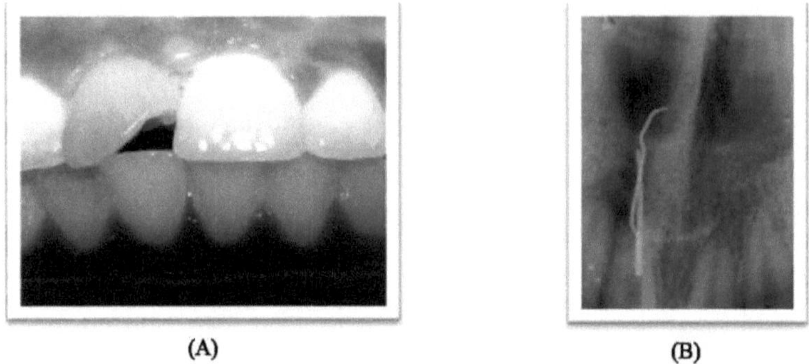

(A) (B)

Figura 33: (A) Incisivo central maxilar fracturado. (B) Radiografia mostrando objeto estranho no canal radicular

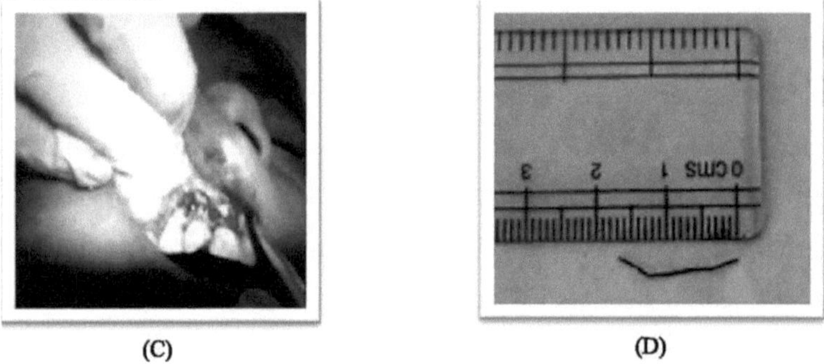

(C) (D)

Figura 33: (C) Retalho mucoperiosteal refletido. (D) Fio metálico retirado da área apical.

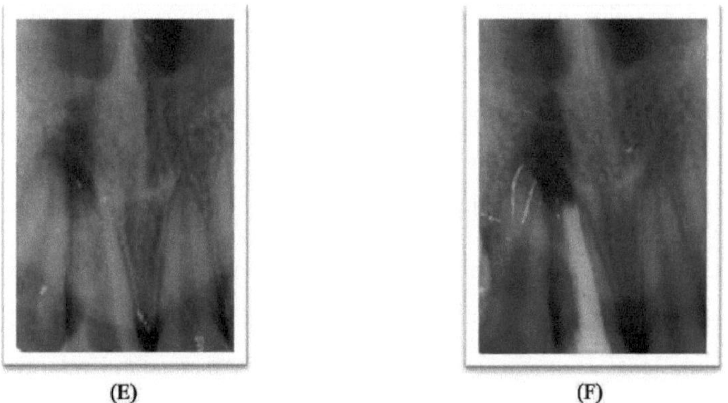

(E) (F)

Figura 33: (E) Radiografia confirmando a remoção do fio metálico do canal radicular. (F) Radiografia mostrando a obturação do canal radicular.

Relato de caso 6:[115]

Material estranho no canal radicular - Ponta de caneta:

Criança do sexo masculino, 4 anos de idade, com queixa principal de descoloração enegrecida e dor ocasional nos dentes anteriores superiores. A dor era espontânea, surda, intermitente e localizada, sem factores de agravamento e alívio associados. O exame clínico revelou um incisivo central superior grosseiramente cariado. A dor estava associada a um seio na mucosa labial sobre o dente.

A radiografia periapical intra-oral revelou radiolucência periapical associada a 61, juntamente com um corpo estranho linear radio-opaco invulgar que parecia um poste no canal radicular. Não havia história de tratamento dentário anterior. Numa exploração mais aprofundada, os pais confirmaram que o doente tinha o hábito de inserir objectos estranhos no dente para remover os restos de comida. Foi feito o diagnóstico de pulpite irreversível associada ao número 61, juntamente com o alojamento de um corpo estranho, e o doente foi aconselhado a submeter-se a terapia endodôntica após a remoção do objeto estranho. Os restos alimentares e o conteúdo necrótico foram removidos da câmara pulpar. O corpo estranho era visível, mas estava inacessível para remoção. O objeto foi encaixado com a pinça e puxado coronalmente. Foi retirada uma ponta de caneta com aproximadamente 1 cm de comprimento. O canal foi limpo, seco e foi efectuado um penso fechado. Na consulta subsequente, o canal foi obturado com pasta Endoflas e também foi efectuada uma pulpectomia com o número 51. O paciente foi mantido sob observação e chamado de volta após um intervalo de 3, 6 e 12 meses até que ocorresse a cicatrização subsequente.

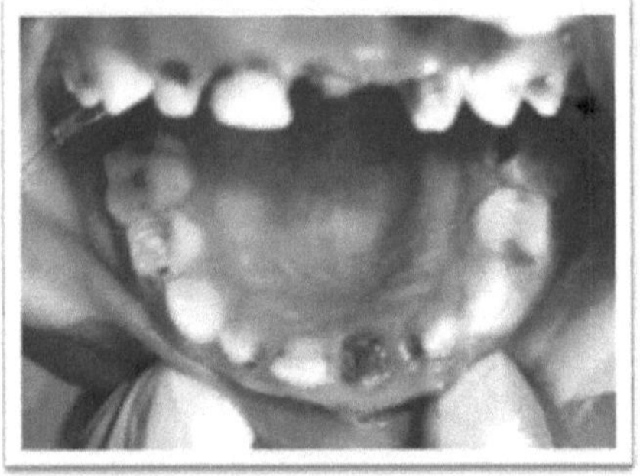

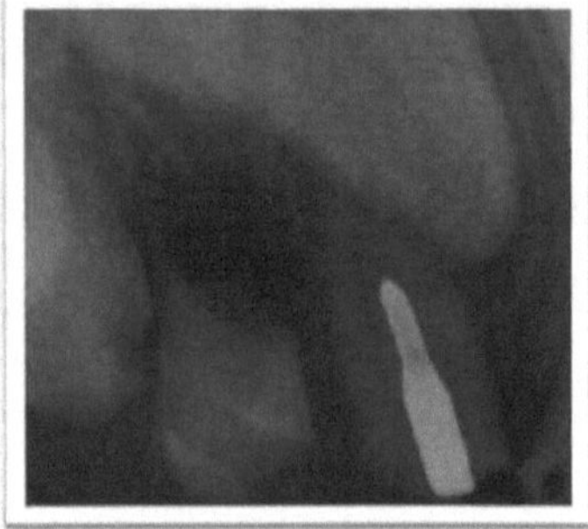

(A) (B)

Figura. 34: (A) Fotografia intra-oral mostrando o objeto estranho no canal e na abertura do seio. (B) Radiografia pré-operatória mostrando radiopacidade no canal radicular do dente n.º 61, provavelmente um corpo estranho

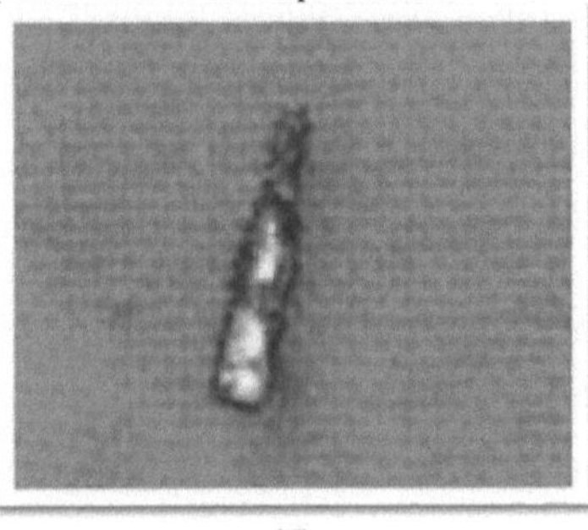

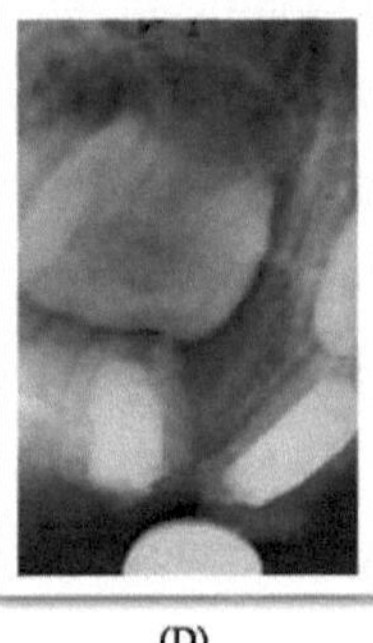

(C) (D)

Figura. 34: (C) Ponta de caneta retirada do canal. (D) Radiografia pós-operatória com os dentes obturados n.º 51 e 61.

Relato de caso 7:[115]

Material estranho no canal radicular - Chumbo de lápis:

Uma criança do sexo masculino, de 4 anos de idade, apresentou-se com a queixa principal de dor nos dentes anteriores superiores. A dor teve início há alguns dias e era localizada, espontânea, sem intensidade e de carácter intermitente. Uma vez iniciada, a dor durava 5 a 7 minutos e depois aliviava-se por si própria. Não havia variações posturais. O exame clínico revelou uma fratura complicada de Classe IX com uma grande cavidade cariosa no incisivo central superior primário n.º 61.

O dente estava associado a um seio na mucosa labial. A radiografia periapical intra-oral revelou uma grande radiolucência periapical em relação ao #61. Um objeto radio-opaco atípico, com aspeto de uma ponta de prata, foi observado no canal radicular do #61.

A história revelou que o paciente tinha o hábito de introduzir tudo na boca. O caso foi diagnosticado como pulpite irreversível em relação ao número 61, juntamente com alojamento de corpo estranho. A terapia endodôntica foi planeada para o número 61. Após a remoção da cárie, foi obtido acesso e, subsequentemente, os restos de comida e o conteúdo necrótico foram removidos. O corpo estranho era visível mas não acessível. O corpo estranho foi encaixado na pinça e puxado coronalmente. Foi retirada uma ponta de lápis com 0,8 mm de comprimento, o canal foi limpo e seco e foi efectuado um penso fechado. Na consulta seguinte, a obturação foi efectuada com pasta Endoflas. O doente foi mantido sob observação regular.

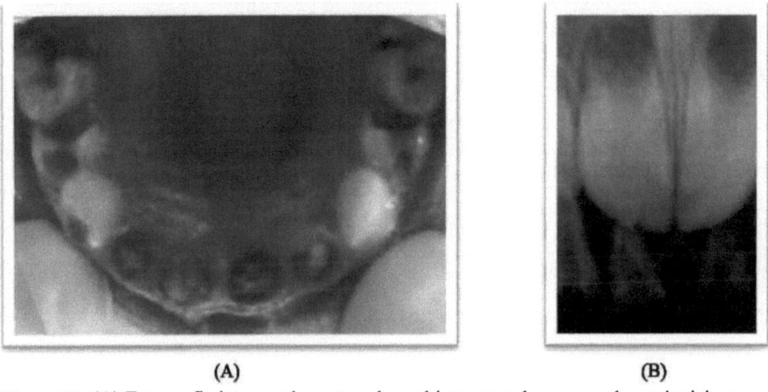

(A) (B)

Figura 35: (A) Fotografia intra-oral mostrando o objeto estranho no canal e os incisivos fracturados. (B) Radiografia pré-operatória mostrando radiopacidade no canal radicular do dente n.º 61, provavelmente um corpo estranho.

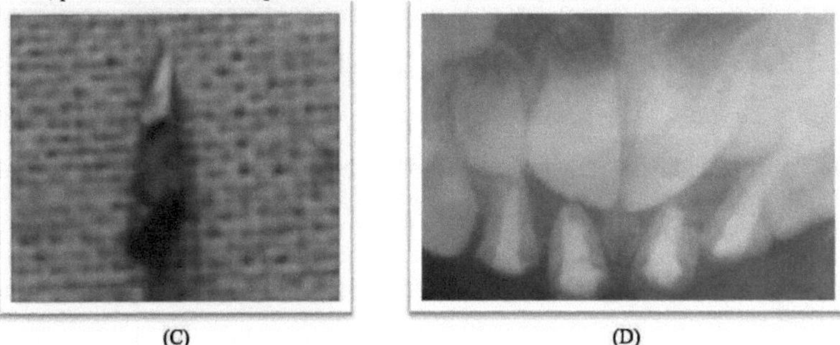

(C) (D)

Figura 35: (C) Chumbo de lápis retirado do canal do 61 (D) Radiografia pós-operatória com o dente obturado nº: 51,52,61 e 62.

Os corpos estranhos podem ficar alojados no canal radicular devido a lesões auto-infligidas, o que pode levar a complicações numa data posterior. Isto é comum em dentes cariados que não foram tratados ou em dentes com restaurações deslocadas. Muitos dos doentes não procuram tratamento enquanto o dente estiver assintomático. É necessário um aconselhamento adequado para garantir que o tratamento dentário é efectuado o mais cedo possível e que é concluído, de modo a evitar este tipo de incidentes desagradáveis.[114]

6. Perfuração pós-espacial:

De acordo com Kvinnsland et al,[116] as perfurações pós-preparação representam 53% de todas as perfurações. Postula-se que, com o aumento da utilização e previsibilidade da colagem em medicina dentária, a necessidade de colocar pinos nas raízes deve estar a diminuir. Goodacre e Spolnik[117] recomendam um comprimento de pilar igual a três quartos do comprimento da raiz, se possível, ou pelo menos igual ao comprimento da coroa. Eles advertem que pelo menos 4-5 mm de guta percha devem permanecer apicalmente para manter um selamento apical adequado. Limitar o tamanho do pilar para que o diâmetro do pilar não seja maior do que um terço da largura mesio-distal da raiz também é útil.[118]

Existem duas formas principais pelas quais uma raiz pode ser perfurada durante a preparação do espaço pós-operatório: Uma preparação enviesada, que é quando o espaço pós é desviado do longo eixo da raiz e perfura o aspeto lateral da raiz e, em segundo lugar, quando uma preparação de lados paralelos é avançada demasiado apicalmente e não tem em consideração a natureza afunilada da raiz ou o diâmetro da preparação é excessivo em relação ao diâmetro e comprimento da raiz.[119]

O objetivo principal de um pilar é reter um núcleo num dente com perda extensa de estrutura dentária. A preparação e colocação de um pilar acrescenta um certo grau de risco aos procedimentos de restauração. Estes riscos não incluem apenas o de perfuração durante a preparação, mas também incluem um risco acrescido de fratura da raiz na restauração do pilar, especialmente quando o diâmetro do pilar é grande. Por conseguinte, é importante considerar as opções alternativas à colocação de pilares como meio de retenção do núcleo.[119]

Os dentes posteriores colocam problemas reais do ponto de vista da pós-colocação. O acesso pode ser restrito, direcionando o preparo para fora do centro. Deve-se ter muito cuidado quando o acesso é restrito e a colocação do pilar é necessária. É mais sensato procurar raízes alternativas no caso de um dente multirradicular quando o acesso é um fator limitante ou pode ser preferível procurar meios alternativos para conseguir a retenção do núcleo, tais como pinos, ranhuras e sulcos, que demonstraram funcionar igualmente bem em dentes posteriores.

A anatomia da raiz dos dentes posteriores é mais complexa. As raízes apresentam curvatura e concavidades radiculares associadas que não podem ser detectadas nem clínica nem radiograficamente, o que complica significativamente a pós-colocação.[119]

A colocação de pinos pode ser indicada para restaurar os dentes tratados endodonticamente. Sorensen e Martinoff[120] indicaram que a colocação indiscriminada de um pino em todos os dentes tratados endodonticamente não é realista. Quando os clínicos decidem colocar um pino para reter um núcleo acumulado ao restaurar um dente sem polpa, precisam de considerar o planeamento da localização, comprimento, forma, desenho do pino e métodos de colocação. As caraterísticas anatómicas da raiz, incluindo considerações radiculares da anatomia da raiz a partir de uma vista mesio-distal radiograficamente evidente, bem como as variações anatómicas de um ponto de vista facial-lingual, também influenciam a preparação e colocação do pilar para evitar perfurações. Mesmo numa radiografia periapical, a presença de invaginações ou laminações nas raízes pode não ser totalmente evidente.[121]

Deve-se ter cuidado ao preparar pinos excessivamente longos, especialmente se a raiz afunilar rapidamente na área apical. Além disso, o clínico deve estar ciente de quaisquer curvaturas da raiz, uma vez que isso tem uma influência direta no comprimento do pilar. Mesmo com todos os factores que devem ser tidos em conta ao decidir onde colocar um pilar, como preparar o canal e qual a técnica a utilizar, um mau julgamento clínico ainda pode resultar numa orientação inadequada do espaço do pilar e numa perfuração iatrogénica do canal radicular no aparelho de fixação do dente. Este erro é agravado quando o clínico não tem consciência do erro e prossegue com a colocação do pilar no local perfurado da raiz. Os resultados clínicos desta ação podem passar despercebidos até que surjam evidências clínicas ou radiográficas de uma infeção. A evidência pode ser a presença de um trato sinusal, um abcesso ou uma radiolucência na área da perfuração.[122]

As perfurações posteriores resultantes de preparações dentárias iatrogénicas podem ser reparadas de várias formas. O defeito pode ser acedido de forma não cirúrgica, cirúrgica ou ambas. Pode ser reparado através do preenchimento do defeito com uma variedade de materiais diferentes, incluindo hidróxido de cálcio, Cavit (ESPE), resina composta, MTA, Biodentine, cimento de ionómero de vidro, osso liofilizado e fosfato tricálcico. O ionómero de resina, uma nova classe de material de restauração, tem sido utilizado recentemente para tratar com sucesso perfurações iatrogénicas e defeitos de reabsorção.[122]

Stress e fratura radicular associados à preparação do espaço pós-operatório e perfurações:

O desenho do pilar tem um efeito definitivo na distribuição das tensões na dentina e no osso. Standlee e Caputo[123] estudaram as tensões dos pilares utilizando um modelo plástico e chegaram à seguinte conclusão

1. A redução da concentração de compressão e cisalhamento ocorre com o

aumento do comprimento do pilar.

2. Os postes roscados proporcionam a melhor distribuição de tensões para comprimentos curtos.

3. Os postes roscados geram elevados níveis de tensão se um ombro escareado estiver totalmente encaixado.

4. Os postes paralelos apresentam um efeito de cunha e produzem a maior concentração de tensões nos ombros.

5. As tensões graves são geradas por procedimentos de rosqueamento inadequados para postes roscados. 6. Os postes paralelos de face lisa e não ventilados geram a tensão apical mais elevada. 7. Os ângulos agudos produzem níveis elevados de tensão sob o ombro do poste durante a carga. Todos estes factores, se não forem tidos em devida consideração, conduzirão à perfuração da raiz ou à fratura da raiz.

Como evitar a perfuração durante a preparação pós-espaço:

É possível efetuar uma preparação segura do espaço pós-operatório com instrumentos rotativos de velocidade lenta não cortantes, mas é necessário um cuidado extremo. Inicialmente, recomenda-se a remoção do excesso de guta-percha utilizando uma técnica de calor e toque. As perfurações iatrogénicas resultam geralmente da utilização de brocas de corte terminal, da não apreciação da anatomia da raiz ou da profundidade da câmara pulpar e da utilização de uma angulação incorrecta da broca. Uma broca Gates Glidden não é mais larga do que a largura do canal e, após a sua utilização, seguida da utilização cuidadosa de um alargador Peeso, estes são os instrumentos de eleição para preparações menos invasivas. Recomenda-se um mínimo de 1,5 mm de parede radicular remanescente. É aconselhável efetuar este procedimento sem anestesia local, uma vez que a sensibilidade do paciente pode anunciar e evitar perfurações evidentes. As perfurações radiculares podem levar a uma sensibilidade persistente ao morder, inflamação periodontal crónica ou envolvimento da furca, exsudado crónico do local e eventual perda do dente.[124]

A perfuração da raiz durante o preparo pós-espacial é um evento desastroso que diminui o prognóstico da retenção do dente. A preparação pós e pós não seguirá a curvatura da raiz, pelo que a avaliação pré-operatória deve impedir a penetração contínua para além do ponto em que é possível o alargamento em linha reta. Por exemplo, no canal palatino do molar superior, não é possível apreciar radiograficamente a curvatura buco-palatina. Como consequência, é extremamente importante remover a obturação de guta-percha e visualizar a direção do canal ou utilizar uma lima endodôntica para explorar a curvatura antes de iniciar o pós-preparo.

A perfuração ocorrerá normalmente no lado da furca da raiz palatina, o que não será evidente na película radiográfica. Radiograficamente, se a perfuração do espaço pós-radicular estiver na furca ou no lado palatino da raiz, pode não se desviar com uma película angulada. Se a perfuração estiver na distal ou na mesial, parece desviar-se da direção do canal. Outra possível pista para a perfuração da furca da raiz palatina é a perda óssea na ausência clínica de doença periodontal.

A perfuração ocorre como resultado de variações anatómicas imprevistas, tais como caneluras profundas nas superfícies mesial e distal dos dentes posteriores. A perfuração da tira também pode ocorrer durante uma tentativa de colocar um pino demasiado grande para a raiz. Também é possível perfurar na furca dos pré-molares superiores, porque a anatomia da área não pode ser visualizada radiograficamente.

As pequenas perfurações detectadas precocemente podem muitas vezes ser reparadas com MTA na base da pós-preparação. No entanto, o prognóstico diminui rapidamente com o aumento do tamanho da perfuração. Medicamentos irritantes no canal ou fugas coronárias que resultem em infeção dos tecidos periodontais adjacentes também reduzem a probabilidade de uma reparação bem sucedida.

Infelizmente, a maioria das perfurações ocorre devido ao desalinhamento da broca ou ao início de um pós-preparo sem a remoção prévia correta do enchimento de guta-percha. Se a perfuração resultante estiver acima ou a um nível de crista óssea, a reparação será geralmente possível sem um efeito grave no prognóstico. As perfurações mais profundas que não afectam a ligação marginal ou sulcular também podem ser reparadas com um excelente prognóstico a longo prazo se o defeito for pequeno e acessível.

Independentemente do tamanho, as perfurações na furca não são um bom presságio para um resultado clínico positivo. Se forem pequenas e reparadas imediatamente, o prognóstico é bom. As tentativas de reparação interna de perfurações mais antigas que tenham sido infectadas não são normalmente bem sucedidas, muito provavelmente devido à dificuldade de limpeza e desinfeção adequadas do local da perfuração a nível interno.

Da mesma forma, a reparação cirúrgica é difícil devido à inacessibilidade do defeito e à destruição do aparelho de fixação durante o processo. Para perfurações grosseiras, a extração é a única opção. Ocorreu uma destruição irreversível do periodonto adjacente à perfuração, resultando em defeitos periodontais permanentes. Nesta altura, a reparação da perfuração é inútil. A extração é a única solução para grandes perfurações.

Relato de caso: Reparação de uma perfuração iatrogénica da raiz.[122]

Um doente do sexo masculino, de 28 anos de idade, apresentou-se com uma queixa principal de "inchaço e dor no maxilar superior". O doente não tinha tido cuidados dentários de rotina durante cerca de dois anos, altura em que mandou restaurar os dentes anteriores do maxilar com resina composta e colocou um pilar no incisivo lateral direito do maxilar. Foi efectuado um exame intra-oral e constatou-se um inchaço localizado no vestíbulo facial superior, com um inchaço mais pronunciado adjacente ao incisivo lateral direito superior. Não havia profundidades de sondagem superiores a 3 mm e as áreas inflamadas eram consistentes com um diagnóstico de gengivite moderada. O exame também revelou que o incisivo era extremamente sensível à palpação e à percussão. Uma radiografia periapical que revelou evidência de uma lesão radiolúcida circunscrita associada à área distal da raiz média e uma radiolucência periapical.

O dente tinha um historial de tratamento endodôntico e tinha sido restaurado com uma resina composta retida no pilar. Com base na evidência radiográfica, suspeitámos que a preparação do canal para o pilar e a colocação do pilar tinham perfurado a raiz na base do pilar.

Foi feito um diagnóstico de terapia prévia do canal radicular e periodontite perirradicular crónica com sintomas combinados com perfuração lateral da raiz. Foram dadas duas opções de tratamento ao paciente.

A primeira foi uma intervenção combinada cirúrgica e não cirúrgica para remover o pilar, selar a perfuração, efetuar uma apicoectomia e restaurar o dente.

A segunda era a extração do dente e a sua substituição por um pôntico numa prótese parcial fixa de três unidades ou por um implante de um único dente.

O doente escolheu a primeira opção de tratamento.

Procedimento clínico:

A perfuração foi reparada e a apicoectomia foi efectuada em duas fases.

Fase 1: consistiu no retratamento do incisivo lateral maxilar durante a consulta de urgência inicial.

Fase 2: realizada uma semana depois, após a resolução do inchaço, consistiu numa abordagem cirúrgica combinada com uma reparação ortograda da perfuração e reforço intracanal da raiz.

Fase 1:-

Na consulta de urgência, foi feito o isolamento do incisivo lateral com um dique de borracha. Foi criada uma abertura de acesso lingual para expor o espigão, de modo a poder ser retirado. Than utilizou com sucesso uma unidade endodôntica ultra-sónica para remover o pino. O mecanismo para a remoção do pilar utilizando ultra-sons é a desintegração física do agente de cimentação do pilar pelas vibrações ultra-sónicas de alta energia de 50.000 contagens por segundo. Para soltar o pilar de modo a que possa ser recuperado, a ponta ultra-sónica é movida à volta da periferia do pilar e corta o cimento. Depois de passar a ponta à volta das áreas acessíveis do pilar, deixou-se a ponta na extremidade exposta do pilar durante cerca de dois minutos. A energia ultra-sónica foi transmitida ao longo do comprimento do pilar, fazendo com que o cimento se desintegrasse e o pilar se soltasse. De seguida, retirou-se o pilar com uma pinça hemostática.

Foi feita a remoção do pino do canal, havia evidência de purulência e drenagem hemorrágica pelo orifício de acesso. Como o paciente não estava anestesiado, relatou alívio imediato. Irrigar o canal radicular com hipoclorito de sódio. Quando não houver mais evidência de drenagem, seque o canal radicular com pontas de papel. Devido à quantidade de drenagem e inchaço, decidiu-se esperar pelo menos uma semana antes de tentar uma abordagem combinada cirúrgica e ortógrada para selar a perfuração.

Colocou-se pasta de hidróxido de cálcio no canal para atuar como agente antimicrobiano, selou-se a abertura de acesso com uma pelota de algodão seco e cobriu-se com um material de preenchimento temporário.

Fase 2:-

Uma semana mais tarde, o doente regressou à clínica de endodontia e não apresentava sinais de tumefação; a área anterior do maxilar, contudo, era sensível à percussão e à palpação. Anestesiámos a área e realizámos um procedimento combinado de cirurgia e ortografia para selar a perfuração. Depois disso, o material restaurador temporário foi removido da abertura de acesso e reflectiu-se um retalho intra-sulcular de espessura total com uma incisão de libertação vertical desde a distal do canino superior direito até à distal do incisivo central superior esquerdo; para visualizar o local da cirurgia utilizando um microscópio cirúrgico. De seguida, enucleou o tecido de granulação nas áreas distolateral e apical do incisivo lateral superior direito com uma cureta e expôs o local da perfuração com uma broca de osso.

Antes de preparar o canal para a colagem, foi colocado no canal radicular um poste transmissor de luz Luminex (Dentatus). No local da perfuração, verificou-se que o espigão estava 2 a 3 mm aquém da superfície distal da raiz. Marcou o espigão com uma rolha endodôntica e removeu-o. Depois disso, condicionou, enxaguou e secou o aspeto interno do canal radicular, tendo o cuidado de evacuar tanto o canal radicular como o local de perfuração do ácido fosfórico enxaguado. Foi aplicado um agente de ligação de dentina primário A+B de múltiplos componentes tanto no canal como no local da perfuração, utilizando um microaplicador, que utilizámos por ser suficientemente pequeno para entrar no canal radicular. No local da perfuração exposta cirurgicamente, fotopolimerizar o adesivo durante 10 segundos com uma unidade de fotopolimerização. O Geristore é carregado num tubo de agulha Accudose (Centrix) e injetado no canal radicular a partir da abertura de acesso coronal.

Finalmente, insira o pilar Luminex no material de restauração Geristore até ao comprimento predeterminado. A colocação do pilar cumpre dois objectivos. O primeiro era empurrar a resina para dentro do canal e permitir que o ionómero de resina restaurador se adaptasse bem às paredes do canal radicular. Em segundo lugar, o pilar precisava de estar centrado no canal para que, quando fosse removido, deixasse a orientação adequada para a colocação do pilar pré-fabricado. Além disso, o pilar fez com que um ligeiro excesso de ionómero de resina fosse extrudido através do local da perfuração. Fotopolimerize o ionómero de resina neste local durante um minuto. Em seguida, utilize a luz para continuar a fotopolimerizar o

Geristore no interior do canal, colocando a sonda de luz na extremidade coronal do pilar Luminex e fotopolimerizando-o durante dois minutos. Uma vez que o Geristore é um material de restauração de resina dualcure, a fotopolimerização é permitida para o encaixe da restauração em todos os locais disponíveis.

Foi utilizada uma broca de acabamento de compósito para remover o excesso de ionómero de resina no local da perfuração. Em seguida, enxaguou-se cuidadosamente o local com soro fisiológico normal para remover qualquer excesso de resina que permanecesse após o acabamento da superfície radicular.

Após a perfuração lateral ter sido selada, a apicoectomia foi efectuada expondo a extremidade apical da raiz com uma broca de osso e ressecando os 3 mm apicais da raiz. A extremidade da raiz foi preparada com uma ponta de ultra-sons. O retro-preenchimento foi completado com geristore, seguindo o mesmo procedimento adesivo descrito anteriormente. O retalho foi recolocado e suturado; não foi utilizado qualquer penso cirúrgico. Em seguida, remover facilmente o pilar luminex, que não se liga ao ionómero de resina, do canal radicular com uma pinça hemostática.

A abertura de acesso foi restaurada utilizando uma bola de algodão e material de preenchimento temporário. O espaço criado pelo poste luminex permitiu a colocação de um poste permanente numa consulta de seguimento. A evolução pós-operatória após a cirurgia decorreu sem intercorrências. Seis semanas após a cirurgia, não havia sinais de infeção e a cicatrização progrediu satisfatoriamente. Como parte do tratamento de restauração final, dois meses após a terapia endodôntica e a cicatrização, foi colocado um pilar pré-fabricado no incisivo lateral com um núcleo de resina composta, o dente foi preparado e restaurado com uma coroa totalmente em cerâmica. As evidências radiográficas mostram a cicatrização em ambos os locais cirúrgicos na consulta de recordação de um ano.

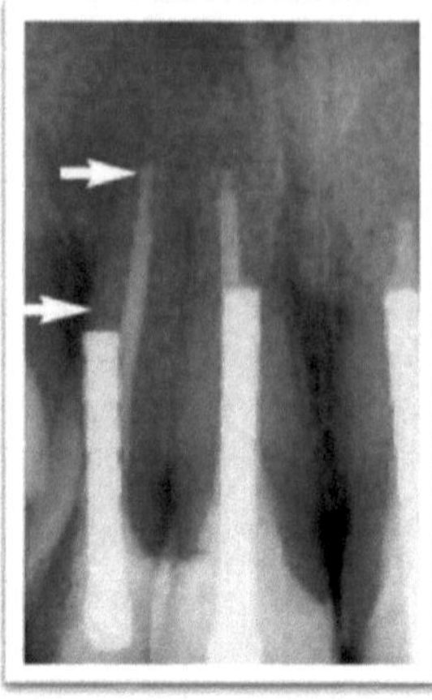

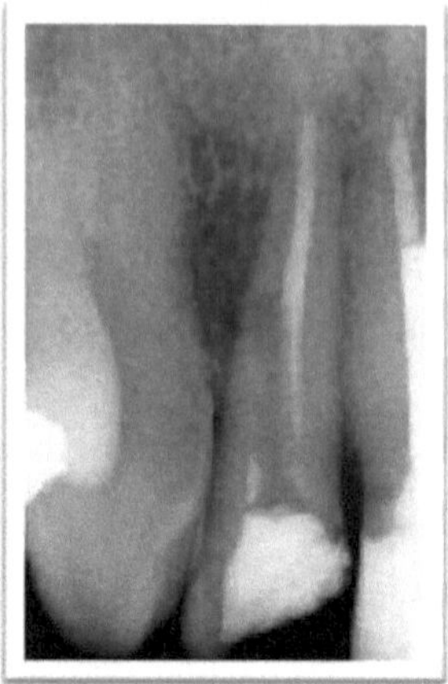

(A) (B)

Figura 36: (A) Radiografia pré-operatória aquando da consulta de urgência inicial. As setas indicam as lesões radiolúcidas na área distal da raiz média e na área apical. (B) Radiografia pós-operatória realizada após a remoção do pino.

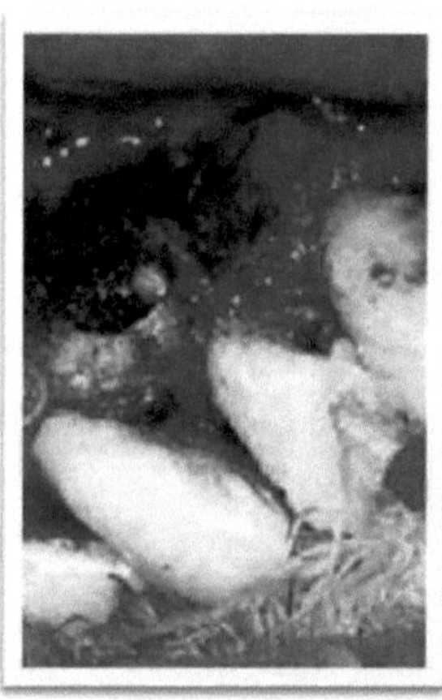

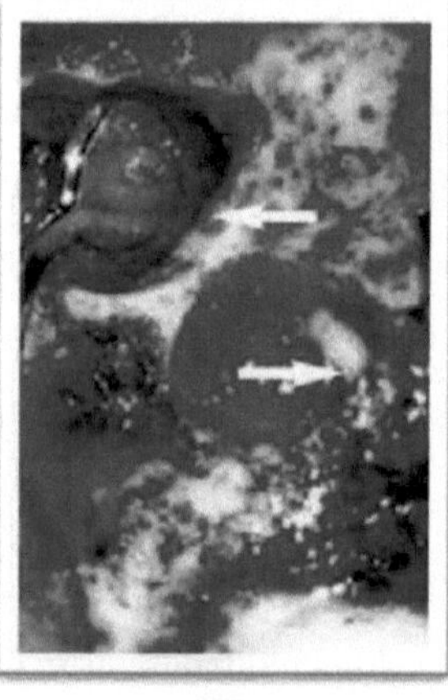

(C) (D)

Figura 36: (C) Colocação do pilar transparente Luminex Light-Transmitting Post (Dentatus) após injeção de Geristore (Den-Mat). (D) Geristore (Den-Mat) foi utilizado para completar um retropreenchimento apical e selar o local da perfuração.

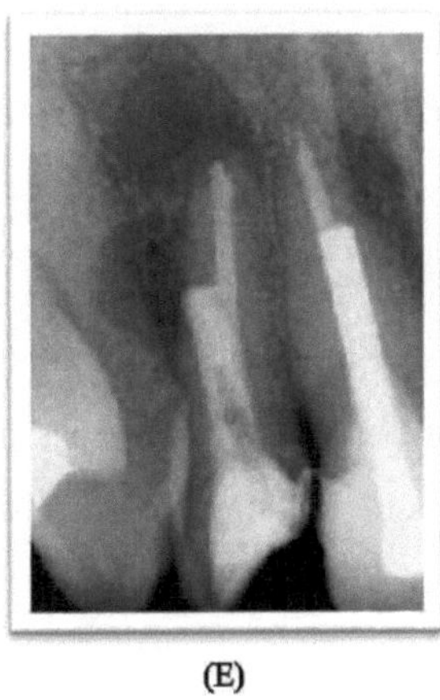

(E)

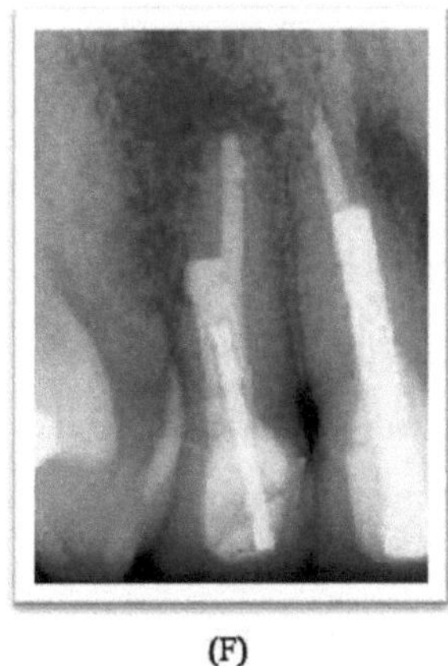

(F)

Figura 36: (E) Radiografia imediatamente após a cirurgia. (F) Radiografia de retorno após um ano.

Embora seja impossível eliminar todos os erros iatrogénicos em endodontia, é evidente que, no caso acima, ao concentrarmo-nos em áreas-chave durante o processo endodôntico, podemos reduzir o potencial de problemas para nós e para os nossos pacientes. Sugere-se que, ao adotar um ponto de partida mais incisal na sua preparação de acesso em todos os dentes anteriores, reduziremos o potencial de uma perfuração vestibular. Iremos reter mais estrutura dentária, facilitar um verdadeiro acesso em linha reta, melhorando a qualidade do nosso tratamento do canal radicular e facilitar a preparação do espaço posterior, se e quando necessário.

Utilizar uma radiografia bitewing para determinar a localização da câmara pulpar em todos os dentes posteriores. Esta deve ser complementada com um exame clínico do dente ao nível da junção cemento-esmalte, uma vez que a câmara pulpar seguirá o contorno do dente a este nível. Devemos lembrar que os dentes com calcificações pulpares ou obliteração pulpar total são significativamente mais difíceis de tratar e representam 42% das perfurações que ocorrem durante o tratamento do canal radicular.

Utilizando alguma forma de iluminação e ampliação (de preferência um microscópio operatório), devemos ser capazes de diferenciar entre a dentina da raiz, o pavimento da câmara pulpar e os depósitos calcificados dentro da câmara pulpar. Em segundo lugar, devemos ser capazes de identificar e localizar mais anatomia do canal radicular e melhorar a qualidade do nosso tratamento de canal radicular.

No que diz respeito à instrumentação do canal, devemos considerar a anatomia do canal radicular antes do processo de preparação a partir do nosso conhecimento anatómico do dente ou da raiz em questão, complementado com múltiplas vistas radiográficas angulares do dente, sempre que possível. Não devemos utilizar instrumentos excessivamente grandes para preparar os dois terços coronais do espaço do canal radicular. Devemos avançar para os instrumentos rotativos de níquel e titânio para a preparação do canal.[119]

7. Corrosão do poste:

As fracturas radiculares podem ser frequentemente encontradas em dentes com pinos ou pilares. Estas fracturas são causadas por traumatismos ou corrosão dos pinos ou dos pilares, feitos de metais não nobres ou de ligas. As fracturas radiculares devidas à corrosão ocorrem mais frequentemente quando os pinos são feitos de aço inoxidável ou amálgama. No entanto, as fracturas radiculares também são causadas pela corrosão de outros metais, como a prata alemã e o latão. Angmar et al[125] concluíram que a corrosão é o resultado de uma corrente galvânica entre os vários elementos metálicos.

As fracturas por corrosão são sempre verticais ou oblíquas. Como a fratura, na maioria dos casos, não é discernível radiograficamente, o diagnóstico pode ser difícil.[125]

Os pilares feitos de metais não preciosos são normalmente utilizados para a retenção de coroas artificiais e grandes restaurações dentárias após a terapia do canal radicular. Estes pilares são pré-fabricados e fáceis de utilizar, porque requerem uma preparação mínima. Constituem uma alternativa económica aos pilares personalizados feitos de metais preciosos. No entanto, tem sido afirmado que estes pilares podem corroer ao longo do tempo, levando à fratura das raízes nas quais foram inseridos.[126]

A corrosão associada a fracturas radiculares de restaurações pós-retidas foi estudada por vários autores.[126] Dreyer-Jorgensen[127] descreveu a corrosão de pinos de aço inoxidável como um fator causal de fracturas radiculares. Estas fracturas, que mais cedo ou mais tarde resultam em infeção periodontal, são longitudinais, oblíquas ou transversais. Estas descobertas foram confirmadas por Rud et al[128] que utilizaram radiografias para localizar os produtos de corrosão radiopacos dentro e à volta da raiz fracturada. Angmar et al[129] fizeram uma análise abrangente dos metais envolvidos e da sua ocorrência em postes e superfícies fracturadas. Verificaram que, quando materiais com caraterísticas electroquímicas diferentes são utilizados em conjunto, como é o caso das ligas não preciosas, ocorre frequentemente corrosão, levando a complicações.

A maioria dos postes pré-fabricados atualmente disponíveis são de aço inoxidável ou consistem principalmente em crómio, níquel e outros metais. Nestes sistemas, quando metais de diferentes potenciais estão em contacto uns com os outros, rodeados por um eletrólito como o cloreto de sódio, pode formar-se um circuito elétrico, levando frequentemente a um ataque corrosivo do metal menos nobre com um potencial mais baixo e, por fim, ocorre a corrosão galvânica. Silness et al[130] propuseram ainda que os produtos de corrosão migram frequentemente para os túbulos dentinários adjacentes, obliterando-os e aumentando gradualmente as pressões intra-tubulares. Estas pressões podem exceder a resistência da própria raiz, resultando em caraterísticas que, por sua vez, permitem que os produtos de corrosão continuem a migrar para o espaço periodontal, levando a complicações periodontais.

O prognóstico destes dentes é geralmente mau. A hemisecção e a amputação da raiz são consideradas quando as circunstâncias são favoráveis, mas mais frequentemente a extração é o tratamento de escolha.

Relato de caso:[126] Corrosão de um poste de metal não precioso.

O paciente, um homem de 37 anos de idade, foi examinado pela primeira vez em 9 de agosto de 1982. Foi tirada uma radiografia periapical do segundo molar inferior esquerdo, que tinha sido tratado endodonticamente e restaurado com um pilar inserido no canal distal. O pilar proporcionava retenção radicular para um núcleo de amálgama e uma restauração de ouro fundido. A restauração estava colocada há mais de 5 anos. O doente não tinha antecedentes médicos com significado dentário e não apresentava queixas dentárias imediatas. Um exame minucioso da radiografia periapical efectuada revelou que a lâmina dura do dente estava intacta na superfície inter-radicular de ambas as raízes e na superfície mesial da raiz mesial, mas apenas na metade coronal da superfície distal da raiz distal. Na altura, não foi dada qualquer explicação para este aspeto.

Foi efectuada outra radiografia bitewing do dente como parte do exame de rotina. Foi registada uma perda de lâmina dura, desde a bifurcação até ao ponto médio da superfície mesial e no ponto médio da superfície distal da raiz distal. Como a metade apical da raiz distal não foi registada nesta radiografia, assumiu-se que a perda da lâmina dura se estendia apicalmente a partir do ponto médio. Associada a esta perda de lâmina dura, havia um grau ligeiro de osteíte rarefeita adjacente à raiz distal. O próprio pilar apresentava evidências de dissolução e o material de cimentação adjacente ao pilar já não tinha um aspeto homogéneo. Após 3 dias, o paciente queixou-se de uma dor espontânea restrita ao lado esquerdo da face.

A dor tinha começado 10 a 14 dias antes e tinha-se intensificado nos últimos 5 dias antes da consulta. Não foi registada qualquer história de traumatismo e não foram observados achados significativos no exame visual. A avaliação radiográfica, no entanto, revelou evidência de corrosão do pilar na raiz distal, estendendo-se até ao terço médio do pilar. Para além disso, foi observada uma caraterística longitudinal do aspeto distal da raiz distal, que se estendia desde a crista alveolar até dois terços do comprimento da raiz. O doente não estava preparado para extrair o dente nessa altura. O doente foi novamente informado de que a dor tinha diminuído para uma sensação de tédio. Foram tiradas radiografias de mordida e periapicais do dente para monitorizar a corrosão. Não se registou qualquer alteração adicional no próprio pilar ou na região inter-radicular. O fragmento fracturado, no entanto, estava completamente separado da raiz ao longo de todo o comprimento do fragmento.

Após alguns dias, o paciente relatou que a dor se tornou persistente, sendo descrita como uma dor espontânea e contínua que se irradiava para o lado esquerdo da cabeça, bem como para a região mandibular. Na avaliação clínica, foi observada uma bolsa distal de 11mm em relação à raiz distal do molar.

Devido ao envolvimento periodontal e à presença de fratura, o prognóstico do dente foi considerado mau e o dente foi extraído. A raiz distal do molar estava severamente descolorida. Foi observada uma fratura longitudinal da raiz distal; o fragmento estava completamente separado da raiz. Foram observados grandes depósitos de material preto adjacentes ao local da fratura. O pilar foi identificado como um pilar de níquel-crómio Wiptam.

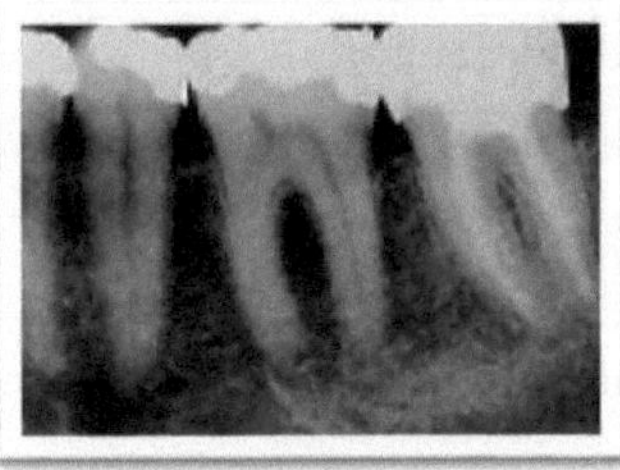

(A)

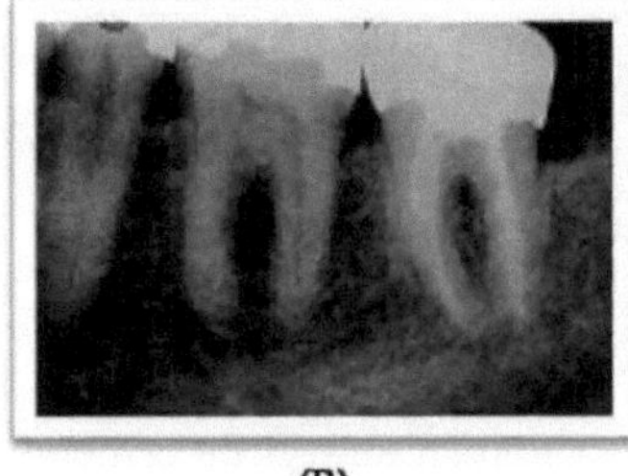

(B)

Figura 37: (A) Radiografia pré-operatória do molar inferior esquerdo. (B) A radiografia realizada 3 anos mais tarde mostra evidência de corrosão do pilar, bem como uma fratura longitudinal do aspeto distal da raiz distal.

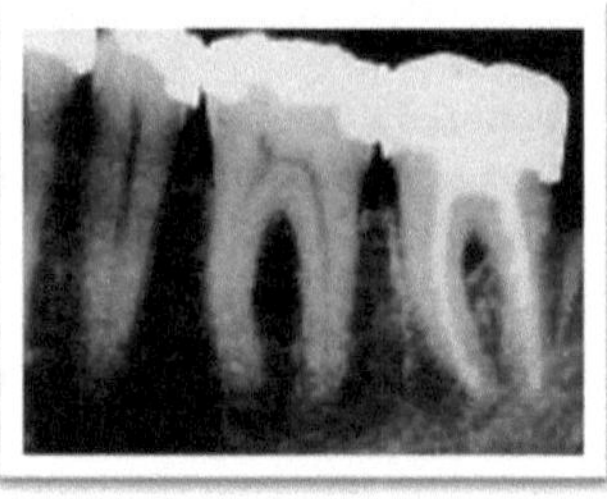

(C)

Figura 37: (C) Dezasseis meses depois, o fragmento fracturado está completamente separado da raiz ao longo de todo o comprimento do fragmento.

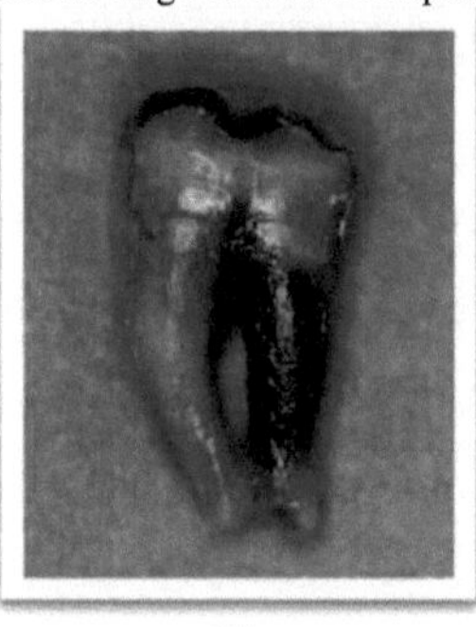

(D)

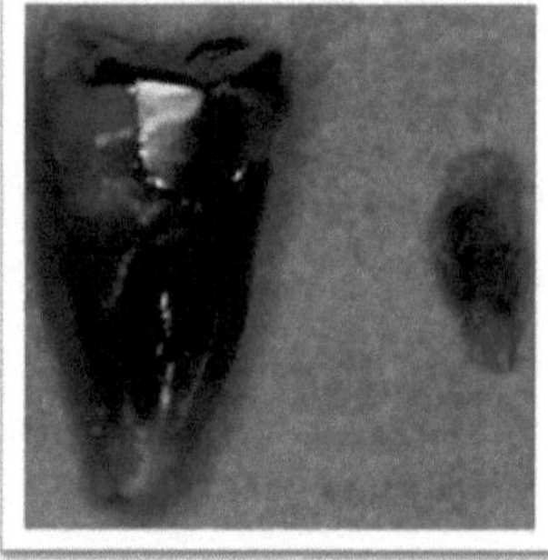

(E)

Figura 37: (D) O dente extraído revela uma raiz distal severamente descolorida. (E) O fragmento fracturado está completamente separado da raiz, que por sua vez está coberta por grandes depósitos de material preto.

O presente relato de caso é um exemplo de fratura radicular e corrosão associada de um pilar não precioso. O pilar era feito de uma liga de níquel-crómio. Este sistema de liga corroerá rapidamente na presença de um eletrólito.

A cavidade oral serve como uma fonte ideal de electrólitos. A questão que tem de ser abordada é: *"Como é que os electrólitos têm acesso ao pilar para iniciar o processo de corrosão?"*

Existem três explicações possíveis: Pode postular-se que o eletrólito ganha acesso ao pilar através do cemento e da dentina que cobrem a superfície da raiz. Linden[126] mostrou que o cemento e a dentina da raiz de dentes extraídos são permeáveis tanto à água quanto ao soro fisiológico. A segunda explicação seria que a microinfiltração em torno da restauração coronal actua como um possível condutor de electrólitos para o pilar. A explicação mais possível é que a fratura na raiz distal foi produzida durante a preparação ou cimentação do pilar. Uma vez iniciada, a fratura proporcionou uma entrada natural para a entrada de fluidos tecidulares, levando à dissolução do pilar, à acumulação de produtos de corrosão e à eventual separação da porção fracturada da raiz distal.

Silness et al[129] propuseram um mecanismo de corrosão que pode ser responsável pela fratura de dentes restaurados com pilares de aço inoxidável. Na fase inicial da corrosão, os produtos, que consistem principalmente em estanho, são formados na superfície do pilar, o que explica a aparência do pilar corroído. Estes produtos migram para os túbulos dentinários disponíveis nas paredes do pós-canal, bem como para as restaurações radiculares adjacentes, levando a uma acumulação de pressão, bem como à coloração das estruturas dentinárias. Quando os túbulos estão completamente preenchidos e já não conseguem absorver a pressão exercida pelos produtos de corrosão em crescimento, pode ocorrer a fratura da raiz. Estas fracturas têm-se revelado sempre longitudinais ou oblíquas, o que coincide com o padrão de crescimento e distribuição dos produtos de corrosão. O processo continua após a ocorrência da fratura, depositando uma segunda camada de produtos de corrosão e, por vezes, deslocando o fragmento fracturado, como descrito no caso. Por fim, os produtos de corrosão migram para o espaço periodontal e causam dor e desconforto ao paciente. Quando materiais com caraterísticas electroquímicas diferentes são utilizados como pinos ou pilares para a retenção de restaurações fundidas, a corrosão pode resultar em complicações.[126]

D) Relacionado com a obturação:

1. Corrosão da ponta de prata:

As pontas de prata foram defendidas como um método de obturação dos canais radiculares devido à sua rigidez e relativa facilidade de utilização. No entanto, Margelos et al[131] relataram problemas associados à obturação com pontas de prata. A microinfiltração, a dissolução do cimento, a corrosão da ponta de prata e os potenciais efeitos adversos dos sais tóxicos de prata resultantes nos tecidos periapicais resultaram no declínio da sua popularidade como material de obturação ideal.

Elmer Jasper[133] de St. Louis defendeu o fabrico de pontas de prata correspondentes ao tamanho das limas dentárias existentes. Uma vez que o canal radicular fosse ampliado para uma determinada lima de canal radicular, uma ponta de prata do mesmo tamanho poderia ser cimentada para selar o sistema de canais radiculares. A técnica de Jasper foi desenvolvida em 1933 e continua a ser o conceito central da técnica da ponta de prata até 19th século. Durante os 20 anos seguintes, a Universidade de Michigan, sob a liderança de Ralph Sommer, tornou-se a instituição líder na defesa desta nova técnica, acrescentando refinamentos e modificações para a adaptar a uma gama mais alargada de casos endodônticos.[132]

Ironicamente, o resultado desta investigação foi desencorajar a sua utilização como material universal de obturação radicular. A relativa facilidade de utilização e o aspeto estético radiográfico de uma obturação densa podem dar ao profissional inexperiente uma falsa sensação de segurança, apesar do facto de o sucesso de qualquer material de obturação radicular depender da capacidade de preencher tridimensionalmente todo o espaço do canal radicular. A dicotomia entre a prática clínica e a teoria da ponta de prata tornou-se aparente após a conclusão de um número crescente de casos e rapidamente se descobriu que a ponta de prata não era adequada para selar o canal radicular, nem era uma solução universal. Um problema gritante era a discrepância de tamanho e conicidade dos instrumentos de canal radicular e das pontas de prata. O outro problema era a dificuldade de colocar pinos para construir dentes tratados endodonticamente severamente fracturados. Mais tarde, o efeito da prata tornou-se uma grande preocupação, uma vez que a citotoxicidade e o comportamento corrosivo da prata foram investigados. A ponta de prata corrói-se espontaneamente na presença de soro e sangue.[132]

Seltzer[133] publicou um estudo com 25 pontas de prata retiradas de 13 dentes que foram diagnosticados como casos de insucesso endodôntico e 5 cones de casos assintomáticos bem sucedidos. Curiosamente, todas as pontas de prata apresentaram algum grau de corrosão, mas os casos de insucesso foram os que apresentaram maior corrosão. As culturas de tecidos revelaram que as pontas são extremamente citotóxicas, ao passo que as pontas novas ou não corroídas não apresentavam difusão nos tecidos. Seltzer concluiu que os subprodutos corrosivos eram citotóxicos e não a prata metálica em si.

A corrosão eletroquímica ocorre quando uma célula galvânica é montada intra-oralmente. Uma corrente galvânica ocorre quando os electrões do cátodo passam através de um meio eletrolítico para o ânodo. O meio pode ser saliva, água, fluidos pulpares, dentina ou mesmo osso. A célula galvânica bimetálica é frequentemente criada quando metais dissimilares com uma diferença de potencial líquida são colocados em série. Os metais em coroas de ouro, amálgama e pontas de prata são todos fontes potenciais deste fenómeno. Os fluidos associados à microinfiltração coronal ou à infeção e inflamação podem promover ou exacerbar a corrosão galvânica. Também foi relatada dor associada à corrosão eletroquímica.[131]

O desenvolvimento de um selamento estanque ao fluido no forame apical é um dos principais objectivos da terapia endodôntica. Os cones de prata há muito que são aceites como materiais de obturação endodôntica para o selamento apical quando são utilizados em conjunto com cimentos dentários.[134] De acordo com um estudo,[135] a incapacidade de assegurar um selamento apical satisfatório foi responsável por 59% dos insucessos endodônticos. No entanto, os cones de prata não estão isentos de falhas inerentes. A dissolução do meio de cimentação pelos fluidos teciduais e a falta de adaptabilidade do cone de prata às paredes do canal radicular são dois impedimentos na técnica de obturação com cone de prata. Além disso, a corrosão pode acompanhar a obturação mal sucedida dos canais radiculares com cones de prata. A aparência microscópica da superfície corroída varia desde pequenos furos até a formação de crateras profundas com contaminantes superficiais altamente citotóxicos que contêm enxofre. Investigações no nosso laboratório indicaram que a contaminação da superfície dos cones de prata implantados no osso atinge um máximo após apenas dois meses; a contaminação é visível no microscópio eletrónico de varrimento como uma camada fina e pouco aderente. A corrosão da superfície dos cones de prata resulta, provavelmente, da quebra do selo apical com a sua exposição à percolação ascendente de fluidos tecidulares.[134]

John M. Brady[134] estudou a corrosão de cones de prata e analisou-a com o microscópio eletrónico de varrimento e a microssonda de raios X, realizados em 19 cones de prata que foram retirados de 12 pacientes. Os cones mostraram alterações que variaram desde o embotamento da superfície até à corrosão negra e pitting. Foram detectados enxofre e cloro na extremidade apical dos cones e nas amostras de biopsia dos tecidos periapicais. Treze cones de prata de 12 pacientes, que foram removidos por razões de insucesso endodôntico ou para a construção de próteses fixas, foram estudados com o microscópio eletrónico de varrimento e a microssonda de raios X. Clinicamente, os cones apresentavam alterações superficiais que variavam de baço a preto e com buracos. Em termos de microscopia eletrónica, os cones apresentavam alterações corrosivas, desde pitting a erosão circunferencial profunda. O enxofre e a prata foram localizados em tecido de biópsia do periápice que estava associado a uma erosão superficial grave. A medição de enxofre e cloro com a microssonda de raios X mostrou que estes elementos estão presentes com concentrações decrescentes a distâncias maiores do ápice. Isto é consistente com a hipótese de que a corrosão resulta da percolação do fluido tecidual através do selo apical e ao longo da interface cone-canal.[135]

Atualmente, o cone de prata como material obturador é substituído pela guta percha, embora esta opção deva ser cuidadosamente analisada pelos clínicos conscienciosos.[132]

Gutierrez et al[132] num estudo, confirma que a corrosão das pontas de prata endodônticas é um problema considerável. No entanto, não é claro até que ponto outros factores podem estar envolvidos. Certamente, foi sugerido que a corrosão sem microinfiltração coronal pode ocorrer, desde que o fluido esteja presente.

Relato de caso:[131] Degradação de uma ponta de prata em associação com infeção endodôntica:-

Uma paciente de 52 anos de idade, do sexo feminino, foi submetida a uma consulta de sintomatologia associada ao primeiro pré-molar direito mandibular. Este dente era o pilar mesial de uma ponte fixa convencional de quatro unidades em porcelana fundida em metal, substituindo o segundo pré-molar direito e o primeiro molar direito. O pilar distal foi restaurado com uma contenção convencional de cobertura total no segundo dente molar direito. A ponte tinha sido colocada há 10 anos pelo seu médico dentista. O pilar do pré-molar anterior tinha sido tratado ao nível do canal radicular com uma ponta de prata e um selante desconhecido após a cimentação definitiva da ponte. O seu médico dentista atual encaminhou-a para o departamento de cirurgia maxilo-facial do hospital para tratar a lesão periapical associada ao primeiro pré-molar inferior direito. Posteriormente, foi efectuada uma cirurgia perirradicular a este dente.

Infelizmente, a amálgama retrógrada ou foi colocada mesialmente ao ápice da raiz ou caiu para fora da cavidade retrógrada. A cirurgia pode ter perturbado ou danificado o ponto de prata no seu processo. Os sintomas imediatos da paciente melhoraram sem sinais clínicos de dor, inchaço ou sinusite e ela foi colocada numa revisão anual. Foram efectuadas radiografias periapicais nestas consultas durante um período de 2 anos. Notou-se que a ponta de prata, que estava presente no canal radicular, estava a degradar-se na sua extremidade apical em direção coronal. No primeiro ano, aproximadamente 5 mm tinham-se degradado. No segundo ano, era evidente que uma outra pequena porção, com cerca de 5 mm de comprimento apicalmente, se destacava do corpo principal da ponta de prata e era vista no ápice do dente.

Infelizmente, a doente registou uma deterioração dos sintomas, especialmente ao morder. Este episódio ocorreu 2 anos após a cirurgia inicial. A doente descreveu-o como uma dor latejante ininterrupta e o dente estava muito sensível ao toque suave. Foi prescrito um tratamento com antibióticos para aliviar a periodontite perirradicular aguda. Uma vez que a doente estava particularmente interessada em salvar o dente, foi considerada a hipótese de um retratamento não cirúrgico ou de outra abordagem cirúrgica. O doente foi então encaminhado para um especialista hospitalar em dentisteria restauradora, que determinou que seria apropriada uma abordagem não cirúrgica para o retratamento. Foi considerado que a ponte deveria ser removida primeiro para avaliar a quantidade e a qualidade da estrutura dentária coronal remanescente associada ao dente pilar.

Com o consentimento informado, a ponte foi removida com o auxílio de instrumentos de ultrassom. A ponta de prata foi recuperada intacta e verificou-se que estava ligada à ponte através do núcleo de amálgama do dente pilar. A amostra foi armazenada em água destilada estéril durante uma hora antes de ser examinada.

Utilizando técnicas "step-down", o dente foi quimio-mecanicamente desbridado utilizando uma solução de hipoclorito de sódio a 1% e limas manuais Hedstrom (Kerr UK Ltd, Peterborough, UK) até uma ponta mestre de tamanho 25, até um comprimento de trabalho de 15 mm. Na segunda visita, depois de uma limpeza completa com solução de hipoclorito de sódio, o canal radicular foi seco com pontas de papel (Kerr UK Ltd) e reobturado com uma técnica de condensação lateral a frio, utilizando Tubliseal (Kerr UK Ltd), selante e guta-percha.

O primeiro pré-molar inferior foi então restaurado com uma coroa e um núcleo unitário. O segundo molar inferior foi restaurado com uma coroa de ouro unitária. A substituição do segundo pré-molar inferior e dos dentes do primeiro molar não foi considerada essencial. O dente foi novamente examinado cerca de um ano depois, com novas radiografias.

Resultados do microscópio eletrónico de varrimento e da microanálise de raios X:

A baixa ampliação do microscópio eletrónico de varrimento revelou que a superfície da ponta de prata se tinha deteriorado. A superfície superficial apresentava resíduos de tipo proteico nas estruturas cristalinas sobrepostas que pareciam ter entrado na superfície da prata. Numa ampliação maior, a camada de prata subjacente apresentava uma estrutura cristalina em forma de agulha. Os perfis elementares do microanalisador de raios X determinaram que a superfície era constituída por cloro e prata numa proporção de 1:2. Este caso foi seguido durante 12 meses e não foram observados sinais clínicos de doença perirradicular. O exame radiográfico também demonstra uma cicatrização apical completa.

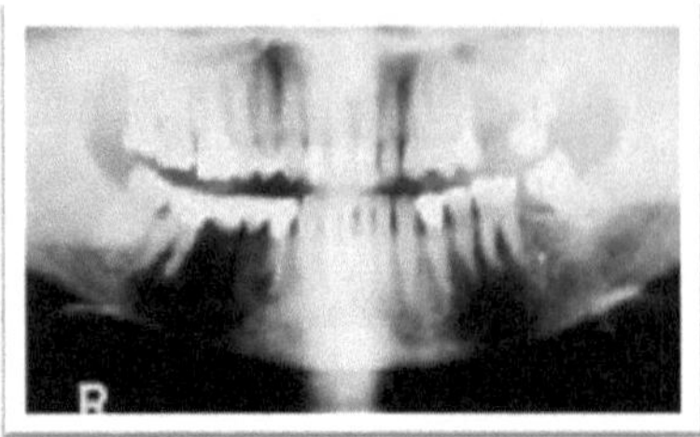

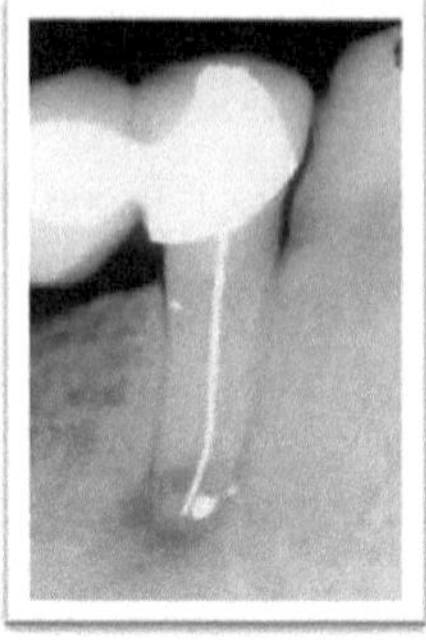

(A) (B)

Figura 38: (A) Ortopantomografia mostrando radiolucência periapical ao redor do ápice do primeiro pré-molar inferior direito. (B) Radiografia periapical do dente 44, mostrando a ponta de prata retrógrada e não danificada colocada mesialmente. A ponta de prata pode ter sido danificada durante a cirurgia.

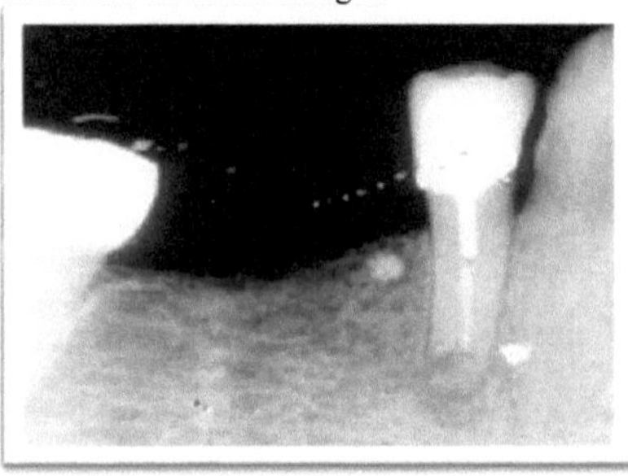

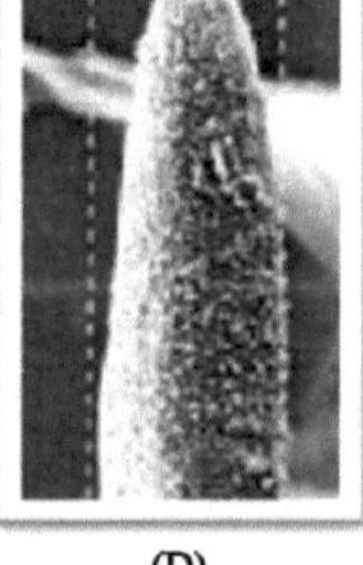

(C) (D)

Figura 38: (C) Radiografia periapical mostrando aproximadamente 5 mm de degradação apical da ponta de prata. Uma pequena porção da amálgama oclusal no retentor tinha-se deteriorado. (D) MEV de alta ampliação mostrando a ponta da ponta de prata degradada coberta com detritos de tipo proteico.

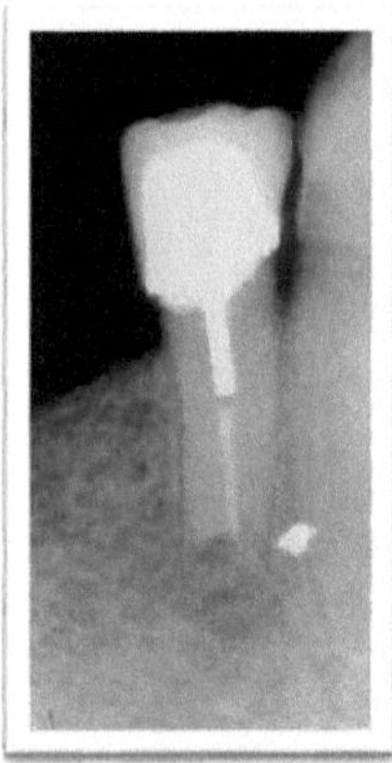

(E)

Figura 38: (E) Radiografia periapical do dente 44 reobturado mostrando cicatrização apical completa.

2. Obturações de canais radiculares sobre e sub-alargados:

Os enchimentos excessivos são bons ou maus? Mude a conversa para: "É excedente após a obturação tridimensional ou sobreextensão e subenchimento do canal?" Certamente que o material excedente não é o objetivo endodôntico, mas sim o resultado da hidráulica gerada com segurança para obter sistemas de canais radiculares tridimensionais. Inúmeros casos foram realizados com sucesso, como evidenciado pela cicatrização clínica e radiográfica a longo prazo, o que deve assegurar os pacientes, os médicos e quaisquer advogados de acusação.

Os enchimentos excessivos são feios? Existe uma expressão antiga: *"Quem tu és é o que eras quando eras!* "Desenhe, esculpa e construa sistemas de canais radiculares que sejam limpos, moldados e obturados em três dimensões e começará a apreciar que o excesso após a obturação é irrelevante para o sucesso ou insucesso final do caso. Na endodontia, devemos adotar a expressão: ***"Just Win!"***[136]

Tradicionalmente, a obturação deficiente tem sido considerada a principal causa de insucesso do tratamento do canal radicular. Ingle et al[7] identificaram a obturação inadequada, ou seja, o subenchimento, como a causa mais comum de insucesso do tratamento endodôntico (58% dos insucessos).

A avaliação da obturação é um desafio, uma vez que o único meio de avaliação imediata é através de uma radiografia. Orstavik et al[137] sugeriram o uso do índice periapical (PAI) como um método viável para a avaliação radiográfica do resultado de um tratamento endodôntico. Os critérios de avaliação são determinados pelo estudo das radiografias de obturação e são os seguintes:-

1. Não há vazios.
2. Densidade uniforme do aspeto coronal ao apical.

3. O material deve estender-se até ao comprimento preparado.
4. A obturação deve refletir o afunilamento criado durante a preparação do canal.

Historicamente, a extensão apical do material de obturação radicular tem-se mantido controversa no meio académico endodôntico. Estudos[137] mostraram que o tamanho e a localização do forame apical em relação ao ápice podem ser silenciosamente imprevisíveis devido a um alto grau de variabilidade. No entanto, estudos anatómicos indicam que o ponto de terminação deve estar a 1 mm do ápice radiográfico.

A extrusão do material de obturação para além do ápice é designada por sobre-obturação. O excesso de instrumentação e a incapacidade de proporcionar uma conicidade adequada conduzem normalmente ao enchimento excessivo. As obturações excessivas são indesejáveis, uma vez que a relação entre as falhas e o tempo aumenta quando o material de obturação extrude para além do ápice, uma vez que o material extrudido afecta negativamente a regeneração dos tecidos periapicais. A resposta dos tecidos perirradiculares aos materiais obturadores determina o prognóstico de um tratamento endodôntico. Uma pequena quantidade de material endodôntico para além do ápice só pode ser considerada admissível se não constituir um insulto para as estruturas importantes na proximidade das raízes (como o nervo alveolar inferior nos dentes mandibulares).[137]

A guta percha é um dos materiais de obturação mais utilizados e é o padrão com o qual outros materiais de obturação são comparados. A guta percha tem muitas vantagens em relação a outros materiais de obturação, sendo a mais importante o facto de ser totalmente inerte quando entra em contacto com os tecidos periapicais. No entanto, apesar disso, a guta percha não se deve estender aos tecidos periapicais, uma vez que os estudos[137] demonstraram que o ponto de terminação do material de obturação radicular deve estar a 0-2 mm do ápice radiográfico. Vários estudos[138] realizados sobre o resultado do tratamento endodôntico não cirúrgico inicial (dentro de 2 mm do ápice radiográfico) mostram uma taxa de sucesso de cerca de 94%.

As obturações excessivas são indesejáveis, pois demonstraram reduzir o potencial regenerativo dos tecidos periapicais e podem causar complicações como dor e descarga persistente de pus. Por isso, as obturações excessivas são frequentemente citadas como fracasso endodôntico. Felizmente, outros estudos[137] mostraram que a maioria dos casos de obturação excessiva não fracassa e tem sucesso a longo prazo, indicando que a eliminação de microrganismos do sistema de canais radiculares é mais importante para o resultado endodôntico do que o tempo de obturação. Isso foi bem demonstrado por Loius et al.[137] , nos quais não foi observada correlação entre o resultado do tratamento endodôntico e o preenchimento excessivo.

Causas do enchimento excessivo e seus efeitos:

Já é sabido que a taxa de sucesso do tratamento endodôntico diminui quando ocorre uma obturação excessiva.

Factores que afectam o enchimento excessivo:[139]

> Demasiado cimento no canal radicular.

> Medição imprecisa do comprimento de trabalho.

> Sem radiografias antes, durante e após o processo de tratamento do canal radicular.

> Excesso de instrumentação, pressão excessiva sobre a substância de enchimento.

> Desaparecimento da resistência devido a uma preparação inadequada do canal radicular.

> A utilização da técnica de injeção para preencher o canal radicular.

> Selagem apical incorrecta e

- Falta de competência do operador.

O efeito da sobre-obturação é variado, sendo determinado pelo tipo de substância de obturação, pela quantidade de substância de obturação que passa o forame apical e pela distância a que a substância de obturação ultrapassa o forame apical. Com base nestes três factores, os efeitos mais comuns da sobreobturação são a inflamação dos tecidos periapicais, causando dor intensa acompanhada de inchaço dos tecidos, rutura do ligamento periodontal e uma lesão periapical. Outros efeitos são a necrose do osso alveolar na área periapical e a parestesia.[139]

Efeitos inflamatórios e neurotóxicos dos materiais dos canais radiculares:

Num relatório de consenso da Sociedade Europeia de Endodontologia, com uma década de existência, relativo às diretrizes de qualidade para a terapia endodôntica, recomenda-se claramente que "o objetivo de qualquer técnica (endodôntica) utilizada deve ser a aplicação de uma obturação hermética biocompatível que obture o espaço do canal preparado desde a câmara pulpar até à sua terminação apical".

Atualmente, existe um conjunto importante de literatura biológica convincente que dá confiança à ciência que descreve a reação do tecido hospedeiro a muitos materiais de obturação endodôntica. As seguintes conclusões relativas aos cimentos endodônticos resistiram ao teste do tempo nos últimos 50 anos.

1. Todos os selantes de obturação são irritantes nos seus estados recém-misturados.
2. Após o endurecimento ou a cura, alguns vedantes perdem os seus componentes irritantes e tornam-se relativamente inertes.
3. Todos os selantes são absorvíveis.
4. Os componentes dos selantes serão geridos pelo sistema imunitário no processo de absorção.

5. As pastas destinadas a preencher todo o sistema de canais radiculares serão absorvidas mais rapidamente do que a obturação de núcleos sólidos com cimento.

6. Uma quantidade mínima de selante deve ser exposta ao tecido periapical.[140]

Na terapia endodôntica, os cimentos e selantes são utilizados principalmente para preencher quaisquer irregularidades na interface entre o núcleo sólido do material de obturação do canal radicular e as paredes do sistema de canais, tornando idealmente o sistema de canais radiculares contra microorganismos. Os insucessos endodônticos causados por um recrudescimento e proliferação contínuos de microrganismos devido à percolação apical de proteínas de origem sanguínea no espaço do canal radicular corretamente limpo e modelado, se o forame apical estiver mal selado. Foi relatado que, mesmo na ausência de factores microbianos, as substâncias de obturação radicular podem evocar uma reação de corpo estranho, levando ao desenvolvimento de lesões periapicais que podem ser refractárias à terapia endodôntica.

As propriedades biológicas e irritantes dos materiais de selagem dos canais radiculares podem ser avaliadas de várias formas. Estas incluem estudos de culturas de tecidos e células, reacções ósseas e dos tecidos moles a materiais implantados e não implantados em animais experimentais, estudos experimentais e clínicos em animais e humanos e novas avaliações que envolvem análises histoquímicas e microanálises de raios X.

As primeiras investigações sobre a capacidade de absorção dos cimentos dos canais radiculares em modelos animais mostraram que os cimentos muito duros e compactos com baixa solubilidade ficavam encapsulados pelo tecido conjuntivo fibroso. Os cimentos menos densos e mais solúveis eram dispersos e absorvidos mais rapidamente. Grandes quantidades de materiais de obturação em excesso nos tecidos periapicais causaram necrose do osso, seguida de reabsorção óssea e, em seguida, absorção dos materiais de obturação. A maioria dos selantes de canais radiculares produz uma reação inflamatória aguda inicial nos tecidos conjuntivos. Segue-se a produção de uma reação crónica de corpo estranho em que a fagocitose é uma caraterística reconhecida. À medida que o material se desintegra nos fluidos teciduais, os macrófagos são um elemento predominante na remoção do corpo estranho. Essas evidências sugerem que a presença de material estranho em grandes quantidades nos tecidos periapicais causa a persistência da degradação e que a persistência é alimentada pela toxicidade do material engolido. Em particular, os produtos de degradação podem ter um efeito adverso na proliferação e viabilidade das populações de células perirradiculares que são necessárias para a reparação.[140]

São os vedantes e os componentes dos vedantes reconhecidos pela literatura científica como neurotóxicos ou altamente irritantes que merecem uma atenção mais escrupulosa e um reconhecimento igualmente cuidadoso do seu potencial para causar lesões graves.[140]

Gutta-percha:[140]

É o material obturador mais comum utilizado em todo o mundo. Tem uma história de utilização alargada em endodontia de mais de um século e é quimicamente considerado um poliisopreno (um polímero cristalino). Nas suas formulações clínicas, é composta por 20% de guta-percha, 66% de óxido de zinco como carga, 11% de sulfato de metais pesados como radiopcificador, 3% de ceras ou resina como plastificante. A guta-percha tem um baixo grau de toxicidade quando comparada com outros materiais utilizados para a obturação de canais radiculares e tem resistido ao teste do tempo na utilização clínica como um material de obturação ideal.

Eugenol:

O eugenol é um derivado do fenol e um componente importante das numerosas formulações de cimentos obturadores que incorporam este líquido num pó de óxido de zinco para colocação com uma obturação de núcleo sólido. A maioria dos cimentos obturadores ZOE são citotóxicos e provocam uma resposta inflamatória nos tecidos conjuntivos. Como componente, o líquido apresenta uma inibição da atividade dos nervos sensoriais. Devido à sua utilização de longa data como sedativo ou anódino em medicina dentária, o eugenol tem sido um componente integral na terapêutica dentária moderna. Atualmente, reconhece-se também que, se for mal utilizado, o eugenol pode ser altamente inflamatório e destrutivo.

Foi ainda recomendado que o eugenol pode ser uma substância perigosa quando utilizado incorretamente na terapia endodôntica e que a prática de colocar eugenol com uma ponta de papel nos tecidos periapicais para sedar uma periodontite apical aguda está repleta de riscos para as estruturas neurais na proximidade dos dentes mandibulares.[140]

Paraformaldeído:

A utilização das pastas de paraformaldeído depende da aceitação de conceitos e terapias relacionados aos princípios de mumificação e fixação do tecido pulpar. Em 1959, Sargenti e Richter[140] introduziram um método de terapia endodôntica que incluía o preenchimento do sistema de canais radiculares com uma pasta de paraformaldeído (N2). Sargenti e outros proponentes de uma série de formulações de pastas de paraformaldeído têm elogiado a atividade antimicrobiana consistente da pasta quando utilizada na terapia endodôntica. Embora os selantes tradicionais de óxido de zinco e eugenol sejam utilizados em conjunto com materiais de núcleo sólido, como a guta-percha, N2, RC2B, endomethosone e outras formulações de pasta de paraformaldeído são recomendados como o único material de preenchimento, aumentando muito o volume de material utilizado no sistema de canais. Assim, a capacidade de absorção e a toxicidade são considerações sérias com as pastas de paraformaldeído.

Brodin et al[140] concluíram que a parestesia e outras complicações do nervo alveolar inferior após a penetração do material de obturação do canal radicular no canal mandibular e, na maioria dos casos, os danos no nervo foram especificamente atribuídos aos componentes altamente irritantes de várias pastas de paraformaldeído e também demonstraram a neurotoxicidade destes compostos de paraformaldeído. Além disso, Brodin et al. demonstraram que o N2, entre outros materiais de obturação radicular com paraformaldeído como componente, produzia uma perturbação permanente da condução nervosa.

Devido aos riscos mais elevados associados aos materiais endodônticos contendo paraformaldeído, a utilização de N2 ou de materiais de pasta de tipo semelhante está contra-indicada para utilização em endodontia. Quando estão disponíveis materiais mais seguros e biocompatíveis, não é razoável escolher materiais errados. Este facto é altamente relevante porque é contrário à segurança do paciente.

Polímeros, resinas e outras opções de vedantes:

Alguns dos selantes atualmente disponíveis são variações de uma formulação de resina/polímero. Isto torna-os opções por direito próprio, ou são uma escolha quando se propõe a ligação de resina dentro do canal, e os efeitos do eugenol na dentina não são desejados como um contaminante no processo de ligação. O selante mais conhecido dentro desta categoria é o AH26, AH Plus (Caulk/Dentsply, Milford, DE, EUA). O selante tem boas caraterísticas de manuseamento, sela bem a dentina e pode ser utilizado eficazmente com calor durante a obturação. O selante foi reportado como sendo muito tóxico aquando da mistura inicial. Esta toxicidade desaparece rapidamente durante o processo de presa e, após 24 horas, o selante apresenta uma toxicidade relativamente menor. Spangberg et al[140] referiram que esta toxicidade inicial se deveu à formação de uma quantidade muito pequena de formaldeído em resultado do processo de presa química. Descreveram a libertação de formaldeído como sendo milhares de vezes inferior à dos vedantes convencionais que contêm formaldeído, como o N2, e afirmaram que, após o endurecimento, o efeito tóxico era reduzido.

Pastas arsenicais:

No século passado, o arsénico desempenhou um papel importante no tratamento da pulpite, numa altura em que a anestesia não estava disponível ou era rudimentar. A sua utilização era geralmente acompanhada de dor intensa mas de curta duração. O perigo para a membrana periodontal e para o osso circundante era alertado nos manuais da época, e continha a séria advertência de conter o material dentro do dente. No entanto, mesmo nos nossos tempos modernos, há relatos ocasionais das consequências graves e prejudiciais da utilização de uma pasta arsenical.[140]

Determinação do comprimento de trabalho e controvérsias sobre instrumentação em endodontia:

Uma das maiores controvérsias no tratamento de canais radiculares é o ponto final apical do comprimento de trabalho. É um paradigma na endodontia moderna que a instrumentação para além do forame apical deve ser evitada porque está frequentemente associada a uma taxa de sucesso reduzida e expõe o paciente a potenciais lesões.

Geralmente, a maioria dos clínicos prefere terminar a instrumentação biomecânica na constrição apical (ponto mais estreito do canal, aproximadamente na junção dentina-cemento), onde o contacto entre os materiais de obturação do canal radicular e os tecidos apicais é mínimo. Para além disso, muitos dentistas praticam a patência apical com limas pequenas para manter a comunicação com os tecidos apicais e evitar o bloqueio do canal e a formação de saliências no sentido coronal ao ponto final determinado.[140]

Apesar da informação tridimensional limitada fornecida por uma radiografia convencional, a radiografia continua a ser o padrão comummente utilizado para a determinação do comprimento de trabalho. No entanto, a aceitação dos localizadores apicais está a aumentar consideravelmente com a introdução de dispositivos que já vão na sua quarta geração. Além disso, muitos clínicos utilizam pontos de papel para ajudar a determinar a junção dos limites do canal a partir do soro dos tecidos periapicais. Geralmente, uma distância de 0-2 mm entre o ápice radiográfico e o material de obturação que marca o ponto final da instrumentação do canal radicular tem sido designada como aceitável na avaliação de radiografias pós-operatórias. Por conseguinte, num estudo retrospetivo[141] que investigou a influência do nível de obturação apical no resultado do tratamento, uma obturação do canal radicular foi considerada satisfatória se, entre outros factores, o seu nível apical estivesse a 0-2 mm do ápice radiográfico; este nível apical contribuiu para as taxas de sucesso mais elevadas.

Stein et al[142] discutiram a possibilidade de sobre-instrumentação não intencional quando se utilizaram apenas radiografias para a determinação do comprimento de trabalho. Relataram que a posição de uma lima colocada para a determinação do comprimento de trabalho aparecia radiograficamente 0,7 mm mais curta do que a sua posição real. Os resultados de outra investigação sugerem que um comprimento de trabalho que termina radiograficamente 0-2 mm aquém do ápice radiográfico não garante que a instrumentação para além do forame apical seja evitada em pré-molares e molares. Os autores concluem que as medições radiográficas devem ser combinadas com a determinação eletrónica do comprimento de trabalho utilizando localizadores apicais modernos para melhor ajudar a identificar o ponto final apical da preparação do canal radicular e evitar a sobre-instrumentação e a sobre-obturação.

Baugh et al[140] concluíram que, como as dimensões apicais dos canais radiculares variam de muito grandes a muito pequenas, os clínicos devem procurar instrumentos e técnicas que possam ajudar a determinar a instrumentação para o tamanho apical correto. Era necessária investigação adicional, dada a controvérsia que ainda persiste relativamente ao tamanho apical final. Outros investigadores demonstraram a importância de combinar terapias como a instrumentação rotativa utilizando tamanhos apicais maiores com a utilização de hidróxido de cálcio para reduzir o número de bactérias no espaço do canal radicular e aumentar o sucesso do tratamento a longo prazo. Numa meta-análise recente de estudos realizados nas últimas três décadas sobre o comprimento ótimo de obturação, os resultados demonstraram que a extrusão de materiais obturadores para além do ápice radiográfico está correlacionada com um prognóstico de reparação mais baixo. Quando confrontados com a possibilidade de sobre-instrumentação inadvertida em perigo neurovascular, a investigação fornece um número substancial de advertências adequadas.

A sobreextensão grosseira dos materiais de obturação indica normalmente uma técnica incorrecta. No entanto, desde que a sobreextensão não esteja em contacto com estruturas vitais, como o nervo alveolar inferior ou os seios paranasais, e o terminal apical esteja bem preenchido em três dimensões, os danos são potencialmente menores, a menos que os materiais de obturação contenham paraformaldeído.

Para que ocorra um acidente, as possibilidades são as seguintes[140]

- Desconhecimento da proximidade dos ápices das raízes no seio ou no canal mandibular devido a imagens inadequadas.
- Sobre-instrumentação, devido à imprecisão sobre o comprimento do canal radicular por falta de localização eletrónica do ápice.
- Extrusão acidental de pastas endodônticas ou selantes no tecido neurovascular; porque a hidráulica do fluxo é imprevisível e todos os materiais são inicialmente tóxicos.
- Compressão de estruturas vitais no periápice pela massa de enchimento excessivo da obturação.

Gerir o excesso de enchimento:

Existem várias alternativas para ultrapassar o enchimento excessivo durante um tratamento endodôntico. Através de um tratamento endodôntico convencional ou da realização de uma cirurgia endodôntica.[7,34]

Em casos específicos de obturação excessiva, não é possível tomar qualquer medida de correção, dependendo do tipo de substância de obturação utilizada e da distância que a substância de obturação ultrapassa o forame apical. Se a substância de obturação for biocompatível, por exemplo, guta percha ou cones de titânio, e não ultrapassar o forame apical mais de 1 mm, não são necessárias medidas de correção. A mesma abordagem é aplicada se a substância de obturação puder ser reabsorvida pelo nosso corpo sob a forma de pasta ou de cimento.[143]

Se o material obturador for biocompatível e se estiver 1 mm para além do forame apical, pode tentar-se um novo tratamento endodôntico convencional. Foi tirada uma radiografia do dente envolvido e, se o material obturador for a guta-percha, pode-se usar uma lima do tipo Hedstroem para a remover completamente. Mas se a guta-percha continuar a ser difícil de remover, podem também ser utilizados solventes químicos. Se o material obturador estiver na forma de cones de prata ou titânio, pode utilizar-se um alicate ou uma pinça hemostática para o remover. Por outro lado, se o material obturador estiver em pasta ou em forma de cimento, pode ser utilizado um alargador ou uma lima K. Toda a preparação biomecânica do canal radicular é refeita com precisão, seguida de uma nova obturação com precisão e de uma radiografia para verificar a obturação final.

A gestão da sobre-obturação também pode ser efectuada através de uma cirurgia endodôntica. Mas, muitas vezes, é a última opção de tratamento do clínico quando o retratamento conservador falha. Existem duas indicações de insucesso do tratamento endodôntico convencional: a presença de sinais e sintomas persistentes em relação ao dente em questão e a incapacidade do clínico de remover o material obturador que se encontra para além do ápice da raiz, causando irritação nos tecidos periapicais. A cirurgia endodôntica pode ser uma simples curetagem (apicocuretagem) ou uma apicoectomia. A apicocuretagem é um procedimento que envolve apenas a remoção do material de obturação demasiado extenso e dos tecidos periapicais necróticos e a apicoectomia é um procedimento que envolve a ressecção dos 3 mm apicais do ápice radicular juntamente com a remoção do material de obturação demasiado extenso e dos tecidos infectados.[144]

Técnicas de controlo da obturação:

Existem várias contribuições para a literatura que avaliam as técnicas de controlo apical dos materiais de obturação. Tronstad[140] avaliou o tampão apical de lascas de dentina em macacos e mostrou que um tampão de obturações de dentina limpa poderia fornecer uma matriz apical que era bem tolerada pelos tecidos periapicais e forneceria uma barreira apical que permitiria que os canais fossem bem selados, mas protegendo contra o impacto dos materiais de obturação nos tecidos periodontais. Num estudo exaustivo que comparou os tampões apicais de dentina com os de hidróxido de cálcio para evitar a sobre-obturação, quando o forame apical tinha sido intencionalmente sobre-instrumentado em gatos, os investigadores verificaram que os tampões de hidróxido de cálcio ou de dentina funcionavam igualmente bem. No entanto, os tampões de hidróxido de cálcio eram menos duráveis e produziam uma mineralização do forame menos completa do que os tampões dentinários. A cicatrização periapical foi semelhante tanto para o hidróxido de cálcio como para a dentina. Noutro estudo que analisou o tamanho do forame e a sua influência na extrusão apical de guta-percha termoplastificada, observou-se que os preenchimentos excessivos e a extrusão de material ocorriam proporcionalmente à área da abertura apical. Verificou-se que uma abertura do tamanho de uma lima de 40 (0,40 mm) de diâmetro tinha o dobro da probabilidade de permitir a extrusão de material do que um diâmetro apical de 20 (0,20 mm). Quando a capacidade de selamento da guta-percha condensada lateralmente foi comparada com a guta-percha termoplastificada moldada por injeção em canais rectos e curvos, apenas a técnica termoplastificada produziu sobreextensões. Também foi demonstrado que existem grandes diferenças na capacidade de fluxo entre as marcas de guta-percha quando utilizadas em técnicas de termo-compactação. A recomendação de considerar uma técnica híbrida quando se utilizam materiais termoplastificados envolveu frequentemente uma condensação a frio da guta-percha apicalmente seguida de uma compactação termomecânica, proporcionando uma barreira mais segura para limitar a extrusão dos materiais obturadores.

A guta-percha termoplastificada e os efeitos do calor:

Numa série de investigações in-vitro[145] e num estudo animal em cães[146] , o calor da guta-percha termoplastificada foi avaliado quanto aos seus potenciais efeitos prejudiciais. Os níveis de calor gerados pela guta-percha plastificada não pareceram atingir níveis clinicamente deletérios e não foi evidente qualquer destruição irreversível dos tecidos[146] . Foram obtidos resultados semelhantes noutros estudos in-vitro e in-vivo[146] quando as instruções de utilização do fabricante foram seguidas. Bailey et al[140] , num estudo que utilizou a condensação ultra-sónica da guta-percha, verificaram que a combinação de uma configuração de alta potência e uma aplicação de 15 s de energia de ativação resultou num aumento da temperatura na superfície da raiz para além do limiar deletério reconhecido de 101° centígrados. A utilização do calor e o potencial de transferência de calor prejudicial para a dentina e para o osso foram investigados numa série de dispositivos diferentes utilizados em endodontia e procedimentos de restauração associados. É geralmente aceite que, quando o aumento da temperatura excede os 101°C, produz danos irreversíveis no osso e na inserção, bem como efeitos de desidratação na dentina, resultando frequentemente em reabsorção.

Fanibunda et al[147] alertam para o perigo menos conhecido do insulto térmico e mecânico de materiais de obturação quimicamente "mais seguros", que não o paraformaldeído, que são extrudidos para o canal alveolar inferior, um caso de guta-percha termicamente compactada que teve efeitos graves nos pacientes, perda sensorial após um enchimento excessivo no canal mandibular. Neste caso, identificaram um insulto mecânico (compressão), químico (selante de hidróxido de cálcio) e térmico (guta-percha fundida) ao nervo alveolar inferior.[147]

Gutta-Percha à base de transportadora:

A guta-percha com suporte foi introduzida pela primeira vez como Thermafil (Dentsply Tulsa Dental, Tulsa, OK.) O obturador Thermafil consiste atualmente num suporte de plástico e é coberto por uma camada uniforme de guta-percha. O suporte é construído a partir de um plástico radiopaco especial semelhante a um instrumento endodôntico manual ou rotativo. O obturador é aquecido num forno especial onde a guta-percha que transporta assume um estado amolecido com caraterísticas adesivas e de fluxo únicas. A preparação ideal do canal para um obturador com suporte deve permitir espaço suficiente para o fluxo do cimento e da guta-percha. Os obturadores com suporte utilizam técnicas que desaconselham a utilização de cimento em excesso devido ao aumento da probabilidade de enchimento excessivo devido ao efeito de pistão do obturador durante a colocação. Uma vez que o risco de enchimento excessivo é considerado a única verdadeira limitação dos obturadores com suporte, é necessário ter cuidado ao utilizá-los:

- Preparação incorrecta do canal, incluindo sobre-instrumentação e laceração do terminal apical.
- Utilização excessiva de selante ou guta-percha.
- Força e velocidade excessivas durante a inserção.

- Seleção incorrecta do obturador.

Prevenção de acidentes relacionados com a obturação:

Para evitar uma sobre-obturação durante um tratamento endodôntico, o clínico deve calcular com precisão o comprimento e a largura de trabalho do espaço do canal radicular, limpar e moldar eficazmente o espaço do canal radicular, não aplicar pressão excessiva sobre um material obturador durante a obturação do canal radicular, bem como utilizar um selante do canal radicular apenas na quantidade necessária. A utilização de um selante (ou) material obturador que contenha formaldeído ou paraformaldeído deve ser totalmente evitada, uma vez que pode causar irritação grave nos tecidos periapicais. O tratamento do canal radicular dos molares e pré-molares mandibulares deve ser feito com cuidado devido à posição anatómica dos ápices radiculares perto do Canalis mandibula.[139]

As diretrizes recomendadas durante o tratamento do canal radicular de dentes posteriores em estreita proximidade com os seios paranasais e o canal mandibular são:[140]

- É essencial obter imagens e identificar radiograficamente as estruturas neurais sensíveis dos maxilares, a fim de compreender claramente o risco proximal.
- É fundamental utilizar materiais de obturação que sejam bem tolerados pelo organismo após o tratamento do canal radicular, em vez de formulações de paraformaldeído que podem causar danos irreversíveis nos nervos sensoriais.
- O clínico deve praticar estratégias de modelação do canal radicular cuidadosas e criteriosas que utilizem várias confirmações do comprimento de trabalho e tomar sérias precauções contra a instrumentação excessiva.

- É importante utilizar a "forma de resistência" para controlar as obturações excessivas. Esta "forma de resistência" pode ser conferida durante a preparação do canal radicular, produzindo uma forma de funil, preparações cónicas e selecionando cones de guta-percha para corresponder às formas do canal que irão resistir às forças de obturação.
- Ao utilizar técnicas termoplásticas, é importante respeitar as caraterísticas de fluxo dos materiais de obturação e a energia térmica utilizada.
- A utilização de enchimentos de pasta e seringas para a aplicação de selantes endodônticos deve ser advertida quando existe uma grande proximidade com estruturas neurais e o controlo fica comprometido.
- Em casos de extrema proximidade com a anatomia neurovascular, a importância de criar um tampão ou barreira de dentina limpa no terminal apical patenteado deve ser cuidadosamente planeada quando o risco de extrusão é consideravelmente grande.

Cada procedimento endodôntico tem um grau variável de risco inerente. Os padrões de boa prática endodôntica exigem que o clínico evite riscos não razoáveis que possam prejudicar o paciente.

O acidente de um enchimento excessivo que pode causar uma perda sensorial permanente num doente é animador para qualquer clínico. Temos de reconhecer que estas lesões devem incentivar a reflexão sobre a prática segura e prudente da endodontia que promove salvaguardas. A nossa obrigação ética de proteger os doentes contra danos é cumprida quando nós, enquanto profissão, podemos fornecer terapias avançadas e sofisticadas de forma segura e controlada, tendo a segurança do doente como prioridade máxima.[140]

Para além da competência do operador, o enchimento excessivo ou insuficiente do canal radicular também pode ser causado pela falta de um procedimento de tratamento padrão. O enchimento excessivo pode causar sinais e sintomas ligeiros que podem provocar uma reação dolorosa nos doentes. Inicialmente, o doente deve ser submetido a uma medida conservadora sob a forma de tratamento endodôntico convencional e, se necessário, pode ser efectuado um procedimento radical como a cirurgia endodôntica. O prognóstico de um dente com obturação excessiva depende muito do nível de toxicidade e da quantidade/volume da substância de obturação excessiva, e da rapidez com que o corpo humano consegue reabsorver essa substância de obturação.[139]

Relato de caso I:[148] Resolução cirúrgica da irritação crónica dos tecidos causada por material de obturação endodôntico extrudido.

Um paciente do sexo masculino, de 48 anos de idade, relatou dor e desconforto contínuos na área do seu primeiro molar superior esquerdo desde que este tinha sido tratado endodonticamente há muitos anos. Devido a um presumível insucesso endodôntico e a pedido do paciente, o dente foi extraído. No entanto, a dor persistiu na mesma região, pelo que o doente foi encaminhado para a nossa consulta. Uma radiografia periapical revelou uma área linear de 3 a 4 mm de material estranho radiopaco, morfologicamente consistente com guta-percha, ao nível apical do dente n.º 26, previamente extraído.

Sob anestesia local, a região óssea desta área foi explorada, mas não foi encontrada guta percha ou outro material estranho. Devido à dificuldade de localizar o segmento radiopaco, decidiu-se continuar a cirurgia exploratória, levantando um retalho de espessura total e cortando uma pequena janela através do osso bucal. O retalho de tecido mole elevado revelou imediatamente guta-percha cor-de-rosa entre o periósteo e a submucosa bucal na altura do osso correspondente. A massa de guta-percha com o tecido de granulação circundante foi removida e submetida a exame anatomopatológico.

De seguida, o retalho foi reposicionado e suturado no local. A cicatrização progrediu bem e os sintomas desapareceram em 2 semanas. O exame histopatológico revelou fibrose com reação de células gigantes de corpo estranho à guta-percha. Revelou também material estranho refratário e não refratário desconhecido com inflamação mínima.

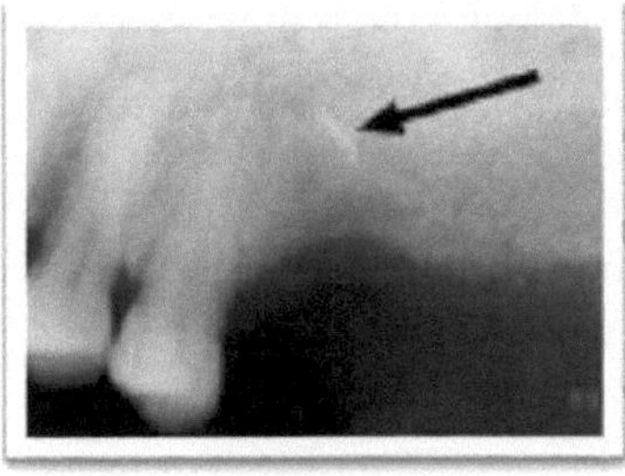

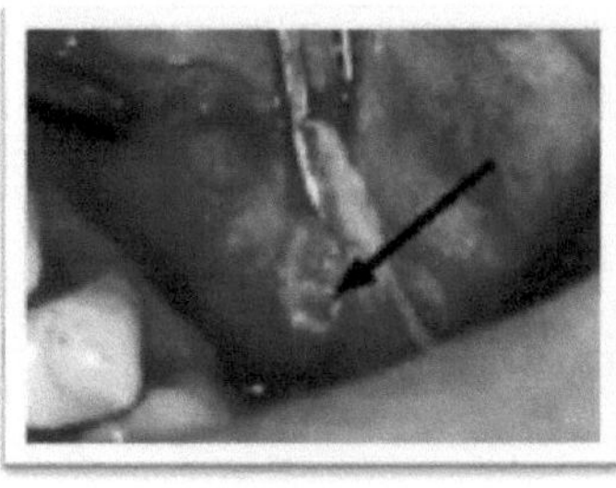

(A) (B)

Figura 39: (A) Radiografia periapical mostrando uma área radiopaca linear (seta) no nível apical do primeiro molar superior esquerdo previamente extraído. (B) Foto clínica durante o procedimento cirúrgico. A guta-percha rosa (seta) estava localizada entre o periósteo e a submucosa vestibular do retalho mucoso-periosteal correspondente.

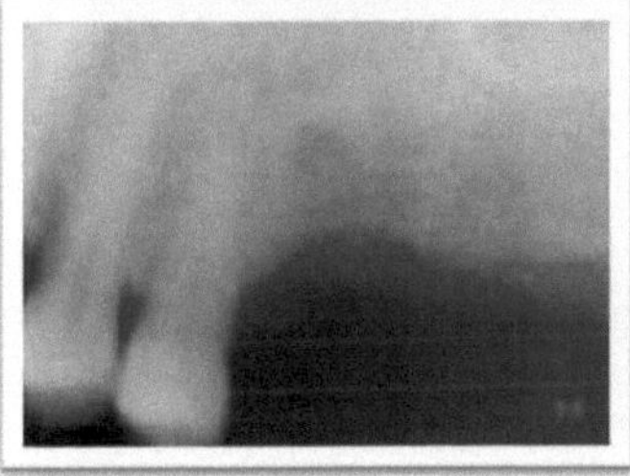

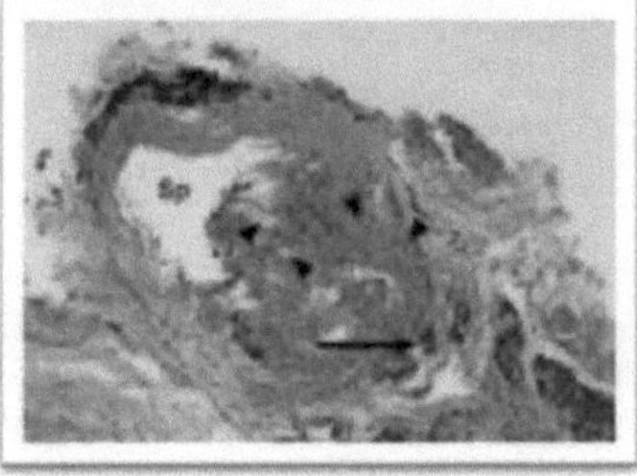

(C) (D)

Figura 39: (C) Uma radiografia periapical efectuada durante a visita de acompanhamento de 2 semanas.

(D) Fotomicrografias da amostra de biopsia oral. O espaço vazio colapsado representa a localização da guta-percha dissolvida durante o processamento histológico. O tecido de fibrose circundante contém considerável material estranho retrátil (pontas de seta) e granular enegrecido não retrátil com reação de células gigantes.

Relato de caso 2:[147]

Uma mulher de 41 anos de idade foi apresentada para extração do segundo pré-molar inferior direito. A paciente sofria de desconforto persistente na área do dente 45 e parestesia na distribuição do nervo mental da face durante muitos anos. A história dentária revelou que o dente 45 tinha sido tratado endodonticamente há 20 anos e que uma lesão externa recente tinha provocado a queda da coroa. Uma imagem panorâmica revelou a raiz retida do dente 45 com tratamento prévio do canal radicular e também alguns fragmentos de material radiopaco na região periapical. O material extrudido parecia ter a mesma densidade que a guta-percha no interior do canal. O dente 45 foi extraído, seguido de curetagem profunda. A amostra cirúrgica da região apical foi enviada para avaliação patológica. Dois meses depois, o paciente estava sem dor e a parestesia estava desaparecendo. Para além disso, o exame histológico revelou uma inflamação mínima com tecido fibrótico em torno de espaços vazios que representam guta-percha dissolvida durante o processamento histológico.

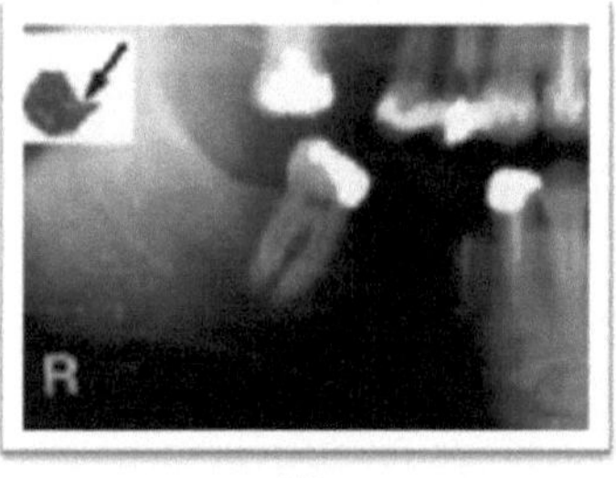

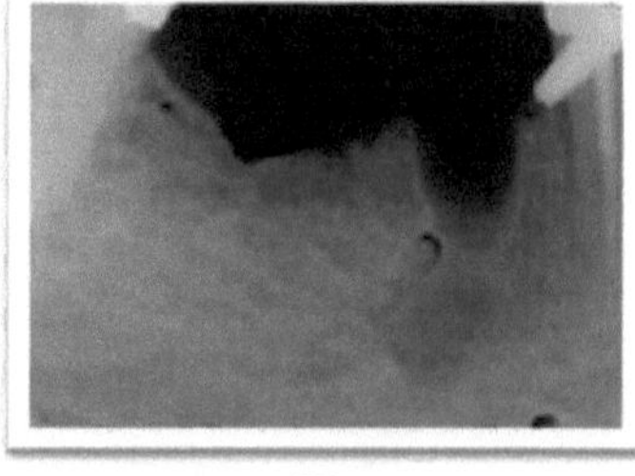

(A) (B)

Figure 40: (A) Uma imagem panorâmica recortada revelou o dente 45, previamente tratado endodonticamente, com material radiopaco forte preenchido em excesso na área periapical. (B) Radiografia periapical efectuada no seguimento de 2 meses. Estão presentes alguns artefactos devido ao desenvolvimento.

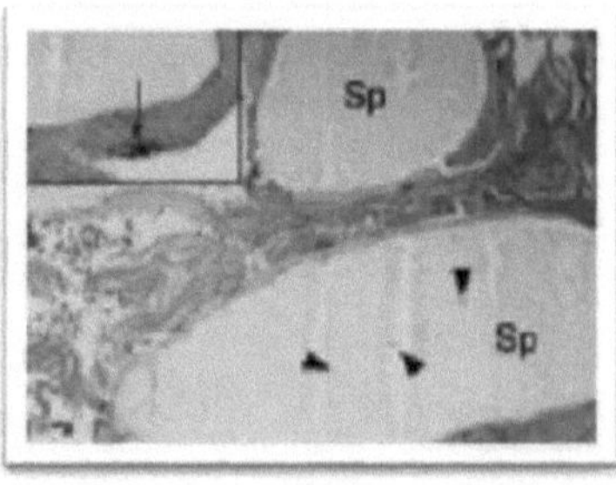

(C)

Figura 40: (C) Fotomicrografias da peça cirúrgica. Os espaços vazios contendo material estranho cristalino refratário (pontas de seta) representam a guta-percha que foi parcialmente dissolvida durante o processamento histológico. O tecido de fibrose circundante contém material estranho granular e não refratário de cor negra.

Relato de caso 3:[149] Guta-percha retida como causa de sinusite maxilar persistente e dor.

Uma paciente do sexo feminino, de 26 anos de idade, apresentou uma queixa principal de dor maxilar do lado esquerdo com drenagem nasal intermitente e descolorida. Sete anos antes da apresentação atual, a paciente tinha relatado uma história de dores de cabeça, congestão nasal e drenagem descolorida bilateral refractária à prednisona, antibióticos e cirurgia endoscópica dos seios nasais num centro externo. A cirurgia endoscópica sinusal de revisão um ano após a cirurgia inicial proporcionou um alívio parcial. Dois anos antes da apresentação atual, a sua dor maxilar esquerda recidivou e uma tomografia computorizada (TC) revelou um dente do siso esquerdo que se projectava para o seio maxilar.

Após a extração do dente do siso, teve uma melhoria acentuada da dor e da drenagem nasal; contudo, 8 semanas mais tarde, a dor maxilar esquerda regressou e estava associada a uma descarga nasal amarela do lado esquerdo. O seu cirurgião oral descobriu uma infeção no molar adjacente ao dente do siso extraído e efectuou um tratamento de canal.

Duas semanas após a desvitalização, a paciente apresentou dor contínua no dente maxilar esquerdo e corrimento nasal descolorido do lado esquerdo. A extração do molar não resolveu a dor e, posteriormente, foi encaminhada para a clínica de dor facial/dor de cabeça pelo seu dentista, onde lhe foram receitados medicamentos. No entanto, os sintomas regressavam após o término do tratamento com antibióticos.

A tomografia computadorizada foi repetida e a paciente foi encaminhada para um cirurgião bucomaxilofacial, que observou a existência de dois pequenos restos de guta-percha do canal radicular maxilar esquerdo anterior, realizado há dois anos e meio. Uma abordagem combinada endoscópica e Caldwell-Luc sob navegação assistida por computador para perfurar a guta-percha retida no seio maxilar resolveu imediatamente a dor e a drenagem da paciente, sem recorrência no seu seguimento de três meses.

As complicações do seio maxilar causadas pela guta-percha dos canais radiculares são raras. De acordo com um relato de caso anterior, a guta-percha do canal radicular do dente posterior do maxilar pode migrar e obstruir o óstio maxilar. Também foi relatada a migração de guta-percha para o seio etmoidal. Na doente atual, a retenção de guta-percha no seio maxilar resultou numa inflamação crónica e numa sinusite persistente com congestão nasal, dor e drenagem. Os seus sintomas anteriores à cirurgia sinusal podem ou não estar relacionados com a infeção dentária, mas melhorou claramente após a extração dos dentes do siso. A guta-percha retida impediu a resolução da infeção e dos sintomas mesmo após a extração do dente afetado.

Em doentes com sinusite persistente e um historial de procedimentos endodônticos, justifica-se uma avaliação de materiais dentários retidos nos seios nasais ou perto deles para excluir uma fonte adicional de infeção. A remoção destes materiais dentários retidos pode exigir uma abordagem externa com perfuração, que pode ser facilitada pela visualização endoscópica através do procedimento Caldwell Luc.[148]

Existem vários relatos[148] da ocorrência de aspergilose no seio maxilar como resultado da extensão excessiva dos canais radiculares dos dentes maxilares, especialmente utilizando materiais que contêm óxido de zinco ou formaldeído.

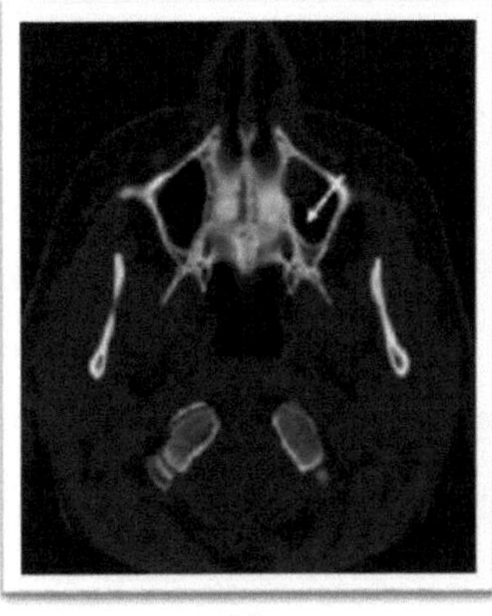

(A)

Figura 41: (A) Secção axial de uma tomografia computorizada sem contraste mostra dois restos de guta-percha retidos (seta branca) no seio maxilar posterior esquerdo.

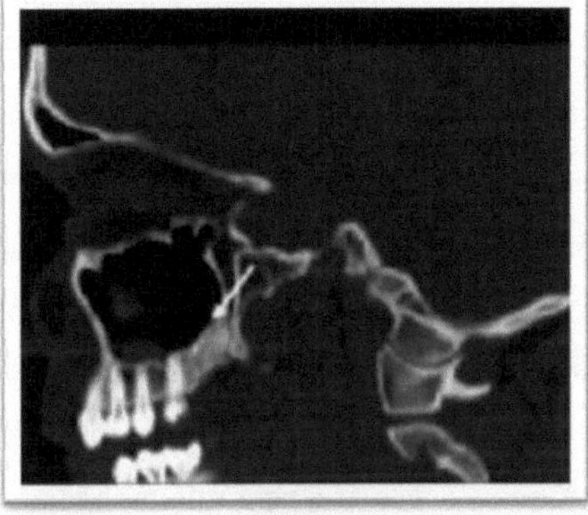

(B)

Figure 41: (B) A secção sagital de uma TAC sem contraste mostra dois restos de guta-percha retidos (seta branca) no maxilar esquerdo, na localização de extracções dentárias anteriores.

3. Fratura vertical da raiz:

Uma fratura radicular vertical é uma fratura longitudinal da raiz, que se estende ao longo de toda a espessura da dentina, desde o canal radicular até ao periodonto. Pode ser iniciada a partir da coroa ou no ápice da raiz ou ao longo da raiz entre estes pontos.[150]

O prognóstico da fratura vertical da raiz é desfavorável, resultando em perda óssea localizada e num defeito periodontal estreito e profundo após o envolvimento do sulco gengival. Atualmente, o tratamento limita-se em grande parte à extração do dente ou à ressecção da raiz fracturada. O relatório recente de Selden[151] sugeriu que o período máximo de sucesso nas tentativas de tratamento da fratura radicular vertical era de apenas 1 ano.

Em estudos clínicos[152] , a maioria dos dentes fraturados foi previamente tratada endodonticamente, sugerindo que o procedimento endodôntico pode contribuir para a fratura vertical da raiz. As tensões provenientes do procedimento de obturação, principalmente se for utilizada força excessiva na condensação lateral, são consideradas uma das causas dessa complicação. Saw e Messer[153] sugeriram que as tensões na obturação podem ser geradas por um efeito de cunha do espátula dentro do canal, seja por contacto direto com as paredes do canal ou transmitido através da guta-percha.

A carga vertical aplicada durante a condensação lateral tem variado de 1 a 3 kg em muitos estudos. Usando dentes extraídos, uma carga tão pequena como 1,5 kg em incisivos mandibulares e 7,2 kg em incisivos maxilares poderia produzir fracturas, embora a carga média na fratura estivesse na gama de 10 a 20 kg, bem acima da carga de condensação. Uma carga de 4,9 kg foi considerada segura e não resultou em fratura vertical da raiz mesial dos molares inferiores. Pitts et al[154] sugeriram que a carga do spreader deveria ser limitada a 70% da força mínima necessária para fraturar a raiz.

Vários procedimentos iatrogénicos podem predispor a fracturas radiculares verticais. A fratura vertical/longitudinal da raiz tem origem no ápice da raiz e propaga-se para a parte coronal.
A fratura vertical da raiz está normalmente associada a dentes tratados endodonticamente.[32]

Causas de fratura vertical da raiz num dente tratado com canal radicular:

Iatrogénico:

- Remoção excessiva de dentina radicular durante a limpeza e modelação do canal radicular.
- Tensão excessiva gerada durante a obturação por condensação lateral.

- Procedimentos de restauração após o tratamento do canal radicular, como a utilização de postes grandes, postes roscados, assentamento traumático de postes

Outros:

- As raízes com diâmetro mesio distal mais estreito do que o diâmetro vestibulolingual são mais susceptíveis de fratura; por exemplo, pré-molares maxilares e mandibulares, incisivos mandibulares e raízes mesiais de molares mandibulares
- A quantidade insuficiente de estrutura dentária remanescente torna-a suscetível de fratura
- A forma do canal (curvaturas) e a concavidade proximal também aumentam a suscetibilidade às fracturas radiculares.

O efeito do desenho do expansor na fratura vertical da raiz e na distorção da raiz, utilizando extensómetros, foi investigado por Dang e Walton[155] e referiram que um expansor manual D 11 produziu mais tensão do que um expansor de dedo B na raiz mesial de molares mandibulares. Os expansores manuais (Du) criaram mais tensão do que o expansor de dedo B em raízes rectas de dentes extraídos. Veera et al[156] mostraram que o expansor manual Du T criou uma tensão significativamente maior do que a produzida pelos expansores digitais em todos os grupos de dentes. Isto deveu-se ao facto de a carga aplicada com o expansor DnT ser superior à dos expansores digitais.

Embora a condensação lateral não deva ser uma causa direta da fratura vertical da raiz, sugere-se que resulte numa fratura incompleta da raiz, porque a dentina tem elasticidade suficiente para permitir a separação sem uma fratura vertical completa da raiz. Estas fracturas incompletas podem tornar-se áreas de elevada concentração de tensão quando são aplicadas forças durante o procedimento de restauração ou devido a tensões oclusais durante a mastigação. Assim, a fissura pode propagar-se progressivamente da parede do canal radicular para a superfície externa da raiz. Os incisivos mandibulares são os mais susceptíveis a fracturas radiculares verticais. A carga limitada segura para este dente é de apenas 2,4 kg.[156]

Uma vez que o prognóstico de um dente com fratura vertical da raiz é muito mau, os clínicos devem utilizar instrumentos que sejam tão seguros quanto possível. O finger spreader deve ser o instrumento de escolha para a condensação lateral, especialmente em incisivos mandibulares, raízes sobre-instrumentadas ou em dentes com uma parede de dentina fina (por exemplo, casos de apexificação). Além disso, Walton[157] sugeriu que os afastadores de dedos mais flexíveis e menos cónicos são mais seguros do que o afastador manual rígido e convencional. Os canais radiculares devem ser limpos, modelados e preparados de forma óptima. Deve evitar-se a remoção excessiva de dentina radicular durante a limpeza e a modelação do canal radicular. Deve ser evitada a geração de tensões na raiz durante a obturação por condensação lateral. Podem ser utilizados expansores flexíveis de Ni-Ti para a obturação por condensação lateral.[32]

As áreas de elevada tensão encontram-se no terço apical ou entre os terços apical e médio das raízes. Isto implica que a fratura vertical da raiz pode iniciar-se nestas áreas e depois propagar-se tanto apical como coronalmente. Os locais de fratura radicular vertical que são difíceis de diagnosticar clinicamente encontram-se na superfície proximal e na superfície lingual ou palatina da raiz vestibular ou da raiz mesio-bucal do dente.

Embora a espessura da dentina na direção vestíbulo-lingual seja maior do que na direção mesio-distal, a maioria das linhas de fratura radicular verticais apresentou-se nesta direção. A razão para estas caraterísticas de fratura não é clara, mas está presumivelmente relacionada com os padrões de tensão na raiz.[156]

E) Diversos:

1. Acidentes relacionados com a irrigação:

A irrigação dos canais radiculares desempenha um papel importante no desbridamento e desinfeção do sistema de canais radiculares e é parte integrante dos procedimentos de preparação dos canais radiculares. Os irrigantes do canal radicular mais frequentemente utilizados são o hipoclorito de sódio e o peróxido de hidrogénio ou a utilização combinada de ambos.

Foram descritos vários percalços durante a irrigação dos canais radiculares, desde danos no vestuário do doente, salpicos do irrigante para os olhos do doente ou do operador, até à injeção através do forame apical, enfisema aéreo e reacções alérgicas aos irrigantes, como choque anafilático, lesões cerebrais e parestesia nervosa.[158]

O ímpeto subjacente a um tratamento de canais radiculares bem sucedido assenta num desbridamento completo dos restos de tecido, bactérias e toxinas do sistema de canais radiculares. A morfologia dos canais torna difícil um desbridamento completo dos canais radiculares, uma vez que o tecido pulpar residual e as bactérias podem persistir nas irregularidades do canal. Por conseguinte, os irrigantes devem apoiar e complementar as preparações endodônticas, eliminando os detritos dentinários, dissolvendo os tecidos orgânicos, desinfectando o canal e proporcionando lubrificação durante a instrumentação sem irritar os tecidos circundantes. O peróxido de hidrogénio, a clorexidina e o soro fisiológico são alguns dos irrigantes utilizados; entre eles, o hipoclorito de sódio é o irrigante antimicrobiano eficaz e dissolvente de tecidos mais utilizado.[159]

A propriedade negativa ou desvantagem do hipoclorito de sódio é que pode causar inflamação dos tecidos se passar para fora dos limites do espaço do canal radicular. Quando o hipoclorito de sódio entra em contacto com os tecidos vitais, ocorre uma inflamação aguda seguida de necrose. Provoca inflamação grave e destruição celular em todos os tecidos, exceto no epitélio fortemente queratinizado. A gravidade da complicação depende da concentração da solução, do seu pH e da duração da exposição. O hipoclorito de sódio tem um pH de 11-12,5, que provoca lesões por oxidação das proteínas dos tecidos. Concentrações mais elevadas têm efeitos irritantes no ligamento periodontal.

As potenciais complicações podem ocorrer com a extrusão do irrigante do canal radicular para além do ápice do canal radicular, como o hipoclorito de sódio, o peróxido de hidrogénio ou o formocresol, durante o tratamento do canal radicular na prática clínica, pelo que devem ser tomadas medidas para minimizar o risco e fornecer pormenores para uma gestão adequada, caso ocorram tais contratempos durante o tratamento do canal radicular.[159]

Danos no vestuário:

Provavelmente, o incidente mais comum durante a irrigação do canal radicular é a danificação do vestuário dos doentes. Como o hipoclorito de sódio é um agente branqueador doméstico comum, mesmo pequenas quantidades podem causar danos graves no vestuário. Quando se utiliza um dispositivo ultrassónico para a irrigação do canal radicular, o aerossol também pode causar danos. Estes contratempos devem ser evitados através da proteção adequada do vestuário dos doentes, utilizando campos cirúrgicos. Quando se utiliza a irrigação manual, deve assegurar-se que a agulha e a seringa de irrigação estão bem fixas e não se separam durante a transferência ou a irrigação, de modo a evitar fugas para o vestuário.

Danos no olho:

O contacto do irrigante com os olhos do doente ou do operador provoca dor imediata, lacrimejamento abundante, ardor intenso e eritema. Pode ocorrer perda de células epiteliais na camada exterior da córnea. O médico deve efetuar uma irrigação ocular imediata com grandes quantidades de água da torneira ou soro fisiológico estéril e encaminhar o doente para um oftalmologista para exame e tratamento adicionais.[159]

Danos na mucosa oral:

O hipoclorito de sódio reage com as proteínas e as gorduras da mucosa oral, o que pode levar a infecções secundárias. O doente deve ser monitorizado com tratamento imediato em caso de ingestão. Lavar imediatamente a mucosa oral com água. Devem ser prescritos analgésicos e antibióticos para reduzir as infecções secundárias.

Reacções alérgicas:

As reacções alérgicas ao hipoclorito de sódio resultam em urticária, edema, falta de ar, broncoespasmo e hipotensão. Se ocorrerem, encaminhar o doente imediatamente para a unidade de cuidados intensivos após os primeiros socorros, com administração de esteróides e anti-histamínicos por via intravenosa.[159]

Toxicidade do hipoclorito de sódio:

Foi demonstrado que o hipoclorito de sódio é um agente eficaz contra um amplo espetro de bactérias e que dissolve tecidos vitais e necróticos. No entanto, também foi demonstrado que o hipoclorito de sódio tem efeitos tóxicos nos tecidos vitais, resultando em hemólise, ulceração da pele e necrose. Tem um pH de aproximadamente 11-12 e causa lesões principalmente pela oxidação de proteínas.[158]

O hipoclorito de sódio, quando entra em contacto com as proteínas dos tecidos, forma azoto, formaldeído e acetaldeído num curto espaço de tempo e as ligações peptídicas são quebradas, resultando na dissolução das proteínas. Durante o processo, o hidrogénio nos grupos amino é substituído por cloro, formando assim cloraminas que desempenham um papel importante na eficácia antimicrobiana. Os tecidos necróticos são assim dissolvidos e o agente microbiano pode alcançar e limpar melhor as áreas infectadas.

Portanto, deve-se ter muito cuidado ao usar hipoclorito de sódio durante a irrigação endodôntica. Ehrich et al[160] sugeriram que um clínico deve verificar, tanto clínica como radiograficamente, a existência de ápices imaturos, reabsorção radicular, perfurações apicais ou quaisquer outras condições que possam resultar em volumes maiores do que o normal de irrigante a ser extrudido do sistema de canais radiculares para os tecidos circundantes. A irrigação deve ser efectuada lentamente com um movimento suave da agulha para garantir que não está a prender-se no canal (ou) a encravar no canal radicular.

Complicações durante a irrigação do canal radicular

Extrusão para além do ápice da raiz:

Durante a irrigação do canal radicular, podem ocorrer extrusões acidentais. Mesmo quantidades mínimas, se extrudidas, causam probabilidades vasculares nos vasos sanguíneos devido a danos nos vasos, bem como a libertação de mediadores químicos, como a histamina, para o tecido envolvido, causando assim inchaço imediato e hemorragia profusa através do espaço do canal radicular.[159]

(a) Acidente com hipoclorito de sódio:

O regime padrão de irrigação utilizado por rotina na limpeza e modelação do canal radicular é a concentração de 0,1-5,2% de hipoclorito de sódio. Em endodontia, todos os procedimentos, incluindo a irrigação do espaço pulpar, devem ser de natureza passiva. A extrusão inadvertida de hipoclorito de sódio para além da constrição apical, denominada acidente com hipoclorito de sódio, é também uma das causas de emergências endodônticas.

Sinais de acidente com hipoclorito de sódio:

- O doente queixa-se de dores fortes e excruciantes, especialmente quando não está sob anestesia local.
- Mesmo que o doente esteja sob anestesia local, queixar-se-á de irritação na zona perirradicular.
- Ocorre uma inundação súbita do canal com sangue e fluidos dos tecidos.

- Observa-se a dilatação dos tecidos na zona e o inchaço dos tecidos moles.

Como o hipoclorito de sódio é hipertónico, se entrar nos tecidos perirradiculares, abrirá os capilares e os pequenos vasos sanguíneos. A inundação do canal com sangue é uma reação fisiológica para diluir a concentração de hipoclorito de sódio.

Quando o NaOCl é inadvertidamente forçado a penetrar nos tecidos periapicais, a sequência de lesões parece seguir um padrão típico. De acordo com os *critérios de Hulsmann,*[158] o diagnóstico de um acidente com NaOCl inclui o seguinte:

1) Dor aguda, inchaço e vermelhidão.

2) Contusões.

3) Edema progressivo envolvendo a zona infra-orbitária ou o ângulo da boca.

4) Hemorragia profusa que se manifesta frequentemente intra-oralmente a partir do orifício do dente.

5) Dormência ou fraqueza do nervo facial.

6) Infeção secundária, sinusite e celulite.

Tratamento do acidente com hipoclorito de sódio:

O doente tem de ser informado do acidente. Se o doente não estiver sob anestesia local, anestesiar o doente através de um bloqueio nervoso local. A hemorragia do canal é deixada fluir continuamente, uma vez que se trata de um mecanismo fisiológico de defesa. O canal é inundado com soro fisiológico normal para que o sangue acumulado saia e o nível de dor diminua.

Aconselha-se a compressão com saco de gelo durante 24 horas (intervalo de

15 minutos) para minimizar o inchaço local. Recomendar compressa quente e húmida após 24 horas (intervalo de 15 minutos) para melhorar a circulação sanguínea local. Prescrever analgésicos narcóticos à base de acetaminofina durante 7 dias. Cobertura antibiótica profiláctica durante 10 dias para evitar infecções secundárias. Amoxicilina 500 mg durante 5 dias ou Metronidazol 400 mg durante 5 dias em doentes alérgicos à penicilina.

O hipoclorito de sódio pode dissolver tanto os tecidos normais como os infectados. Após o acidente com hipoclorito de sódio, a área perirradicular permanece inflamada e os tecidos estão necrosados. É preferível que o doente seja imediatamente colocado sob antibioterapia parentérica e analgésicos. O doente deve ser chamado para um acompanhamento periódico para avaliar a taxa de cicatrização. Em caso de exacerbação não controlada, o médico deve consultar o médico de família e administrar esteróides de forma planeada. O doente pode necessitar de terapêutica vitamínica suplementar durante a fase de recuperação.

Prevenção da extrusão de hipoclorito de sódio:

> Um bom desenho da cavidade de acesso em linha reta com uma preparação coronal adequada.

> Radiografias periapicais pré-operatórias para aceder à anatomia do canal radicular.

> Utilização de agulhas especializadas, como agulhas leur-lock ou agulhas com ventilação lateral, para evitar a extrusão do irrigante do canal radicular para além do ápice.

> A agulha de irrigação endodôntica recomendada é uma agulha de calibre 30, com ventilação lateral e extremidade fechada, colocada passivamente a 3 mm do comprimento de trabalho em dentes posteriores e a 1 mm do comprimento de trabalho em dentes anteriores.

> Determinar o comprimento de trabalho adequado e ajustar

cuidadosamente o batente de borracha nas limas.

> Não introduzir a ponta da agulha de irrigação no canal, colocá-la de forma passiva.

> Evitar o uso de pressão digital excessiva, especialmente com o polegar, ao depositar o irrigante no canal radicular.

> Movimentos constantes de entrada e saída da agulha de irrigação no espaço do canal.

Relato de caso I:[161]

Uma paciente do sexo feminino, de 59 anos de idade, foi submetida a tratamento endodôntico do canino superior esquerdo (dente n.º 23). A cavidade de acesso do dente #23 foi temporariamente restaurada com Caviton (GC Asahi Corp, Aichi, Japão). Ao exame, o dente #23 era ligeiramente sensível à palpação com dor ligeira à percussão. Não foi encontrada qualquer mobilidade dentária patológica. A profundidade de sondagem à volta do dente era de 3 mm, mas foi observado sangramento à sondagem. A radiografia periapical inicial mostrou um espaço do ligamento periodontal alargado e irregular em comparação com os dentes proximais. Para além disso, foi observada uma imagem radiopaca vaga no terço apical do dente 23.

Foi feito um diagnóstico de periodontite apical sintomática do canino superior esquerdo, apesar do tratamento endodôntico anterior. Para além disso, suspeitou-se de fenestração perirradicular ou sobre-instrumentação, porque o dente 23 era sensível à palpação. Após explicar o plano de tratamento ao paciente, foi iniciada a terapia não cirúrgica do canal radicular do dente #23. O acesso endodôntico através da cavidade de acesso anterior foi efectuado sob isolamento com dique de borracha. Ao microscópio, observou-se algum segmento de guta-percha obstruído na região apical. Para ajudar no desbridamento, o canal foi frequentemente irrigado com NaOCl a 2,5% em abundância, com uma agulha de irrigação de calibre 25, utilizando um movimento de ejeção lento e suave. Durante o procedimento de limpeza e moldagem, o doente sentiu uma dor súbita e uma sensação de ardor simultânea na região média da face esquerda. O canal radicular estava cheio de sangue. Foi tomada a decisão de terminar o procedimento. Após a remoção do dique de borracha, notou-se um inchaço evidente no terço médio da face esquerda do doente. O canal radicular foi imediatamente irrigado com soro fisiológico estéril e a cavidade de acesso foi temporariamente restaurada com uma bolinha de algodão e Caviton. A dor foi completamente resolvida e o paciente recebeu instruções de cuidados domiciliários. Foi também fornecida ao paciente uma explicação completa dos eventos clínicos que ocorreram na retirada do dente #23. Foi prescrito um analgésico (diclofenac 50mg durante 3 dias) e foi marcada uma consulta de acompanhamento. O paciente retornou ao consultório em 2 dias com inchaço no terço médio da face esquerda, que se estendia para a região orbitária e hematoma na bochecha. A doente negou qualquer sensação de ardor ou dor. Foi-lhe prescrito um antibiótico oral (Amoxicilina 500 mg durante 3 dias) para evitar possíveis infecções secundárias. O inchaço e as equimoses desapareceram ao fim de 2 semanas sem quaisquer sinais ou sintomas clínicos.

O tratamento de canal do dente #23 foi reiniciado. Na inspeção endodôntica microscópica, foi observada uma perfuração (associada ao tratamento endodôntico original) perto da região apical da raiz (3 mm buco-coronalmente a partir do ápice radiográfico). A presença da perfuração foi confirmada com o teste do Endómetro (Root Zx). A sensibilidade e a hemorragia foram registadas ao tocar na área perfurada com uma ponta de papel. A perfuração foi a causa mais provável da extrusão inadvertida da solução de hipoclorito de sódio para os tecidos perirradiculares durante o protocolo de irrigação. Após um mês, o canal radicular do dente #23 foi obturado com guta-percha até ao local da perfuração, utilizando a técnica de compactação vertical. O paciente foi aconselhado a fazer um acompanhamento periódico.

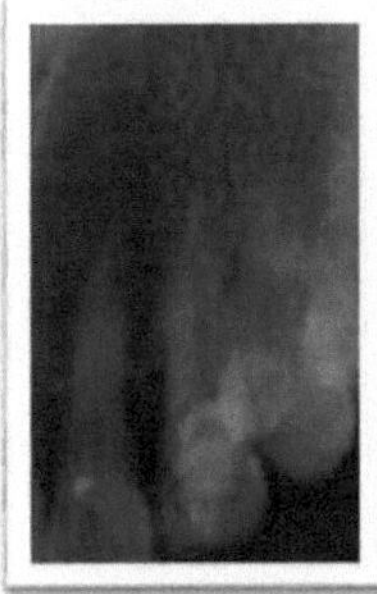

(A)

Figura 42: (A) A radiografia periapical inicial não mostrou nenhuma lesão periapical, mas foi observado um espaço alargado do ligamento periodontal à volta do dente 23. Foi observada uma imagem radiopaca na região apical do dente #23.

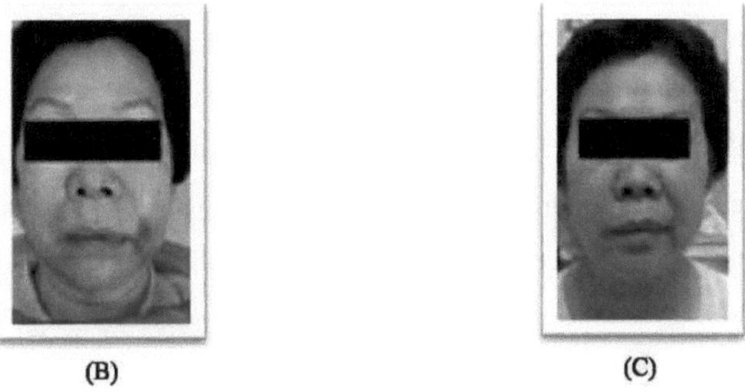

(B) (C)

Figure 42: (B) Inchaço do terço médio da face esquerda que se estende à região orbital e hematoma na bochecha ocorreram 2 dias após a extrusão de NaOCl. (C) O inchaço e o hematoma desapareceram em 2 semanas sem outros sinais ou sintomas.

Figure 43:

Relato de caso 2:[161]

Uma paciente do sexo feminino, de 69 anos de idade, referiu dor espontânea na região mandibular direita desde há vários dias. O exame clínico dos tecidos moles da área afetada não revelou sinais de cicatrização ou fístula. Os dentes #45 e #47 (segundo pré-molar e segundo molar mandibular direito) tinham sido restaurados com uma ponte de Maryland há vários anos. Em comparação com os dentes adjacentes, o dente #47 era sensível ao frio, calor e percussão. Não foi encontrada nenhuma mobilidade dentária patológica. As profundidades de sondagem à volta dos dentes #45 e #47 eram de 3 mm, mas registou-se hemorragia à sondagem. Foi detectada uma lacuna pelo explorador dentário à volta da margem da coroa do dente #47. A radiografia periapical não revelou qualquer lesão periapical, embora tenha sido observada uma sombra radiolúcida na área cervical proximal distal, abaixo da margem de uma restauração.

Foi feito um diagnóstico de pulpite irreversível do dente #47 com periodontite apical aguda devido a cáries secundárias com envolvimento pulpar. Após explicar o plano de tratamento ao paciente, foi iniciado o tratamento endodôntico de emergência do dente #47. A preparação da cavidade de acesso foi efectuada sob anestesia de bloqueio e os tecidos pulpares foram extirpados. Procedeu-se à limpeza e moldagem sequenciais sob isolamento com dique de borracha. O sistema de canais radiculares foi frequentemente irrigado com NaOCl a 2,5% em abundância, com uma agulha de irrigação de calibre 25, utilizando um movimento de ejeção lento e suave. Durante este procedimento, o paciente sentiu uma dor súbita e intensa e o exsudado sanguinolento encheu rapidamente a câmara pulpar do dente afetado.

Os sintomas do paciente resolveram-se completamente após a irrigação do canal radicular com solução salina estéril. A cavidade de acesso foi temporariamente restaurada com uma pastilha de algodão e Caviton. A paciente recebeu instruções de cuidados domiciliários e uma explicação completa dos eventos clínicos que ocorreram no tratamento do dente #47. Foi-lhe prescrito um analgésico oral (Diclofenac 50 mg durante 3 dias) e um antibiótico (Amoxicilina 250 mg durante 3 dias) para controlo da dor e da infeção. A doente regressou à clínica passadas 2 semanas com um hematoma na zona mandibular direita. Explicou que o inchaço e as nódoas negras nessa região surgiram depois de deixar a clínica. A paciente indicou que acreditava que estas sequelas eram normais e tomou a medicação conforme prescrito. Posteriormente, os sinais e sintomas melhoraram gradualmente. Nesta consulta de seguimento, não se verificou qualquer dormência ou dor à palpação da região afetada. Uma semana depois, a equimose tinha desaparecido sem quaisquer sinais ou sintomas.

A instrumentação do canal radicular foi concluída e os canais foram obturados com guta-percha e selante Kerr até ao comprimento de trabalho ideal, utilizando a técnica de condensação vertical. Não ocorreu qualquer perfuração ou outras complicações iatrogénicas durante o tratamento.

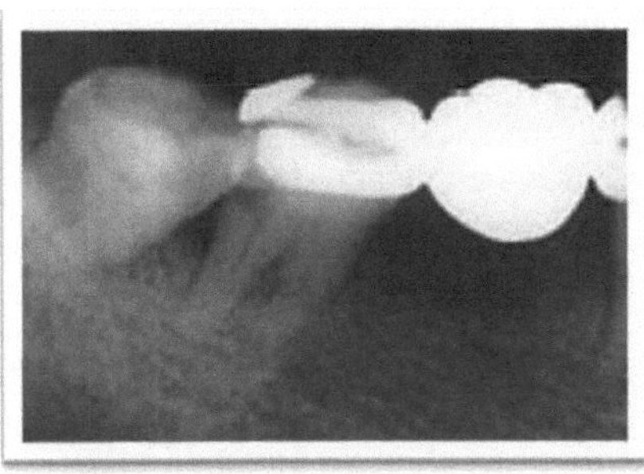

(A)

Figura 43: (A) A radiografia inicial do dente #47 não mostrou nenhuma lesão periapical, mas uma área radiolúcida foi vista na área cervical proximal distal abaixo da margem de uma restauração antiga.

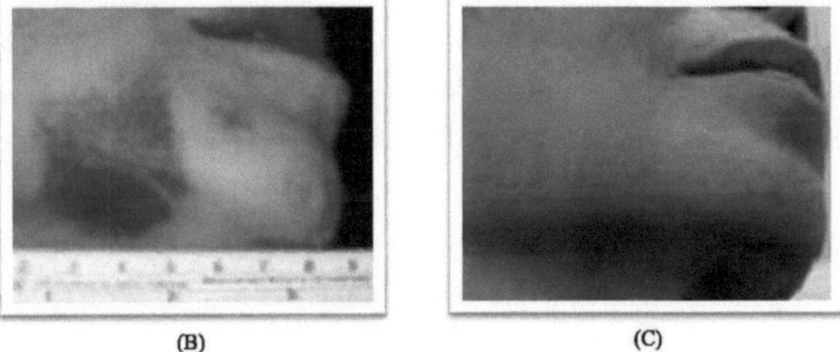

(B) (C)

Figura 43: (B) A doente regressou ao consultório 2 semanas mais tarde com um hematoma (aproximadamente 3x4 cm) na zona mandibular direita. (C) Uma semana depois, o hematoma tinha desaparecido sem outros sinais ou sintomas.

O doente deve ser devidamente informado quando ocorre um acidente com NaOCl e descobrir a possível causa. O tratamento deve centrar-se nos princípios de minimização do inchaço, controlo da dor e prevenção de infecções secundárias. O controlo da dor é muito importante; a anestesia local ou os analgésicos orais são úteis para aliviar a dor. Recomenda-se a compressão externa com compressas frias na zona local para aliviar o desconforto e minimizar o edema. As compressas frias devem ser substituídas por compressas quentes durante 3-4 dias. São recomendados antibióticos para evitar a possibilidade de infecções secundárias.

Em casos graves, será necessário o encaminhamento para um centro médico ou uma intervenção cirúrgica. Para evitar acidentes com NaOCl, devem ser efectuadas radiografias iniciais para verificar o comprimento do canal. É essencial uma avaliação cuidadosa da integridade dos canais radiculares individuais. É importante evitar sempre prender a agulha de irrigação na parede do canal quando o NaOCl é injetado. Deve ser utilizado um movimento de ejeção suave em vez de um movimento de injeção mais violento.

(b) Extrusão de peróxido de hidrogénio para além do ápice da raiz:

Bhat[158] relatou um caso de acesso insuficiente e uma perfuração lateral da raiz de um incisivo central superior direito, tendo sido utilizado peróxido de hidrogénio de concentração desconhecida como irrigante do canal radicular e tendo entrado alguma quantidade de peróxido de hidrogénio nos tecidos periapicais. Como o tratamento foi efectuado sob anestesia local, o paciente não sentiu dor, mas queixou-se de um inchaço que se desenvolveu rapidamente no lábio superior e também de alguma dificuldade em respirar. O canal foi deixado aberto, foram receitados antibióticos ao doente e foi-lhe dada a instrução de aplicar compressas frias. O enfisema, causado pelo oxigénio libertado pelo peróxido de hidrogénio, diminuiu em 1 semana e o tratamento do canal radicular foi concluído.

Walker[158] apresentou um caso de extrusão inadvertida de peróxido de hidrogénio a 40% através dos canais radiculares de um primeiro molar superior. Surgiu um inchaço súbito acompanhado de uma dor ligeira. O exame da tumefação revelou uma tumefação ligeiramente sensível com crepitação. É provável que uma infeção anterior da área periapical tenha proporcionado uma passagem do peróxido de hidrogénio através do osso bucal para os tecidos faciais bucais. Sob terapia antibiótica, os sintomas desapareceram completamente após alguns dias.

Após a extrusão de peróxido de hidrogénio (10%) para além do forame apical de um primeiro pré-molar superior direito, Patterson e McLundie[158] relataram os sintomas típicos de dor súbita e intensa acompanhada por um rápido inchaço e eritema na região do dente tratado. O dente foi imediatamente extraído pelo médico de clínica geral e foram receitados antibióticos ao paciente. Dois dias depois, a dor tinha desaparecido completamente, mas o edema e o eritema ainda estavam presentes. O doente foi instruído a utilizar bochechos quentes para alívio sintomático e a tomar mais antibióticos. Após 2 semanas, o doente estava aliviado de todos os sinais e sintomas.

Brown e Doran[162] demonstraram que o efeito de limpeza é melhorado com a utilização alternada de hipoclorito e peróxido de hidrogénio, este procedimento liberta grandes quantidades de oxigénio nascente da solução de peróxido. Complicações, como dor extrema, edema e formação de hematoma, foram relatadas por Becker et al[163] após injeção acidental de hipoclorito além do ápice radicular. Outras complicações, como enfisema tecidual causado pela irrigação com peróxido de hidrogénio, foram relatadas.

Relato de caso 3:[164]

O paciente, de 42 anos de idade, apresentou-se para tratamento dentário de rotina. Durante a preparação da cavidade no primeiro pré-molar superior esquerdo, a polpa foi acidentalmente exposta. O tratamento endodôntico prosseguiu em condições assépticas. A radiografia de medição do comprimento de trabalho mostrou sobre-instrumentação nas raízes palatinas e vestibulares. Após o cálculo do comprimento de trabalho, a modelagem do canal foi continuada até que uma lima no. 40 se movesse livremente para dentro dos canais. Os canais foram irrigados com peróxido de hidrogénio, seguido de solução de hipoclorito de sódio a 5% e solução salina normal em seringas de 5 ml com agulha de calibre 25. Os canais foram secos e selados temporariamente com monoclorofenol canforado sobre uma bolinha de algodão na câmara pulpar. O paciente retornou após dois dias para a conclusão do tratamento e não relatou nenhum desconforto pós-operatório. Nesta sessão, foi efectuada a moldagem final do canal radicular com uma lima no. 45. Quando se procedeu à irrigação do canal radicular com peróxido de hidrogénio (aproximadamente 0,5 ml) no canal vestibular, o doente reagiu violentamente, referindo que tinha uma dor muito aguda e que sentia a cara como se estivesse a ser insuflada como um balão. Observou-se um inchaço visível no lado esquerdo da face; a área estendia-se lateralmente ao nariz, atingindo cerca de 2 cm abaixo da pálpebra inferior e abaixo do lábio inferior e posterior a este. O pico da tumefação encontrava-se no centro de uma linha imaginária traçada desde o canto da boca até à ponta do pavilhão auricular. A irrigação do canal radicular foi interrompida e o dente foi seco com uma sucção de alta potência ligada a uma ponta endodôntica e, finalmente, com pontas de papel. O dente foi deixado aberto e foi efectuado um tratamento paliativo com sacos de gelo.

O doente foi aconselhado a continuar este tratamento em intervalos de 15 minutos de hora a hora durante as seis horas seguintes. Foram prescritos dois gramas de penicilina por dia durante quatro dias e 20 comprimidos de 500 mg de dipirona (Optalgin) como analgésico e o doente foi convidado a regressar no dia seguinte. Vinte horas após o episódio, foi novamente consultado; referiu que a dor aguda tinha continuado durante o resto do dia, mas que o inchaço parecia ter diminuído. O exame mostrou que o inchaço tinha diminuído e estava concentrado na parte superior da face. Não se sentia qualquer flutuação no interior da boca ou à palpação da face. Não se verificou qualquer equimose ou encerramento do olho. No dia seguinte, o inchaço tinha diminuído ainda mais e, no quarto dia, tinha desaparecido completamente. A terapia do canal radicular foi continuada, usando apenas soro fisiológico para irrigação e o dente foi selado temporariamente. A sequência pós-operatória decorreu sem intercorrências e, uma semana depois, foi efectuada a obturação final com pontos de guta percha e AH-26 como selante, utilizando a técnica de condensação lateral.

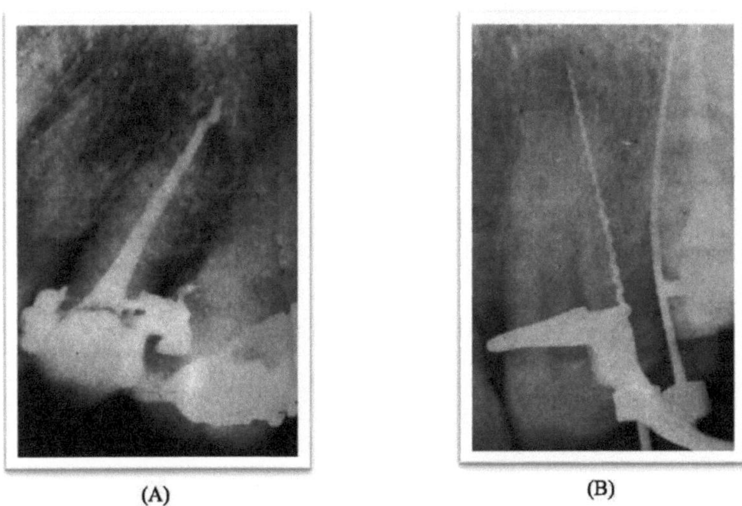

(A) (B)

Figura 44: (A) Radiografia pré-operatória mostrando cárie profunda e obturação temporal defeituosa no primeiro pré-molar superior esquerdo. (B) Radiografia de medição do comprimento de trabalho mostrando sobre-instrumentação em ambos os canais radiculares.

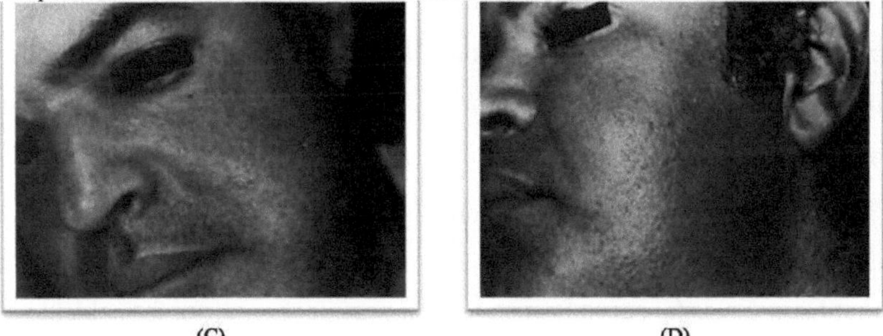

(C) (D)

Figura 44: (C) Aspeto do doente quatro horas após o início do inchaço. (D) Aspeto do doente após 30 horas, há uma redução do tamanho do inchaço.

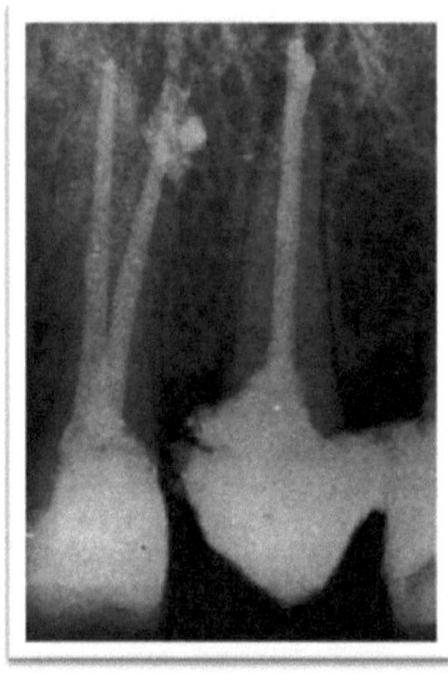

(E)

Figura 44: (E) Radiografia tirada aquando da conclusão da terapia do canal radicular. Grande quantidade de cimento extrudido através da raiz vestibular.

(c) Acidente relacionado com o formocresol:

O formocresol é composto principalmente por formaldeído e cresol, que actuam como um agente alquilante e um composto fenólico coagulante de proteínas, respetivamente O formaldeído é um produto químico de baixo peso molecular que pode reagir com as proteínas dos tecidos nos macrófagos e nas células de Langerhans para produzir um alergénio completo, que pode induzir reacções imunológicas. Pode provocar dermatite de contacto mediada por uma reação alérgica retardada de tipo IV. Braun et al.[165] relataram choque anafilático em quatro doentes e urticária noutros três doentes associados ao formaldeído. Kunisada et al.[165] relataram um caso de anafilaxia causada por uma reação alérgica de tipo I ao formaldeído e analisaram 15 relatos anteriores de reacções de tipo I ao formaldeído utilizado como desinfetante de canais radiculares. As reacções de hipersensibilidade podem ocorrer imediatamente (ou) dentro de alguns minutos a 1 hora. Embora as reacções de hipersensibilidade como a necrose, asma, rinite, náuseas, dispneia, urticária, prurido e até choque anafilático sejam efeitos secundários conhecidos do formocresol/formaldeído.

O formocresol tem sido amplamente utilizado em medicina dentária há mais de 100 anos devido às suas propriedades antibacterianas, apesar da sua biocompatibilidade incerta. O formocresol era tradicionalmente utilizado como desinfetante durante o tratamento dos canais radiculares e a pulpotomia. O formaldeído (paraformaldeído e trioximetileno), um componente primário do formocresol, é reconhecido como um alergénio, que pode provocar reacções anafiláticas. Além disso, os componentes do formocresol foram associados a citotoxicidade, carcinogenicidade, sensibilização imunitária e mutagenicidade.

O formocresol pode induzir reacções anafilácticas graves. Devido à sua toxicidade, carcinogenicidade e reacções adversas graves, todos os clínicos devem estar conscientes dos riscos envolvidos na sua utilização e evitar a utilização de materiais que contenham formocresol durante os procedimentos dentários, especialmente em endodontia.

Relato de caso 4:[16S] Lesão cerebral devida a choque anafilático em resultado do formocresol utilizado durante o tratamento do canal radicular.

Uma doente de 45 anos de idade, com antecedentes de alergia à ceftriaxona, foi contactada com a queixa principal de dor intensa na região mandibular esquerda. A dor começou espontaneamente e a doente apresentava uma sensibilidade dentária extrema ao calor e ao frio. A dor era mais intensa à noite. Tinha recebido vários tratamentos endodônticos anteriores noutros dentes sem complicações. Devido às cáries profundas e à dor extrema instantânea em resposta a estímulos térmicos, foi diagnosticada uma pulpite aguda irreversível no dente 36 (primeiro molar mandibular esquerdo permanente) e foi programado um tratamento de canal. Sob anestesia de bloqueio mandibular esquerdo com lidocaína, a câmara pulpar foi aberta e a preparação biomecânica foi efectuada no dente nº 36. Foi colocado um chumaço de algodão embebido em formocresol na câmara pulpar para fins anti-sépticos. Cerca de 30 segundos depois, a paciente queixou-se de tonturas, dispneia e náuseas. A doente vomitou antes de os materiais de preenchimento temporário poderem ser colocados e o algodão foi cuspido.

A doente foi enviada para o serviço de urgência de um hospital de cuidados médicos próximo, onde foi tratada com epinefrina, corticosteróides e oxigénio. A paciente recuperou sem incidentes. Quatro dias mais tarde, sem nada na câmara pulpar do dente n.º 36, a doente dirigiu-se ao serviço de medicina dentária do hospital primário para completar o tratamento de canal. O dentista considerou a tensão, a dor de dentes e a reação alérgica à lidocaína como possíveis causas da sua reação intensa. Não foi utilizado qualquer anestésico local e, após a preparação biomecânica, foi colocada uma bola de algodão embebida em formocresol na câmara pulpar com cimento de fosfato de zinco. Dez minutos após a colocação do formocresol, a paciente começou a apresentar sinais de hipersensibilidade com tonturas, falta de ar e náuseas. O clínico removeu imediatamente o algodão embebido em formocresol. O doente foi tratado com oxigénio e transportado para o serviço de urgência do mesmo hospital. No serviço de urgência (30 minutos após a remoção do formocresol), a tensão arterial sistólica da doente desceu para 60 mm de Hg e perdeu a consciência. Foi tratada com epinefrina, corticosteróides e uma infusão intravenosa de dextrose a 5%. Recuperou a consciência ao fim de 23 minutos. Depois de recuperar a consciência, começou a queixar-se de uma dor de cabeça que aumentou de gravidade com o tempo. A sua tensão arterial voltou ao normal 4 horas após a perda de consciência.

Devido à cefaleia persistente e intensa da doente, foi efectuada uma ressonância magnética (RM) no dia seguinte, que revelou hiperintensidade em T2 e hipointensidade em T1, correspondendo a edema do giro no território da bacia cerebral do lobo parietal-occipital esquerdo do cérebro. Com base na história, nos sintomas e nos resultados da RM, foi-lhe diagnosticado um traumatismo craniano devido a um choque anafilático causado pelo formocresol. Foi então internada no Departamento de

Neurologia. Após uma série de tratamentos, incluindo hidratação, redução da pressão intracraniana e melhoria da circulação cerebral, a doente demonstrou uma recuperação precoce. Ao quarto dia, a doente tinha alcançado uma recuperação quase completa, mas persistia uma ligeira dor de cabeça. A RMN realizada no 5º dia após o choque anafilático não revelou anomalias evidentes. A doente teve alta no sétimo dia em estado estável.

O paciente foi transferido para o Departamento de Estomatologia para completar o tratamento do canal radicular. Após o isolamento com um dique de borracha, foram identificadas três raízes, os comprimentos de trabalho foram determinados e a preparação do canal radicular foi efectuada com limas manuais utilizando a técnica step-back e hipoclorito de sódio como irrigante. Não foi utilizado qualquer anestésico local. Após a limpeza e a moldagem, os canais foram secos e o hidróxido de cálcio foi utilizado como medicamento antibacteriano. Uma semana mais tarde, o tratamento do canal radicular foi concluído com sucesso sem a utilização de produtos contendo formocresol.

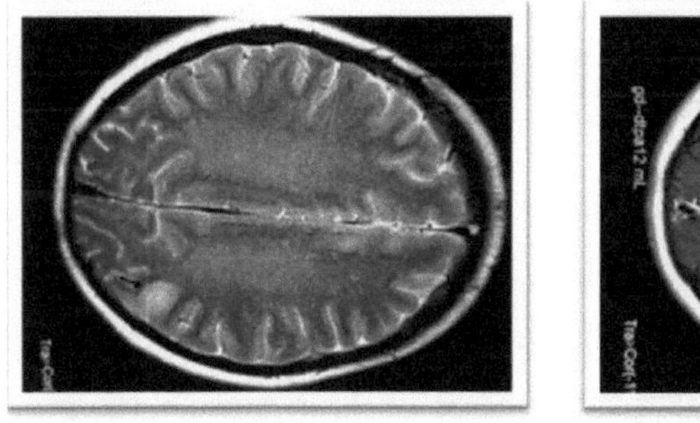

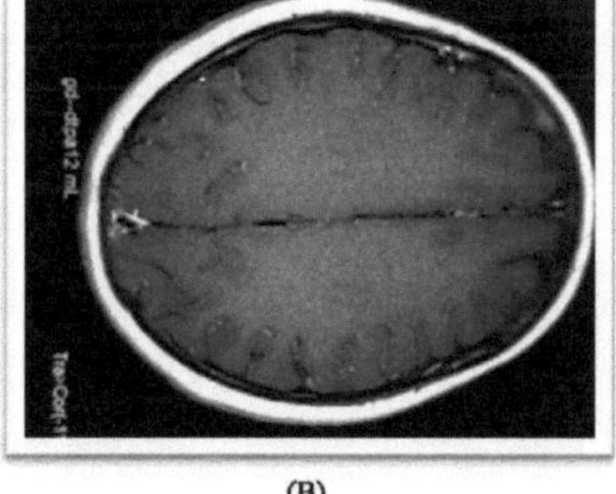

(A) (B)

Figura 45: (A) A RM no dia 1 revelou hiperintensidade em T2, que correspondia a tumefação do giro no território da bacia cerebral do lobo parietal-occipital esquerdo (seta). (B) A RM realizada no 5º dia após o choque anafilático não revelou anomalias evidentes.

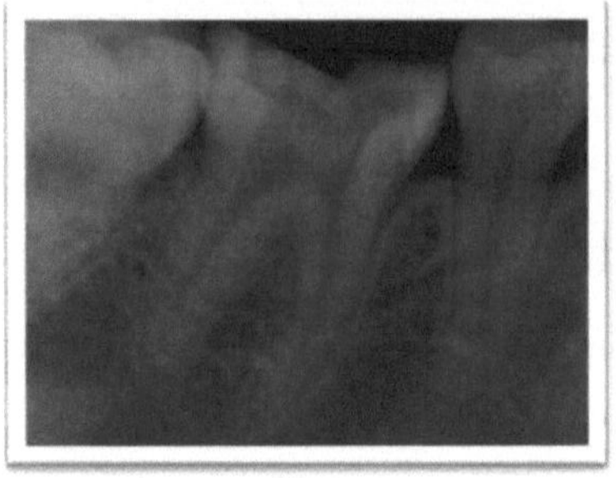

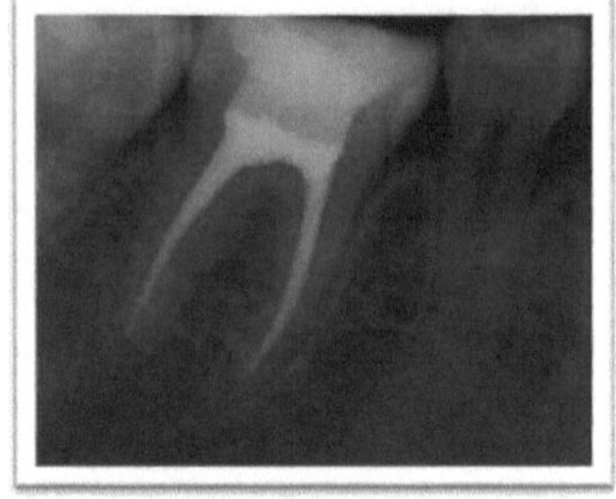

(C) (D)

Figura 45: (C) Radiografia pré-operatória do dente nº 36 (D) Radiografias pós-operatórias do dente afetado nº 36.

2. Acidentes relacionados com medicamentos intracanal:

A terapia endodôntica requer frequentemente a utilização de medicamentos intracanais ou materiais de penso temporários antes da colocação de uma obturação definitiva do canal radicular. Este medicamento intracanal pode ultrapassar o ápice da raiz, causando danos nos tecidos periapicais, isquemia ou necrose dos tecidos. A pasta de hidróxido de cálcio não endurecedora é um medicamento intracanal comummente utilizado e é frequentemente administrado através de um sistema de seringa injetável. Relatórios clínicos[166] descreveram os efeitos deletérios do hidróxido de cálcio deslocado no nervo alveolar inferior quando extrudido através dos ápices dos dentes molares inferiores.

A pasta de hidróxido de cálcio, quando extrudida para os tecidos periapicais, é capaz de induzir uma resposta inflamatória intensa que conduz a alterações necróticas e degenerativas em modelos animais. O pH da maioria das pastas de hidróxido de cálcio é de aproximadamente 12. Teoricamente, não pode ser considerado um material totalmente biocompatível.[166]

A instrumentação durante a limpeza e a modelação do canal radicular pode desenvolver uma comunicação traumática para facilitar a passagem do irrigante do canal radicular ou do medicamento intracanal para além do ápice da raiz. A técnica da seringa utilizada para colocar vários medicamentos intracanais gera pressões superiores às necessárias.

Relato de caso I:[166]

Uma paciente do sexo feminino, de 50 anos de idade, apresentou-se na clínica dentária com cárie no dente molar inferior. Após o diagnóstico, foi iniciado o tratamento de canal no segundo molar inferior esquerdo. Após anestesia local com bloqueio do nervo alveolar inferior esquerdo, utilizando uma solução padrão de lidocaína a 2% com adrenalina 1:80.000, o procedimento de tratamento decorreu sem intercorrências. Trinta minutos depois, a pasta de hidróxido de cálcio foi injectada no canal radicular distal, utilizando a seringa do fabricante. Imediatamente a seguir, registou-se uma hemorragia na câmara de acesso do dente envolvido e o doente sentiu uma dor facial ipsilateral grave com irradiação para a órbita e o couro cabeludo, bem como visão turva, náuseas e trismo. Desenvolveu-se rapidamente uma descoloração púrpura na bochecha esquerda e na zona das têmporas, juntamente com uma fraqueza facial ipsilateral progressiva.

A doente foi imediatamente transferida para o serviço de urgência, onde se encontrava angustiada, mas com observações normais. A descoloração arroxeada estava presente nas regiões maxilar e temporal superficial, mas a pele na região mental e todas as outras superfícies da mucosa oral foram poupadas. Registou-se um trismo de 1 cm e uma paralisia do nervo facial de grau III de House-Brackmann. Foi também registada anestesia completa do nervo alveolar inferior. O restante exame físico, incluindo a revisão oftalmológica, não apresentava observações. Um pantomograma dentário demonstrou claramente material opaco no interior do canal alveolar inferior, criando um efeito de angiograma nos vasos alveolares inferiores.

O doente foi internado e começou a receber fluidos por via intravenosa, aspirina (300 mg) e metilprednisolona (125 mg). Foram administrados morfina, diclofenac sódico e amitriptilina para analgesia e ansiólise. As consultas vasculares e radiológicas consideraram a realização de outros exames imagiológicos, incluindo tomografia computorizada (TC), ressonância magnética (RM) e angiografia, mas todos foram rejeitados tendo em conta a relação risco-benefício. A utilização de trombólise e de infusões de prostaciclina foi considerada de valor limitado.

O doente teve alta ao fim de 3 dias. A fraqueza e o trismo do nervo facial melhoraram e a necessidade de analgesia diminuiu. A pele afetada permaneceu isquémica, mas sem evidência de necrose. Na revisão, uma semana mais tarde, foram observadas novas evidências de lesão isquémica regional com grandes áreas ulceradas presentes na mucosa do palato duro ipsilateral e na gengiva bucal superior. Estas foram tratadas com colutórios de clorexidina e benzidamina. Aos 2 meses, a parestesia no nervo alveolar inferior era demonstrável e a maior parte da pele afetada tinha recuperado. No entanto, foi necessário explorar uma crosta exsudativa no couro cabeludo com cabelo, tendo sido removida uma área de pele necrótica de 8X8 cm de espessura total. Esta área foi deixada a cicatrizar por segunda intenção e a reconstrução para substituir o couro cabeludo com cabelo está a ser considerada no futuro.

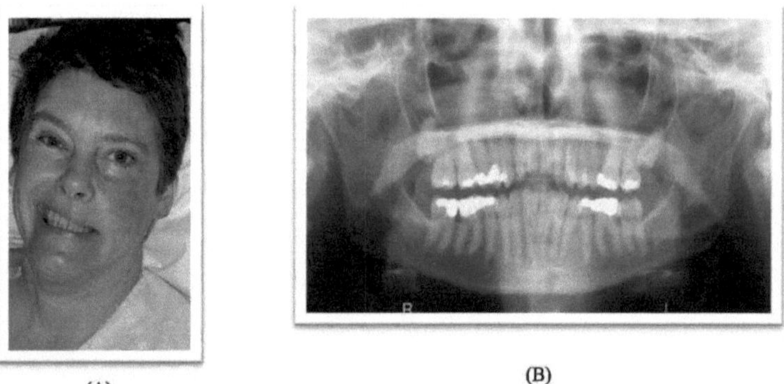

(A) (B)

Figura 46: (A) Aspeto do doente na visita de 1st . Notar a distribuição da descoloração da pele e a fraqueza do nervo facial do lado esquerdo. (B) Ortopantomografia mostrando material radiopaco no canal alveolar inferior esquerdo.

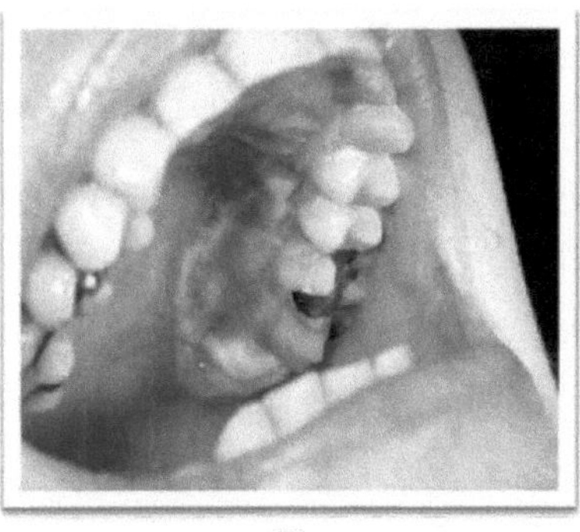
(C)

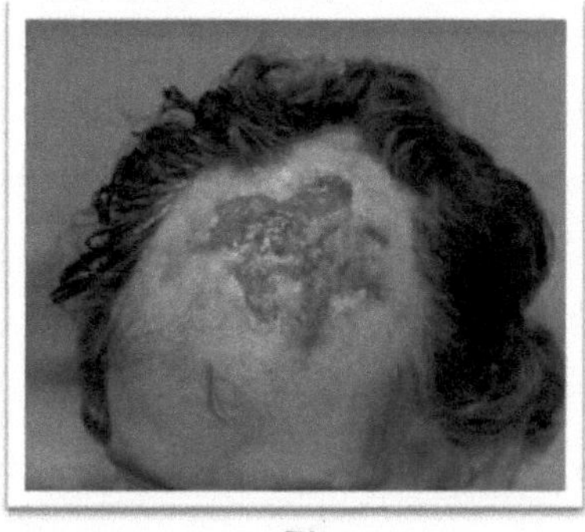
(D)

Figura 46: (C) Ulceração palatina às 2 semanas. (D) Perda generalizada da espessura total do couro cabeludo após o desbridamento.

Relato de caso 2:[166]

Um doente do sexo masculino, de 55 anos de idade, foi submetido a tratamento endodôntico de rotina no segundo molar superior esquerdo num consultório dentário geral. Os canais radiculares foram instrumentados com limas manuais e foi injectada pasta de hidróxido de cálcio não endurecedora no canal radicular palatino. O paciente sentiu imediatamente uma dor aguda, grave e bem localizada na região maxilar anterior esquerda e no palato duro esquerdo. O penso de hidróxido de cálcio foi interrompido e o dentista irrigou imediatamente o canal com 40 ml de solução salina normal. O doente foi imediatamente encaminhado para o serviço de urgência e, ao exame, verificou-se inchaço e hematoma infraorbitário esquerdo, sensibilidade na região anterior do maxilar e palidez do palato duro ipsilateral e anestesia na distribuição do nervo infraorbitário. As radiografias revelaram uma aparência de arteriograma com material radiopaco dentro dos limites da artéria alveolar superior posterior e da artéria infra-orbital. Não foi possível detetar material estranho no interior da artéria palatina maior, apesar do aspeto clínico. Uma tomografia computorizada (TC) com reconstrução tridimensional (3-D) confirmou a distribuição do material.

O doente foi internado e recebeu metil prednisolona, aspirina, heparina de baixo peso molecular e antibióticos profilácticos. A utilização de terapia trombolítica e de análogos da prostaciclina foi considerada de valor limitado e, por conseguinte, não foi utilizada. O doente teve alta após 48 horas e foi-lhe pedido que continuasse a tomar aspirina e esteróides durante mais 5 dias. Na revisão de uma semana, o doente continuava a sentir dor crónica na região anterior do maxilar esquerdo, que agora apresentava hematomas aumentados. A mucosa do palato duro esquerdo continuava pálida e observavam-se várias áreas de ulceração superficial ao longo das margens gengivais palatinas.

Com um mês de intervalo, a ulceração estava cicatrizada e a sensibilidade estava a começar a regressar na distribuição do nervo infra-orbital. No entanto, o problema da dor crónica debilitante no maxilar esquerdo ainda afecta o doente e foi provavelmente um fator desencadeante da sua depressão reactiva recentemente diagnosticada.

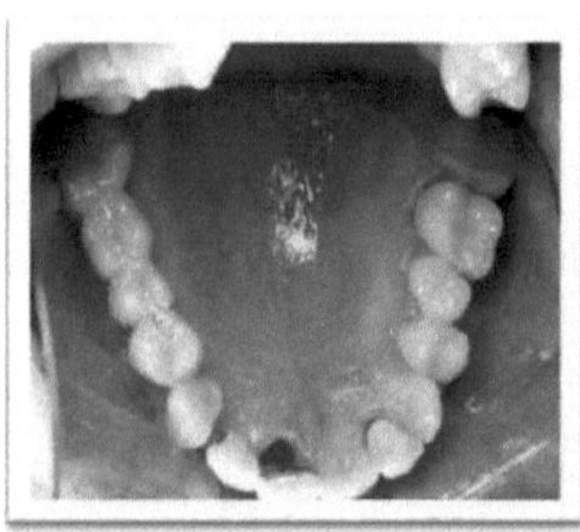

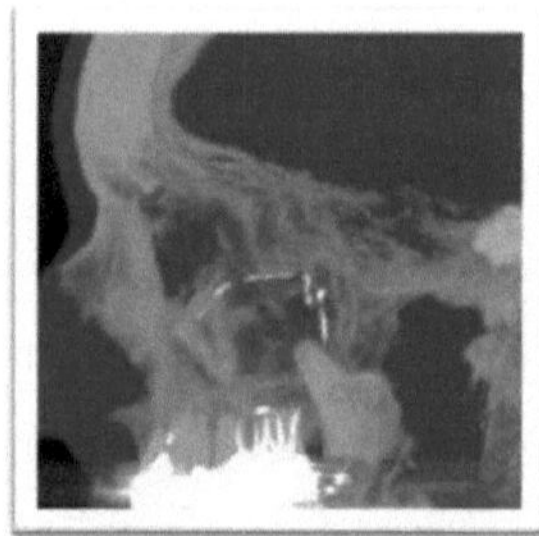

(A) (B)

Figura 47: **(A)** Palidez ipsilateral do palato duro. (B) Reconstrução 3-D CT (vista lateral) do trajeto intravascular do hidróxido de cálcio

3) Enfisema aéreo:

A palavra enfisema deriva da palavra grega "whick", que significa "soprar para dentro". A utilização de uma seringa de ar para secar o canal durante o procedimento do canal radicular é uma prática comum da maioria dos clínicos. O ar/gás pode ser introduzido nos espaços de tecido mole através do canal radicular ou da membrana dento-alveolar.[167]

Felizmente, o aparecimento desta condição após procedimentos dentários é relativamente pouco frequente. No entanto, devido ao advento de instrumentos de ar de alta pressão, tais como peças de mão de alta velocidade e seringas de ar, a incidência deste fenómeno está a aumentar.[168]

O enfisema do espaço tecidular foi definido como a passagem e acumulação de gás nos espaços tecidulares ou planos fasciais.[169] Tem sido relatado como um acontecimento desagradável subsequente a vários procedimentos dentários, tais como uma restauração de amálgama, tratamento periodontal, tratamento endodôntico e exodontia. O fator etiológico comum é o ar comprimido forçado para dentro dos espaços tecidulares. Dois procedimentos na endodontia, se realizados incorretamente, podem causar este problema. Em primeiro lugar, durante a preparação do canal, um jato de ar para secar o canal e, em segundo lugar, durante a cirurgia apical, o ar de uma broca de alta velocidade pode levar ao enfisema de ar. Sempre que um fluxo de ar é direcionado para tecidos moles expostos, existe o potencial para um problema.[168]

Uma vez que o ar entra nos tecidos moles profundos sob pressão, como no caso das peças de mão de airoter ou quando são utilizadas seringas de ar-água, o ar segue o caminho de menor resistência através do tecido conjuntivo, ao longo dos planos faciais, espalhando-se para os espaços distantes. A maioria dos doentes que desenvolvem enfisema subcutâneo após procedimentos dentários apresenta apenas inchaços locais moderados.[167]

Diagnóstico:

Para um diagnóstico correto, é fundamental uma história detalhada do facto, bem como uma palpação meticulosa do tecido envolvido. A sequência habitual de eventos é um inchaço rápido, eritema e crepitação. Hayduk et al[170] consideram o crepito como patognomónico de enfisema do espaço tecidular e, portanto, facilmente distinguível do angioedema. Embora a dor não seja uma queixa importante, foram registadas disfagia e dispneia. Ao contrário das reacções de extrusão de irrigantes, o enfisema do espaço tecidular permanece no tecido conjuntivo subcutâneo e, normalmente, não se espalha para os espaços anatómicos profundos. A migração de ar para a região do pescoço pode causar dificuldade respiratória e a progressão para o mediastino pode causar a morte.[168]

Tratamento:

Apesar de ser alarmante para o doente e para o médico, resolve-se normalmente ao fim de 3 a 10 dias, à medida que o gás é reabsorvido na corrente sanguínea para eventual excreção através dos pulmões. Raramente, são registadas complicações graves, como pneumo-mediastino e comprometimento das vias aéreas.[168]

A administração de antibióticos profilácticos e analgésicos pode evitar complicações, uma vez que a disseminação de microrganismos da flora oral ao longo das vias enfisematosas pode ser responsável por infecções dos tecidos moles (por exemplo, infeção profunda do pescoço e mediastinite) e sépsis.[167]

Prevenção:

As medidas preventivas que devem ser tomadas para evitar o risco desta ocorrência durante os procedimentos endodônticos incluem a utilização de pontas de papel para secar os canais radiculares. Se a seringa de ar for utilizada. Jerome[171] sugeriu o posicionamento horizontal da seringa de 3 vias sobre a abertura de acesso, utilizando o "efeito Venturi" para auxiliar na secagem do canal. Nos procedimentos cirúrgicos, uma vez refletido um retalho, o acesso apical pode ser feito com as peças de mão de velocidade lenta ou de alta velocidade que não direcionam jactos de ar para os locais de cirurgia, de preferência utilizando uma peça de mão com micro-motor.

Relato de caso I:[168]

Paciente do sexo masculino, 46 anos de idade, apresentou-se com queixa de sensibilidade ao calor e ao frio em relação à região anterior superior esquerda da cavidade bucal. O exame clínico mostrou atrição generalizada e o incisivo lateral esquerdo superior e o canino estavam severamente envolvidos. Na radiografia periapical, a exposição pulpar dos dentes 22 e 23 era evidente e o diagnóstico de periodontite aguda nos mesmos dentes foi confirmado.

O plano de tratamento incluiu a terapia do espaço pulpar do incisivo lateral esquerdo maxilar e do canino, seguida de restauração pós-endodôntica com o consentimento do paciente. Foi realizada uma abertura de acesso adequada, foi efectuada a preparação biomecânica e tentou-se secar os canais radiculares com uma seringa de ar. O doente apresentou um início agudo de inchaço periorbital e facial esquerdo. Os seus sinais vitais estavam todos dentro dos limites normais (temperatura 37,1 °C, frequência respiratória 16 respirações por minuto, frequência cardíaca 80 batimentos por minuto, pressão arterial 120/70 mmHg) e estava quente e bem perfundido. O exame do seu sistema respiratório e cardiovascular revelou sons respiratórios vesiculares com boa entrada de ar bibasalmente e uma traqueia na linha média. O exame extra-oral revelou um inchaço na região maxilar esquerda, mais pronunciado na região periorbital esquerda. O exame intra-oral revelou um inchaço no vestíbulo bucal que se estendia da região do dente 22 ao 24. O paciente foi aconselhado a evitar o aumento da pressão intra-oral, como assoar o nariz vigorosamente ou tocar instrumentos musicais, o que poderia introduzir mais ar.

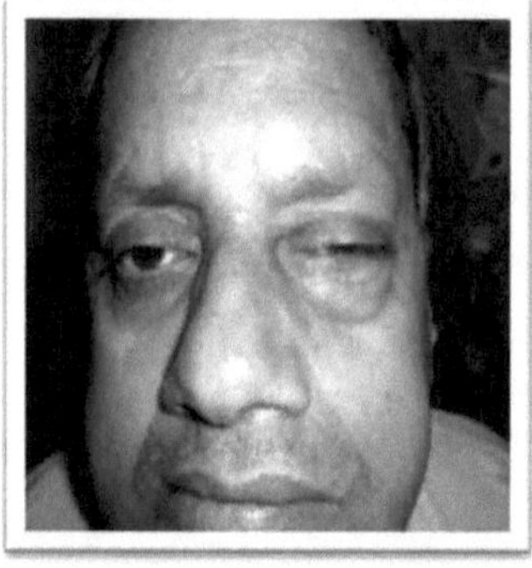

(A)

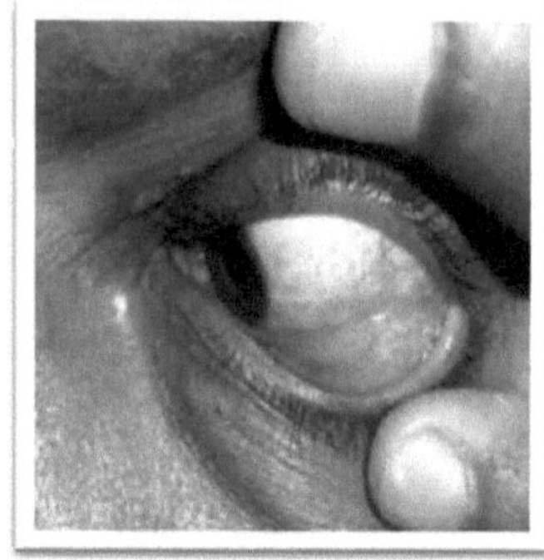

(B)

Figura 48: (A) Paciente com edema desenvolvido durante a terapia do espaço pulpar. (B) O inchaço era proeminente na região periorbital e na conjuntiva

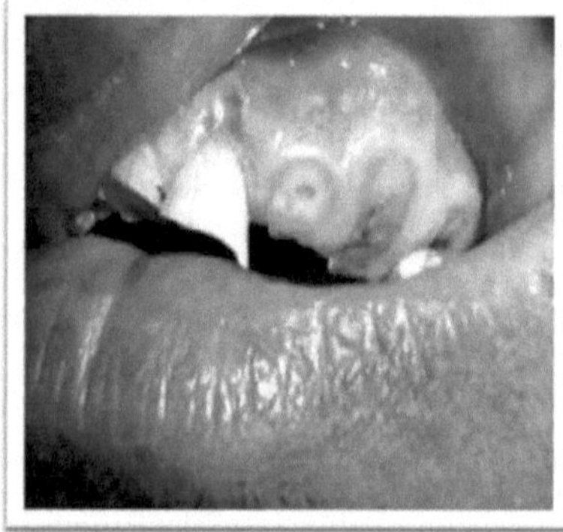

(C)

Figure 48: (C) O exame intra-oral revelou uma tumefação no vestíbulo bucal que se estendia da região do dente 22 ao 24.

Relato de caso 2:[167]

Uma doente do sexo feminino, de 53 anos de idade, foi notificada de inchaço e vermelhidão abaixo do olho esquerdo, 10 minutos após o tratamento endodôntico convencional (com hipoclorito de sódio e EDTA) do dente incisivo central superior esquerdo. Queixava-se também de sensibilidade persistente e grave no mesmo local. O médico dentista, quando consultado, admitiu que foi utilizado ar comprimido de uma seringa de três vias para secar o canal radicular.

Ao exame, a doente apresentava uma tumefação mole com crepitação unilateral evidente abaixo da região suborbital. O inchaço era difuso. A extensão do inchaço ia da pálpebra inferior até 3 cm abaixo do bordo inferior da mandíbula. Medialmente, a extensão do inchaço era de 1 cm desde a ponte do nariz até ao canto externo do olho, lateralmente. O olho do mesmo lado parecia mais pequeno e tinha uma cor avermelhada. Foi prescrito ao doente Augmentin Duo 625mg Tab durante cinco dias. Durante os 7 dias seguintes, o enfisema subcutâneo resolveu-se progressivamente e a doente ficou assintomática. O enfisema subcutâneo iatrogénico pode ter efeitos graves e potencialmente fatais. Quando surge, o enfisema subcutâneo deve ser rapidamente diagnosticado, compreendido e tratado de forma eficaz para reduzir a incidência de outras complicações.

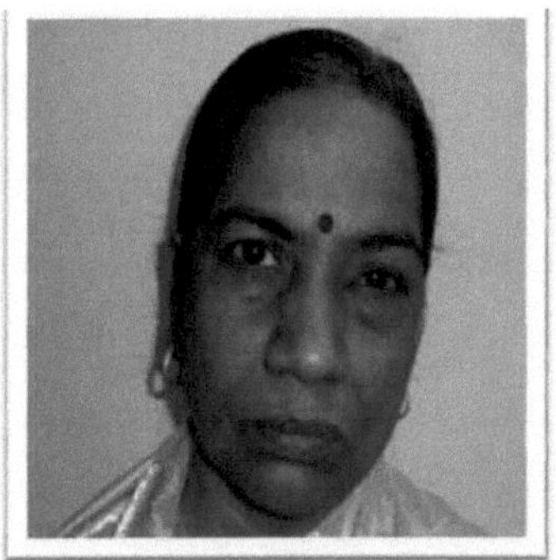

(A)

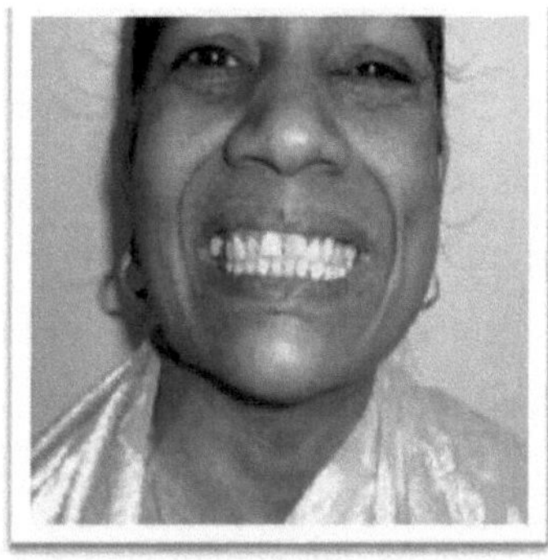

(B)

Figura 49: (A) Inchaço no espaço suborbital esquerdo. (B) 1 semana após a administração de antibióticos e analgésicos.

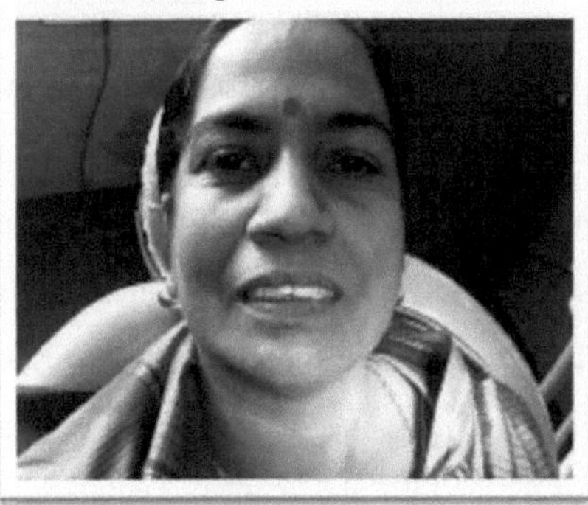

(C)

Figura 49: (C) Após o tratamento do canal radicular e após 2 semanas, a facia sob o olho esquerdo parece normal.

4. Barodontalgia:

Durante a Segunda Guerra Mundial, a dor de dentes sentida pela tripulação durante o voo recebeu o nome de aerodontalgia. Como esta dor relacionada com os dentes também foi observada em mergulhadores, foi posteriormente dado um termo mais apropriado a este fenómeno, Barodontalgia.[172] A barodontalgia afecta a tripulação e os passageiros dos aviões, bem como os mergulhadores subaquáticos. A dor ou lesão afecta os dentes devido a alterações nos gradientes de pressão.

De acordo com a *lei de Boyle*, "a uma dada temperatura, o volume de um gás é inversamente proporcional à pressão ambiente", utilizada para explicar a barodontalgia.[173] Concretamente, à medida que uma pessoa desce cada vez mais abaixo da superfície da água, a pressão exercida pela água sobre o mergulhador aumenta e reduz o volume de gás nos espaços fechados, como os dentes e os seios nasais. A mesma lei aplica-se se uma pessoa subir a grandes altitudes (em voo); neste caso, a pressão exterior diminui, permitindo o aumento do volume dos gases. O pessoal de bordo e os passageiros que viajam em cabinas não pressurizadas estão especialmente expostos a este risco. A importância de compreender, prevenir e tratar a barodontalgia é especialmente evidente quando se considera os pilotos de aeronaves de alto desempenho. No passado, a barodontalgia era especialmente problemática para os viajantes durante os voos militares em que as cabinas não eram suficientemente pressurizadas. Particularmente relevantes para o público em geral, são os efeitos que ocorrem durante os voos comerciais normais e o mergulho recreativo. Estes efeitos vão desde uma simples dor de dentes aguda ou em aperto até à rutura da mucosa alveolar. O fenómeno começa a ocorrer a uma altitude de aproximadamente 3.000 m e a uma profundidade de água de 10 m, onde as pressões ambientes são de 0,75 e 1 atmosfera, respetivamente.[174]

Etiologia:

A barodontalgia não é uma condição patológica em si. É um sintoma que reflecte um surto de uma doença oral subclínica pré-existente. A maior parte das patologias orais comuns foram registadas como possíveis fontes de barodontalgia. As patologias etiológicas mais comuns para a dor durante o voo foram restaurações dentárias defeituosas e cáries dentárias sem envolvimento pulpar, polpa necrótica/inflamação periapical, patologia pulpar vital e tratamento dentário recente ("Barodontalgia pós-operatória"), seguida de Barosinusite.[175]

A causa da barodontalgia tem sido investigada há muitos anos. *Kollman*[176] *refere três hipóteses importantes para explicar este fenómeno:*

Em primeiro lugar, a expansão de bolhas de ar aprisionadas sob uma obturação radicular ou contra a dentina que ativa os nociceptores.

Segundo, estimulação dos nociceptores nos seios maxilares, com dor referida aos dentes.

Em terceiro lugar, a estimulação das terminações nervosas numa polpa cronicamente inflamada.

Kollman apoia fortemente as duas últimas hipóteses e afirma que, para a última, a evidência histológica mostra que a inflamação pulpar crónica pode ainda estar presente mesmo quando uma fina camada de dentina cobre a polpa, por exemplo, como numa preparação de cavidade profunda.

Classificação da barodontalgia:

Atualmente, a Barodontalgia é classificada em 4 classes, de acordo com a condição pulpar/periapical e os sintomas:[177]

Class	Pathology	Features
I.	Reversible pulpitis	Sharp transient (momentary) pain on ascent
II.	Irreversible pulpitis	Dull throbbing pain on ascent
III.	Necrotic pulp	Dull throbbing pain on descent.
IV.	Periapical pathology	Severe persistent pain (on ascent/descent).

Tabela 1. Classificação da Barodontalgia[177]

A barodontalgia também foi classificada como barodontalgia "direta", ou seja, relacionada com a polpa/periapical e barodontalgia "indireta", ou seja, induzida por barotite/barosinusite.

	Direct barodontalgia owing to pulp disease with or without peri-apical involvement	Indirect barodontalgia
Cause	Pulp/peri-apical disease.	Barosinusitis, barotitis media.
Appearance	*Pulpitis:* during take-off/ascent. Pain usually appears during landing at the appearance-level. *Peri-apical periodontitis:* usually at high altitude (38,000 ft) during ascent or landing.	During landing. Pain usually continues on ground.
Symptoms	*Irreversible pulpitis:* sudden sharp penetrating pain. *Reversible pulpitis or necrotic pulp:* beating dull pain. *Peri-apical periodontitis:* continuous strong pain, swelling.	Toothache in upper premolar/molar region.
History	Recent dental treatment. Recent dental sensitivity (eg to cold drinks, percussion/eating).	Present acute upper respiratory infection. Past sinusitis.
Clinical findings	Extensive caries lesions or (faulty) restoration. Acute pain upon cold or percussion test.	Pain on sinus palpation. Pain upon a sharp change in the head position.
Radiological findings	Pulpal caries lesions and/or restoration close to pulp-horn. Peri-apical radiolucency. Inadequate endodontic obturation.	Opacity (fluid) on the maxillary sinus image.

Tabela 2: Barodontalgia direta vs indireta:[178]

Barodontalgia em mergulhadores:

O mergulho com escafandro é um dos desportos recreativos com maior crescimento no mundo atual. Por conseguinte, os médicos devem estar cientes da possibilidade de Barodontalgia que pode surgir durante o mergulho com escafandro e dos métodos de diagnóstico e tratamento da mesma. A barodontalgia pode provocar lesões nos tecidos durante a subida ou a descida.

Barotrauma de descida: O barotrauma é o processo em que um espaço fechado cheio de gás não consegue ajustar a sua pressão interna à pressão externa circundante, resultando em danos nos tecidos. A queixa dentária mais comum dos mergulhadores é o aperto dentário, também designado por barotrauma de descida. Isto deve-se a condições associadas a túbulos dentinários expostos ou tecido pulpar. Quando o mergulhador desce, o ar é forçado a entrar na polpa devido ao aumento da pressão do ar inspirado. A dor sentida está relacionada com a profundidade do mergulhador e geralmente melhora quando o mergulhador sobe, aliviando assim a pressão. O ar comprimido atinge os túbulos dentinários ou a polpa através de cáries primárias, cáries recorrentes ao longo das margens das restaurações ou restaurações com fugas.

A pulpite devida a um tratamento de restauração dentária recente pode ser outra causa possível do aperto dentário. O tratamento dentário causa invariavelmente um ligeiro grau de inflamação com subsequente inchaço na polpa, resultando por vezes num dente sensível durante alguns dias após o tratamento. Quando se aplica pressão sobre tecidos inflamados ou feridos, os gases formados devido ao processo de inflamação são comprimidos e aumentam a pressão na cavidade pulpar, provocando dor. Por conseguinte, o doente deve ser aconselhado a não mergulhar pouco tempo depois de ter colocado uma nova restauração, especialmente se for um mergulho profundo. Do mesmo modo, após a extração de um dente ou uma pequena cirurgia oral, deve deixar-se que a inflamação diminua antes de mergulhar, uma vez que a dor e a hemorragia podem ser induzidas pelo aumento da pressão.[175]

Barotrauma de subida: Um segundo tipo de Barodontalgia é referido como Barotrauma de subida e é causado por ar comprimido que ficou preso num espaço fechado e que se expande à medida que o mergulhador sobe. Este tipo de lesão é observado em dentes com tratamento incompleto do canal radicular ou restaurações negligenciadas. Durante a descida, o ar comprimido entra lentamente nestes dentes devido a uma má vedação física entre o dente e a restauração, mas não consegue sair com rapidez suficiente durante a subida. À medida que a profundidade do mergulhador diminui, há um aumento de pressão no interior do dente devido à expansão do ar aprisionado, provocando dor intensa e, por vezes, até a fratura do dente. Foi registado o deslocamento dos medicamentos intra-canal através do ápice da raiz. Em casos graves, a acumulação de pressão no dente pode levar à explosão do dente, denominada Odontecrexis.[175]

Barodontalgia durante o voo:

Foi relatado que os membros da tripulação de aeronaves são vulneráveis a várias condições patológicas orais induzidas pelo voo, incluindo a barodontalgia. Quando uma pessoa atinge grandes altitudes em cabines de avião não pressurizadas, à medida que a pressão exterior diminui, o volume dos gases aumenta. Isto cria um problema nas câmaras e canais dentários, uma vez que os gases não se podem expandir ou contrair da forma necessária para ajustar a pressão interna para corresponder à pressão externa.

Durante o voo, a barodontalgia foi registada numa vasta gama de altitudes, tendo sido registada em altitudes tão baixas como 5000 pés e tão altas como 35000 pés, mas é mais comum entre 9000 e 27000 pés.[175]

Prevenção e gestão:

A Federation Dentaire Internationale (FDI) dividiu a barodontalgia em 4 grupos, de moderada a grave, e enumerou uma descrição dos sintomas clínicos, achados e terapia. As opções de tratamento para a barodontalgia são numerosas, dependendo da queixa principal, do achado clínico e do diagnóstico. Estes tratamentos podem ir de paliativos a definitivos, dependendo da acessibilidade aos cuidados dentários, uma vez que alguns dos factores desencadeantes podem estar relacionados com actividades como voar ou mergulhar. Estas opções foram elaboradas pela FDI, como se pode ver no Quadro: 3.[179]

	Chief complaint	Clinical finding	Diagnosis	Treatment
Class I	Sharp momentary pain during ascent (decompression) Asymptomatic on descent (compression) and afterward	Caries or restoration with inadequate base Tooth is vital No periapical pathosis	Acute pulpitis	Zinc oxide eugenol temporary followed by a well based permanent restoration after 2 weeks Endodontic therapy, if irreversible
Class II	Dull throbbing pain during ascent (decompression) Asymptomatic on descent (compression) and afterward	Deep caries or restoration Tooth is vital/ non vital No periapical pathosis	Chronic pulpitis	Root canal therapy Or Extraction of unrestorable tooth
Class III	Dull throbbing pain during descent (compression) Asymptomatic on ascent (decompression) and afterward	Caries or restoration Tooth is non vital Periapical pathosis is present	Necrotic pulp	Root canal therapy Or Extraction of unrestorable tooth
Class IV	Severe persistent pain after ascent (decompression) or descent (ascent)	Caries or restoration Tooth is non vital Definite Periapical pathosis is present	Periapical abscess or cyst	Root canal therapy And/or Surgery Or Extraction of unrestorable tooth

Tabela 3. Classificação FDI da Barodontalgia

Embora rara, a barodontalgia pode causar sérios riscos a mergulhadores, submarinistas, tripulantes de aviões e passageiros. É importante que os dentistas compreendam a etiologia e as caraterísticas associadas à barodontalgia, de modo a ajudar a preveni-la.

CAPÍTULO 3

Conclusão

Os percalços endodônticos podem ocorrer durante qualquer fase dos procedimentos de tratamento dos canais radiculares. Alguns são designados *por "acidentes infelizes"* e outros são o *"resultado da negligência dos médicos"*.

O conhecimento pormenorizado dos vários percalços que podem ocorrer durante qualquer tratamento de rotina dos canais radiculares é essencial para um tratamento endodôntico seguro e prudente.

O boom tecnológico na arte e ciência da endodontia proporcionou várias opções de tratamento e instrumentos necessários para o sucesso do tratamento do canal radicular. Com a utilização de uma maior ampliação através da utilização de um microscópio operatório, utilização de ultra-sons, instrumentos de Ni-Ti, técnicas de obturação avançadas, os contratempos endodônticos podem ser minimizados ou totalmente evitados.

Uma melhor formação e prática clínicas permitem aos clínicos efetuar um tratamento endodôntico bem sucedido com uma menor ou nenhuma incidência de acidentes endodônticos.

O tratamento endodôntico corretamente executado é a pedra angular da medicina dentária restauradora ou reconstrutiva.

"É melhor prevenir um acidente endodôntico do que esforçar-se por o corrigir. "

CAPÍTULO 4

Referências

01. Ralan Wong. Insucesso endodôntico convencional e retratamento. Dent Clin N Am. 2004: 48: 265-289.

02. Diemah F. Alhekeir, Rana A. Al-Sarhan, Saad Al-Nazhan. Acidentes endodônticos entre estudantes de medicina dentária que frequentam a Universidade Rei Saudita e a Faculdade de Medicina Dentária e Farmácia de Riade. Revista saudita de endodontia. janeiro-abril; 2013:3: 1:32-36.

03. Trapalhadas endodônticas. PDQ-Endodontia; 215-234.

04. Louis M. Lin, Paul A. Rosenberg, Jarshen Lin. Os erros de procedimento causam o fracasso do tratamento endodôntico? JADA; fevereiro de 2005: 136: 187-193.

05. Sadashiv Daokar, Anita Kalekar. Falhas endodônticas - uma revisão. IOSR- JDMS; Jan-Fev 2013: 4: 5: 05-10.

06. Sadia Tabassum, Farhan Raza Khan. Insucesso do tratamento endodôntico: The usual suspect. Jornal Europeu de Medicina Dentária; Jan-Mar 2016; 10; 1; 144-147.

07. Ingle e Bakland. Livro-texto de endodontia: 5th edition: Capítulo 31; Retratamento da terapia endodôntica não cicatrizante e gestão. 2008: BC Deckers Inc; página 1088-1161.

08. Leif Tronstad. A textbook of clinical endodontics: 2nd edition; Thieme publication; 2007: 215-229.

09. Thomas A. Shackleton. Falha no tratamento do canal radicular diagnosticada erroneamente como dor neuropática: relato de caso. JCDA; agosto de 2013; 1:1:23-31.

10. Flávia Maria de Moraes. Fibroma ossificante diagnosticado erroneamente como periodontite apical crônica. J Endod; março 2010; 36: 3: 546-548.

11. Y. K. Chen, C.H. Chen. Carcinoma adenoide cístico central da mandíbula manifestando-se como lesão endodôntica: relato de caso. IEJ; março de 2004; 37: 711-716.
12. T. Lombardi, M. Bishop. Granuloma periapical central de células gigantes diagnosticado erradamente como quisto odontogénico. IEJ; novembro de 2006; 39: 510-515.
13. Eric M. Rivera, Richard E. Walton. Fratura longitudinal do dente: achados que contribuem para um diagnóstico endodôntico complexo. Endodontics topics; 2009; 16; 82-111.
14. Rivera EM, Williamson A. Diagnóstico e planeamento do tratamento: dente fissurado. Tex Dent J 2003: 120: 278-283.
15. Bader JD, Martin JA, Shugars DA. Preliminary estimates of the incidence and consequences of tooth fracture (Estimativas preliminares da incidência e consequências da fratura dentária). J Am Dent Assoc 1995: 126: 1650-1654.
16. Decifrar o código do dente rachado. Associação Americana de Endodontistas Colleagues for Excellence: 1997:1 -8
17. Abou-Rass M. Linhas de fissuras: os precursores das fracturas dentárias - o seu diagnóstico e tratamento. Quintessencelnt 1983; 14: 437^-47.
18. Reeh ES, Messer HH, Douglas WH. Redução da rigidez dentária como resultado de procedimentos endodônticos e restauradores. J Endod 1989: 15: 512-516.
19. Savitha B. Naik, Ramya Raghu, Gautham. Síndrome do dente rachado - uma revisão e relato de um caso interessante. AOSR 2011; 1:2: 84-89.
20. Gibbs JW. Odontalgia de fratura do cúspide. Dent Digest 1954; 60: 158-160.
21. Cameron CE. Síndrome do dente rachado. J Am Dent Assoc; 1964; 68: 405-11.
22. Shalini H. Manish. Síndrome do dente rachado - um diagnóstico elusivo. JDMS: janeiro de 2014; 13:1: 57-61.

23. Wright HM, Loushine RJ, Weller RN. Identificação de fissuras dentinárias na extremidade da raiz ressecada: um estudo comparativo de transiluminação e corantes. J Endod 2004; 30: 712-5.
24. Cohen S, Blanco L, Berman L. Facturas radiculares verticais; diagnóstico clínico e radiográfico. Journal of Am Dent Assoc: 134: 434-441.
25. Hiatt WH. Fratura incompleta da coroa e da raiz na doença pulpo-periodontal. J Periodontol; 1973: 44: 369-379.
26. Kreil KV, Rivera EM. Uma avaliação de seis anos de dentes trincados diagnosticados com pulpite reversível: tratamento e prognóstico. J Endod 2007: 33: 1405-1407.
27. Frank RJ. Acidentes endodônticos: A sua deteção, correção e prevenção. In: Ingle JI, Bakland LK, editores. Endodontia. 5ª ed., Connecticut. Connecticut: People's Medical Publishing House; 2002. P. 769-94.
28. Peters OA, Koka RS. Preparação dos espaços coronais e radiculares. Em: Ingle JI, Bakland LK, Baumgartner JC, editores. Endodontia de Ingle. 6a ed. Delhi: CBS Publishers &Distributors; 2013. p. 877-991.
29. Gutmann JL, Lovdahl PE. Resolução de problemas em endodontia: prevenção, identificação e gestão. 5a ed. Missouri: Elsevier Mosby; 2011. Capítulo 8, Resolução de problemas no isolamento de dentes, aberturas de acesso e identificação de locais de orifícios; P. 150-76.
30. Abbott PV. Failures, disasters and catastrophes- a hypothetical endodontics. Ann R Australas Coll DentSurg.1996 Abr; 13:79-98.
31. Koyess E, Fares M. Dor referida: um caso confuso de diagnóstico diferencial entre dois dentes que apresentam problemas endo-perio. Int Endod J. 2006 Sep; 39: 9: 724-729.
32. Aarti Daswani. Pequeno livro de endodontia. Capítulo 20; Acidentes endodônticos: Gestão e prevenção. 1st edition: Jaypee Publisher; P. 336-355.
33. Matwychuk MJ. Desafios de diagnóstico da dor de dentes neuropática.

J Can Dent Assoc. Set 2004; 70: 8: 542-546.

34. Grossman LI. Erros de procedimento: prevenção e gestão. In: Chandra BS, Gopikrishna V, editores. Grossman's Endodontic Practice. 13th edition. Wolters Kluwer; 2014. P. 374-97.

35. Sameer Makkar, Akarsha S. Multani, Taranjit Kaur. Access related endodontic procedural accidents: a review. Jornal internacional de pesquisa em saúde e ciências afins. Out-Dez 2016; 2: 4: 58-65.

36. Gluskin AH, Peters CI, Ruddle CJ, Ralan MW. Retratamento da terapia endodôntica que não cicatriza e gestão de contratempos. Em: Ingle JI, Bakland LK, Baumgartner JC, editores. Ingle's Endodontics. 6.ª ed. Delhi: CBS Publishers & Distributors; 2013: 1054-1088.

37. Clark D, Khademi J. Acesso endodôntico a molares modernos e conservação dirigida da dentina. Dent Clin North Am. abril de 2010; 54: 2: 249-273.

38. Os caminhos da pasta de papel de Cohen. 1st Edição do Sul da Ásia. Capítulo 4: Morfologia do dente, isolamento e acesso: Publicação Elsevier: 2013: P: 130-208.

39. H. M. A. Ahmed, P. V. Abbott. Potencial de descoloração dos procedimentos e materiais endodônticos: uma revisão. Revista Internacional de Endodontia; abril de 2012; 45: 883-897.

40. Associação Americana de Endodontistas. Glossário de termos endodônticos. 7ª edição. Chicago: Associação Americana de Endodontistas; 2003.

41. Regan JD, Witherspoon DE, Foyle DM. Reparação cirúrgica de perfurações de raízes e dentes. Endod topics. 2005; 11: 152-78.

42. PravekKhetani, Nidhi Sinha et al. Ingestão acidental e recuperação bem-sucedida de uma lima endodôntica da região hipocondríaca esquerda usando endoscopia: um relato de caso. Endodontologia; 2016; 183-187.

43. Cameron SM, Whitlock WL, Tabor MS. Aspiração de corpos estranhos em medicina dentária: Uma revisão. J Am Dent Assoc 1996; 127: 1224-

9.

44. Leith R, Fleming P, Redahan S, Doherty P. Aspiração de um incisivo primário avulsionado: Um relato de caso. Dent Traumatol 2008; 24: e24-6.

45. Grossman LI. Prevenção na prática endodôntica. J Am Dent Assoc 1971; 82:395-6.

46. Birk M, Bauerfeind P, Deprez PH. Remoção de corpos estranhos no trato gastrointestinal superior em adultos: Sociedade Europeia de Endoscopia Gastrointestinal (ESGE) Diretrizes Clínicas. Endoscopia 2016; 48: 489-496.

47. ElBadrawy HE. Aspiração de corpos estranhos durante procedimentos dentários. J Can Dent Assoc 1985; 5: 145-147.

48. Bains R, Loomba K. Engolir acidentalmente um instrumento endodôntico: Pode ser uma emergência médica. European J Gen Dent 2014; 3: 202-4.

49. Parolia A, Kamath M, Kundubala M, Manuel TS, Mohan M. Management of foreign body aspiration or ingestion in dentistry (Gestão da aspiração ou ingestão de corpos estranhos em medicina dentária). Kathmandu Med Uni J 2009;7:165-71.

50. Milton TM, Hearing SD, Ireland AJ. Ingested foreign bodies associated with orthodontic treatment: Relato de três casos e revisão da gestão de incidentes de ingestão/aspiração. Br Dent J 2001; 190: 592-596.

51. Tiwana KK, Morton T, Tiwana PS. Aspiração e ingestão na prática dentária: Uma revisão institucional de 10 anos. J Am Dent Assoc 2004; 135: 1287-1291.

52. Leith R, Fleming P, Redahan S, Doherty P. Aspiração de um incisivo primário avulsionado: Um relato de caso. Dent Traumatol 2008; 24: e24: 6.

53. Orientações para a prática clínica: Diagnóstico e avaliação da criança

com perturbação de défice de atenção/hiperatividade. American Academy Paediatrics 2000; 105: 1158: 70.

54. Kuo SC, Chen YL. Deglutição acidental de uma lima endodôntica. Int Endod J 2008; 41: 617: 22.
55. Seals ML, Andry JM, Kellar PN. Aspiração pulmonar de uma peça fundida de metal: Relato de um caso. J Am Dent Assoc 1988; 117: 587: 8.
56. Adewumi A, Kays DW. Aspiração de coroas de aço inoxidável durante a sedação em dentisteria pediátrica. Pediatr Dent 2008; 30: 59; 62.
57. Mahesh R. Vishnu Prasad, Padma A Menon. Um caso de aspiração acidental de um instrumento endodôntico por uma criança tratada sob sedação consciente. Revista Europeia de Medicina Dentária; abril-junho de 2013; 7; 2; 225-228.
58. Hamid Zafarzadeh, Payl V Abbott. Formação de bordas: revisão do grande desafio na endodontia. J Endod; outubro de 2007; 33; 10; 1155-1162.
59. Nagy CD, Bartha K, Bemath M. O efeito da morfologia do canal radicular na forma do canal após a instrumentação utilizando diferentes técnicas. Int Endod J 1997; 30:133- 40.
60. Walton RE, Torabinejad M. Principles and practice of endodontics (Princípios e prática da endodontia). 3ª ed. Philadelphia: WB Saunders Pub; 2002:319 -20.
61. Cohen S, Hargreaves KM. Pathways of the pulp (Vias da polpa). 9th ed. St Louis: Mosby Pub, 2006:P:992- 4.
62. Walton RE. Conceitos actuais de preparação de canais. Dent Clin North Ami 992; 36:309-26.
63. Weine F. Terapia endodôntica. Um livro didático. 5th ed. St Louis: Mosby Pub, 1996: P:54-57.
64. Nisha Garg, Amit Garg. Livro-texto de endodontia. 3rd edition. Capítulo: 24 Acidentes de procedimento. Jaypee brothers Medical

publishers: 2014: P:364-385.

65. Ali MN, Hossain M, Nakamura Y, Matsuoka E, Kinoshita J, Matsumoto K. Eficácia da preparação do canal radicular por irradiação laser Er, Cr: YSGG com a técnica crown-down in vitro. Photo med Laser Surg 2005; 23:196 -201.

66. Zmener O, Balbachan L. Eficácia das limas de níquel-titânio na preparação de canais radiculares curvos. Endod Dent Traumatol 1995; 11:121-3.

67. Powell SE, Wong PD, Simon JH. Uma comparação do efeito de pontas de instrumentos modificadas e não modificadas na configuração do canal apical: parte II. J Endod 1988; 14:224-8.

68. Sabala CL, Roane JB, Southard LZ. Instrumentação de canais curvos utilizando um instrumento com ponta modificada: um estudo comparativo. J Endod 1988; 14:59-64.

69. Igor Tsesis, Zvi Fuss. Diagnóstico e tratamento da perfuração radicular acidental. Tópicos de Endodontia; 2006; 13; 95-107

70. Hatem A. Alhadainy. Perfuração da raiz: uma revisão da literatura. Oral surgery, Oral medicine Oral pathology; setembro de 1994; 6: 368-374.

71. Nicholls E. Tratamento de perfurações traumáticas da cavidade pulpar. Oral Surg Oral Med Oral Pathol 1962: 15: 603-612.

72. Fuss Z, Trope M. Perfurações radiculares: classificação e opções de tratamento baseadas em factores de prognóstico. Endod Dent Traumatol 1996: 12: 255-264

73. Walton RE, Torabinejad M. Principles and practice of endodontics (Princípios e prática da endodontia). Philadelphia: WB Saunders, 1989:210-267.

74. Bakland LK. Acidentes endodônticos: Perfurações. Calif Dent Assoc 1991; 19: 41-48.

75. Fuss Z, Assooline LS, Kaufman AY. Determinação da localização das perfurações radiculares através de localizadores apicais electrónicos.

Oral Surg Oral Med Oral Pathol Oral Radiol Endod 1996: 82: 324-329.

76. Wong R, Cho F. Gestão microscópica de erros de procedimento. Dent Clin North Am 1997: 41: 455^179.

77. Fuss Z, Lustig J, Katz A. Uma avaliação de dentes fracturados com raiz vertical tratados endodonticamente: impacto dos procedimentos operatórios. J Endod 2001: 27: 46- 48.

78. Beavers RA, Bergenholtz G, Cox CF. Cicatrização de feridas periodontais após perfurações radiculares intencionais em dentes permanentes de Macaca mulatta. Int Endod J 1986: 19: 36-44.

79. Lantz B, Persson PA. Perfuração experimental de raízes em dentes de cães. Um estudo de roentgen. Odontol Revy 1965: 16: 238-257.

80. Krasner P, Rankow HJ. Anatomia do assoalho da câmara pulpar. J Endod 2004: 30: 5-16.

81. Kvinnsland I, Oswald RJ, Haise A. Um estudo clínico e roento-genológico de 55 casos de perfuração radicular. Int Endod J 1989: 22: 75-84.

82. Abhijeet kamalkishor, Chandrashekhar. Uma revisão sobre materiais de reparação de perfurações. Jornal de Pesquisa Clínica e Diagnóstica. setembro de 2015; 9; 9; 9-13.

83. Peeso FA. O "ABC" do trabalho com coroas e pontes. Dent Cosmos 1963: 45: 274-279.

84. Rud J, Rud V, Munksgaard EC. Selamento retrógrado de perfurações radiculares acidentais com resina composta ligada à dentina. J Endod 1998: 24: 671- 677.

85. Marga Ree, Richard Schwartz. Gestão de Perfurações: Quatro casos de dois consultórios particulares com recordações de médio e longo prazo. J Endod. outubro de 2012; 38; 10; 1422-1427.

86. Shashank Saurav, Ankita Agarwal. Reparação de Perfuração de Furca - Um relato de caso. Jornal Internacional de Pesquisa Aprimorada em Medicamentos e Cuidados Odontológicos. março:2016; 3; 3; 11-17.

87. Mukherjee M. Shekhawat. Reparação de perfurações com biodentina: Uma abordagem nobel. HMDS julho de 2017; 6; 2; 1558-1560.

88. Cliffford J. Ruddle. Remoção de instrumentos partidos: o desafio endodôntico. Dentistry Today. julho de 2002; 1-6.

89. Ayush Goyal, Sylvia Mathew, John V. George. A nossa agulha no palheiro: revisão de um endodontista e relatos de casos. IJCDMR: novembro de 2015; 1-6.

90. Sattapan B, Nervo GJ, Palamara JE. Defeitos em limas rotativas de níquel-titânio após uso clínico. J. Endod. 2000; 26:161-165.

91. Pai ARV, Kamath MP, Basnet P. Recuperação de um ficheiro separado utilizando a técnica de Masserann: Um relato de caso Kathmandu University Medical Journal 2006; 4; 2; 14; 238-242.

92. Steven J. Cohen, Gary D. Glassman, Richard Mounce. Rasgos, tiras e pontas quebradas: Handling the Endodontic Mishap- Part I: The separated instrument. Oral Health J. maio de 2005; 5; 10-20.

93. C. J. Ruddle. Ruddle sobre retratamento: Endodontia avançada, J Endodontic topics; *2000,2:2:* 67-70

94. Ruddle CJ: Capítulo:25, Retratamento endodôntico não cirúrgico. Pathways of the Pulp, 8th ed; 2001, Mosby Pub: P:875-929.

95. Gutmann JI, Dumsha TC, Lovdahl PE. Resolução de problemas em endodontia. 4ª ed., St. St. Louis, Missouri: Elsevier, Mosby; 2006. P:82-91.

96. Cohen S, Hargreaves KM. Cohen's Pathways of the Pulp (Vias da Polpa de Cohen). 10ª ed. St. Louis, Missouri: Mosby; 2012.

97. Ormiga F, da Cunha Ponciano Gomes JA, de Araujo MC. Dissolução de limas endodônticas de níquel-titânio por processo eletroquímico: Um novo conceito para a futura recuperação de limas fraturadas em canais radiculares. J Endod 2010; 36: 717-20.

98. Vineet Agrawal, Sonali Kapoor, Mukesh Patel. Técnica ultra-sónica para recuperar uma lima rotativa de níquel-titânio partida para além do

ápice e uma lima de aço inoxidável do canal radicular de um molar mandibular: Um relato de caso. Jornal de Medicina Dentária: Universidade de Ciências Médicas de Teerão; 2015; 12; 532-536.

99. Rambabu T. Gestão de instrumentos endodônticos fracturados no canal radicular: Uma revisão. Jornal de odontologia científica 2014; 4; 2; 40-48.

100. Zeigler PE, Serene TE. Falhas na terapia. Cohen S, Bums RC, Pathways of the pulp. 3ª ed. St Louis: C.V. Mosby; 1984: P:805-6.

101. Kerekes K, Tronstad L. Resultados a longo prazo do tratamento endodôntico efectuado com uma técnica padronizada. J. Endod 1979; 5: 83-90.

102. Anil K Tomer, Anjali Miglani, Siddharth Dubey. Remoção Cirúrgica de Instrumento Endodôntico Fraturado no Terço Apical do Primeiro Molar Mandibular: Um Relato de Caso. Relatos de casos e revisões da USS. fevereiro de 2017; 3; 9; 1-3.

103. Spili P, Parashos P, Messer HH. O impacto da fratura do instrumento no resultado do tratamento endodôntico. J Endod. 2005; 31:845-50.

104. Passi S, Sharma N. Corpos estranhos habituais na região orofacial. J Case reports in dentistry: 2012:1:1:17-23

105. Suleman Abbas Khan, Saima Yunus Khan, Rachna bahuguna. Tronos em endodontia: bloqueio induzido por pacientes. Revista asiática de saúde oral e ciências afins; abril-junho: 2011; 1; 2; 129-133.

106. Satish R. Kalyan, Girija Sajjan. Tratamento endodôntico de corpos estranhos. Medicina dentária clínica contemporânea. julho-setembro de 2010; 1; 3; 180-182.

107. McAuliffe N, Drage NA, Hunter B. Dieta de agrafos: Um corpo estranho num dente. Int J Ped Dent 2005; 15:468-71.

108. Goldstein BH, Scuibba JJ, Laskin DM. Actinomicose da maxila: Revisão da literatura e relato de caso. J Oral Surg 1972; 30: 362-6.

109. Costa F, Robiomy M, Toro C, Sembronio S, Poloti M. Procedimento

assistido por endoscopia para a remoção de um corpo estranho do seio maxilar e tratamento cirúrgico endodôntico contemporâneo dos dentes. J. Head Face Med 2006; 8: 37.

HO.Nehme WB. Eliminação de obstrução metálica intracanal por abrasão utilizando um microscópio operacional e ultra-sons. J. Endod 2001; 27: 365-71.

111. Srivastava N, Vineeta N. Corpo estranho na área perirradicular. J Endod 2001; 27: 593-594

112. Pravin Patil, Sandeep Pimpale, Ashish Mandwe. Obturação de canal radicular com agulha de costura: relato de um caso raro. Relatórios e revisões de casos USS. maio de 2015;1 ;2: 31-35.

113. Pinky, K. S. Ravi, Akash Krishna. Unhas dos dedos - objeto estranho no canal radicular: relato de caso. J. Clin Exp Dent 2011; 3; 386-389.

114. Gibi Paul, Sobha Kuriakose, Sreejith KR. Objeto estranho invulgar no canal radicular. J. Health science 2013; 4; 2; 1-4.

115. Kaur T, Kochhar GK, Bansal B. Material estranho no canal radicular: uma série de dois casos. Jornal de especialidades dentárias. setembro de 2010; 2; 2; 77-81.

116. Kvinnsland, I, Oswald, R.J, Haise, A. Um estudo clínico e roetgenotológico de 55 casos de perfuração radicular. IEJ 1989; 22: 75 - 84.

117. Goodacre, C.J. Spolnik, K.J. O tratamento protético de dentes tratados endodonticamente: uma revisão da literatura. Parte 3 Considerações sobre a preparação do dente. Journal of Prosthodontics, 1995; 4: 122 - 128.

118. Wong R, Cho F. Gestão microscópica de erros de procedimento. Dental Clinics of North America, 1997; 41: 455 -479.

119. Paul S. McCabe. Evitar a perfuração em endodontia. Jornal da Associação Dentária Irlandesa. 2006; 53; 3; 139.

120. Sorensen J A, Martinoff J T. Reforço intracoronal e cobertura coronal:

um estudo de dentes tratados endodonticamente. J Prosthet Dent 1984; 51: 780-4.

121. Gutmann J L. O complexo dentina-raiz: considerações anatómicas e biológicas na restauração de dentes tratados endodonticamente. J Prosthet Dent 1992; 67: 458-67.

122. Ali Behnia, Howard E Strassler, Robert Cambell. Reparação de perfuração iatroénica. J Am Dent Assoc 2000; 131; 196-201.

123. Standlee, J. P., Caputo, A. A., e Collard, E. W.: Análise da distribuição de tensões por pinos endodônticos. Oral Surg;1972; 3: 52-59.

124. Kapil Singla, Ruby Singla. Critérios para a seleção de postos - Uma revisão. Jornal do arauto dentário. outubro de 2014; 4; 1; 1-4.

125. Jorgen Rud, Karl-Ake Omnell. Fratura da raiz devido a corrosão. Scand J. dent. Res. 1970; 78; 397-403.

126. Khue Quan Luu, Richard T. Walker. Corrosão de poste de metal não precioso: um relato de caso. Quintessência internacional; 1992; 23; 6; 389-392.

127. Dreyer-Jorgensen K. Corrosão de um dente tratado endodonticamente. JADA 1955; 59:929-934.

128. Ruti J. Qmnell KA: Fracturas radiculares devidas à corrosão. Aspectos de diagnóstico. Scand J Dem Res 1970;78:397-403.

129. Angmar-Mansson B, Qmnell KA, Rud J: Fracturas radiculares devidas à corrosão. 1. Aspectos metalúrgicos. J. Odontoln rev; 1969; 20: 245-265.

130. Silness J. Distribuição de produtos de corrosão em dentes restaurados com coroas metálicas retidas por pilares de aço inoxidável. Scand Dent J 1979; 37: 317-321.

131. H. Chana, P. Briggs, R. Moss. Degradação de uma ponta de prata em associação com infeção endodôntica. IEJ 1998; 31; 141-146.

132. Ahmad Tehrani. Retratamento do ponto de prata: um relato de caso. JADA 2004;2;l:72- 75.

133. Seltzer S, Green DB, Weiner N. Um exame ao microscópio eletrónico de varrimento de cones de prata removidos de dentes tratados endodonticamente. Cirurgia Oral, Medicina Oral e Patologia Oral 1972; 33; 4; 589-605.

134. John M. Brady, Carlos E. Corrosão de cones endodônticos de prata em humanos: um estudo com microscópio eletrónico de varrimento e micro-sonda de raios X. J. Endod 1975; 1; 6; 205-210.

135. Ingle J.I. Text book of Endodontics. Philadelphia, Lea & Febiger Pub, 1965; 4th Edition, Chapter 8: P: 641-702.

136. Clifford J Ruddle. Sobrepreenchimentos endodônticos: bons? Mau? Feio? J. Dentistry today. maio de 1997; 1: 1-5.

137. Waqas Yousuf, Moiz Khan Abubakar Sheikh. Taxa de sucesso do tratamento de canais radiculares com enchimento excessivo. J Ayub Med Coll Abbottabad 2015; 27; 4; 780-783.

138. Imura N, Pinheiro ET, Gomes BP. O resultado do tratamento endodôntico: Um estudo retrospetivo de 2000 casos realizados por um especialista. J Endod 2007; 33; 11; 1278-82.

139. Ardo Sabir. O enchimento excessivo do canal radicular como fator de influência no sucesso do tratamento endodôntico. J. Dent 2005: 38;4:194-197.

140. Alan Gluskin. Trapalhadas e complicações graves na obturação endodôntica. Endodontic topics. 2005; 12; 52-70.

141. Sjorgen U, Hagglund B, Sundqvist G. Factores que afectam os resultados a longo prazo do tratamento endodôntico. J Endod 1990: 16: 498-504.

142. Stein TJ, Corcoran JF. O comprimento de trabalho radiográfico revisitado. Oral Surgery Oral Medicine Oral Pathology 1992: 74: 796-800.

143. Manisali Y, Yucel T, Erien R. Preenchimento excessivo da raiz. Oral Surgery Oral Medicne Oral Pathology. 1989; 68; 4; 773-775.

144. Nicholls E. Endodontics. 3th ed. Bristol: Wright; 1984. p. 123,179- 81.

145. Gutmann JL, Creel DC, Bowles WH. Avaliação da transferência de calor durante a obturação do canal radicular com guta-percha termoplastificada. Parte I. Níveis de calor in vitro durante a extrusão. J Endod 1987: 13: 378-383.

146. Gutmann JL, Rakusin H, Powe R. Avaliação da transferência de calor durante a obturação do canal radicular com guta-percha termoplastificada. Parte II. Resposta in vivo aos níveis de calor gerados. J Endod 1987:13: 441-448.

147. Fanibunda K, Whitworth J, Steele J. A gestão da extrusão de guta percha compactada termomecanicamente no canal dentário inferior. BrDent J 1998: 184: 330-332.

148. Mahmoud R. Haskell T. Catherine. Resolução cirúrgica da irritação crónica dos tecidos causada por material de obturação endodôntico extrudido. Jornal da Associação Dentária Canadiana. julho-agosto de 2005; 71; 7; 487-490.

149. Benjamin L. Hodnett, Berrylin Ferguson. Relato de caso: Retenção de guta-percha como causa de sinusite maxilar persistente e dor. J Research 2015;3;81:1- 7.

150. Pitts DL, Natkin E. Diagnóstico e tratamento de fracturas radiculares verticais. J Endod; 1983: 9: 338-346.

151. Selden HS. Reparação de fracturas radiculares verticais incompletas em dentes tratados endodonticamente - ensaios in vivo. J. Endodod; 1996: 22: 426-429.

152. Gher ME, Dunlap RM, Anderson MH, Kuhl LV. Levantamento clínico de dentes fracturados. J Am Dent Assoc; 1987: 114: 174-177.

153. Serra L-H, Messer HH. Tensões radiculares associadas a diferentes técnicas de obturação. J Endod; 1995: 21: 314-320.

154. Pitts DL, Matheny HE, Nicholls JI. Um estudo in vitro das cargas de espalhamento necessárias para causar a fratura vertical da raiz durante

a condensação lateral. J Endodod; 1983: 9: 544-550.

155. Dang DA, Walton RE. Fratura vertical da raiz e distorção da raiz: efeito do desenho do espalhador. J. Endodod: 1989: 15:294-301.

156. Veera Lertchirakran, Joseph E. A. Palamara, Harold H. Messer. Carga e deformação durante a condensação lateral e a fratura vertical da raiz. J Endod; 1999: 25: 2: 99-104.

157. Walton RE, Torabinejad M. Principles and practice of endodontics. Um livro didático. 2ª edição. Capítulo: Dente rachado e fratura vertical da raiz. WB Saunders Pub Company; 1996: 487-492.

158. M. Hulsmann, W. Hahn. Complicações durante a irrigação do canal radicular - revisão da literatura e relatos de casos. Revista Internacional de Endodontia 2000; 33: 186-193.

159. Shibhu Thomas Methew. Risco e gestão do hipoclorito de sódio em endodontia. Higiene Oral 2015; 3: 3: 1-5.

160 Ehrich DG, Brian ID Jr, Walker WA. Acidente com hipoclorito de sódio: injeção inadvertida no seio maxilar. J Endod 1993 19: 180-182.

161. Su-Hsin Wang, Ming-Pang Chung, Jen-Chan Cheng. Hipoclorito de sódio acidentalmente extrudido para além do forame apical. J Med Sci 2010; 30: 2: 61-65.

162. Brown, Doran. Avaliação in vitro da capacidade de flotação de partículas de várias soluções irrigantes. J. Calif Dent Assoc 1975; 3:60:163-168.

163.Becker, Cohen S, Borer, R. A sequência da injeção acidental de hipoclorito de sódio para além do ápice da raiz: relato de um caso, J.Oral Surg 1974; 38:4: 633-638.

164. Arieh Y. Kaufman. Enfisema facial causado por irrigação com peróxido de hidrogénio: relato de um caso. J Endod. outubro de 1981; 7: 10: 470-472.

165. Y. J. Ding, H. Song, J. H. Liu. Lesão cerebral devido a anafilaxia como resultado do formocresol utilizado durante o tratamento do canal

radicular. Revista internacional de endodontia 2013; 46: 999-1005.

166. Sanjay Sharma, Roger Webb, David Macpherson. Necrose tecidular grave após injeção intra-arterial de hidróxido de cálcio endodôntico: Uma série de casos. OOOOE 2005; 10:5: 666-669.

167. Lora Mishra, Swama Patnayak, Sangram Patro. Enfisema subcutâneo iatrogénico de origem endodôntica. Jornal de Investigação Clínica e de Diagnóstico. 2014; 8: 1: 279-281.

168 Rakesh K. Yadav, Anil Chandra, A. P. Tikku. Enfisema aéreo - uma emergência no consultório: um relato de caso. J Endodontology: 2012;2:74-78.

169. Me Grannahan WW. Enfisema do espaço tecidual de uma peça de mão de turbina de ar. J Am Dent Assoc 1965; 71: 884.

170 Hayduk S. Enfisema subcutâneo após cirurgia dentária: relato de um caso. J Am Dent Assoc 1970; 80: 1362.

171 Ingle, Bakland. Endodontia de Ingle. Livro de texto de endodontia. Capítulo 31: Retratamento da terapia endodôntica que não cicatriza e gestão de contratempos. 5th edition. P:1088-1161.

172 Holowatyj R. Barodontalgia em aviadores: uma revisão de sete casos. J Can Dent Assoc 1996; 62: 7: 578-84.

173 Kieser J, Holborow D. A prevenção e o tratamento do barotrauma oral. New Zealand Dent J 1997; 93: 414: 114-116.

174. Krishna Prasad Shetty, S. V. Satish, Krishna Rao K. Barodontalgia - Uma revisão. Endodontologia; 2014; 156-160.

175 Prajna V. Kini, Vinod Rakesh Jathanna, Ramya V. Jathanna. Etiologia e prevenção da barodontalgia. Jornal Aberto de Odontologia e Medicina Oral 2015; 3: 2: 35-38.

176 Kollmann W. Incidência e possíveis causas de dor dentária durante voos simulados a grande altitude. J. Endod 1993; 19: 3: 154-159.

177 Ferjentsik. E, F. Aker. "Barodontalgia: um sistema de classificação". J. Military medicine 1982: 299-303.

178 Zadik, Yehuda. "Barodontalgia". J Endod 2009: 9; 6: 481-485.

179 . Goethe W. H, H. Bater, C. Laban. Barodontalgia e barotrauma nos dentes humanos: achados em mergulhadores da marinha e submarinistas da República Federal da Alemanha. J. Military medicine 1989:6:491 - 495.

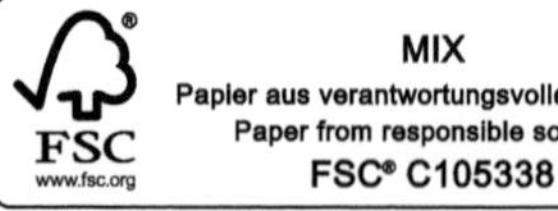

Printed by Books on Demand GmbH, Norderstedt / Germany